わかる！できる！心臓リハビリテーションQ&A

監修　伊東春樹・百村伸一
編集　高橋哲也

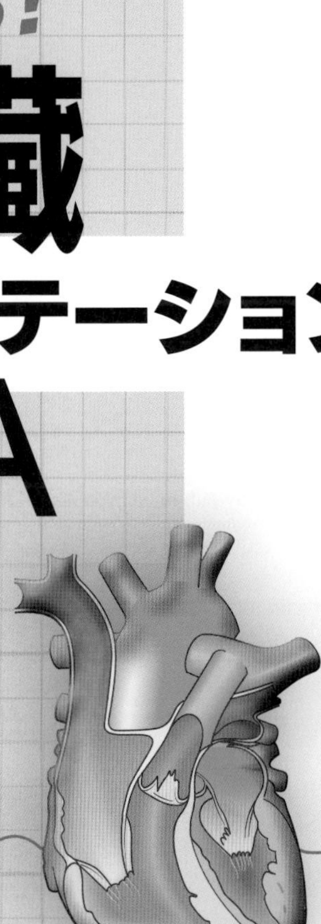

医歯薬出版株式会社

This book was originally published in Japanese
under the title of :

WAKARU! DEKIRU!
SHINZOU RIHABIRITESHON Q&A

(Knowledge and Practice of Cardiac Rehabilitation Q&A)

Editors :
ITOH, Haruki
Consulting Cardiologist
Sakakibara Heart Institute Hospital and Clinics
MOMOMURA, Shin-ichi
Director,
Jichi Medical University Saitama Medical Center
TAKAHASHI, Tetsuya
Specially-Appointed Professor,
Faculty of Health Science Project Office, Juntendo University

ISHIYAKU PUBLISHERS, INC.
7-10, Honkomagome 1 chome, Bunkyo-ku,
Tokyo 113-8612, Japan

編集の序

このたび，医歯薬出版より本書『わかる！できる！　心臓リハビリテーションQ&A』が出版されました．本書は，第24回日本心臓リハビリテーション学会学術集会に合わせて作成されたものです．

社会の高齢化とともに重複した疾病・障害をもつ対象者が増え，心臓リハビリテーションの内容にも大きな変化がもたらされました．また，医療技術の進歩に伴って対象者が拡大し，リハビリテーションの内容にも多岐にわたる配慮が必要となっています．

心疾患と闘う患者がもつ，今後の回復や再発予防への不安は計り知れません．医師の診断と治療に引き続き，日常生活へのすみやかな復帰や動脈硬化の退縮などの目的で行われる運動療法，再発を予防し健康寿命を延伸するための予防・疾病管理など，リハビリテーションへの期待は高まるばかりです．

一方，実際の臨床現場では個々の症例に対してさまざまな問題，疑問，悩みが生じ，それらについてなかなか明確な答えや解決策が見出せないこともあります．疑問や問題が細かくなればなるほど解決方法に悩み，忙しい医師や他職種に時間を割いて教えていただくことも難しいと感じるスタッフの皆さんも多いのではないでしょうか．そのようなときには，ぜひ本書を手に取ってみてください．きっと解決の糸口が見つかるはずです．

本書は120からなるQ＆Aから成り立っています．Qは私の周囲の医療スタッフにどのような臨床的疑問や問題点に悩むことが多いか調査し厳選したものです．その調査結果を「概論」「知識」「急性期」「運動療法」「リスク管理」「指導」「終末期」の章で分け，Qに対するA（解決策や対応策）を，心臓リハビリテーションの第一線で活躍する専門家に，簡潔にわかりやすく解説していただきました．質が高く安全で効果的な心臓リハビリテーションを行い，社会からの期待や対象者のニーズに答えるためにも，多くの医療専門職者に参考にしていただきたい一冊です．

最後に，本書を監修いただきました伊東春樹先生，百村伸一先生，出版の機会をいただいた医歯薬出版に心から感謝申し上げます．

平成30年6月

編集　高橋哲也

執筆者一覧

●監修

伊東 春樹　公益財団法人日本心臓血圧研究振興会附属榊原記念病院

百村 伸一　さいたま市民医療センター

●編集

高橋 哲也　順天堂大学保健医療学部理学療法学科

●執筆（執筆順）

百村 伸一　同上

伊東 春樹　同上

高橋 哲也　同上

後藤 葉一　公立八鹿病院

牧田 茂　埼玉医科大学国際医療センター心臓リハビリテーション科

宮脇 郁子　神戸大学大学院保健学研究科看護学領域

吉田 俊子　聖路加国際大学大学院看護学研究科

上月 正博　東北大学大学院医学系研究科機能医科学講座内部障害学分野

長山 雅俊　榊原記念病院総合診療部

民田 浩一　西宮渡辺心臓脳・血管センター

福田 大和　福田心臓消化器内科，一宮きずなクリニック

安 隆則　獨協医科大学日光医療センター心臓・血管・腎臓内科

絹川真太郎　九州大学大学院医学研究院循環器病病態治療講座

中田歩美香　神戸掖済会病院リハビリテーション科

北井 豪　神戸市立医療センター中央市民病院循環器内科

前田 知子　榊原記念クリニック検査科

櫻田 弘治　心臓血管研究所付属病院リハビリテーション室

板垣 篤典　青森県立保健大学健康科学部理学療法学科

森沢 知之　順天堂大学保健医療学部理学療法学科

上坂 建太　田附興風会医学研究所北野病院リハビリテーション科

加藤 倫卓　常葉大学健康科学部静岡理学療法学科

飯田 有輝　豊橋創造大学保健医療学部理学療法学科

湯口 聡　日本保健医療大学保健医療学部理学療法学科

岩津弘太郎　国家公務員共済組合連合会枚方公済病院リハビリテーション科

角口亜希子　榊原記念病院看護部

窪薗 琢郎　鹿児島大学大学院医歯学総合研究科心臓血管・高血圧内科学

折口 秀樹　JCHO 九州病院健康診断部

安達 仁　群馬県立心臓血管センター循環器内科

木庭 新治　昭和大学医学部内科学講座・循環器内科学部門

石原 俊一　文教大学人間科学部心理学科

河野 裕治　藤田医科大学病院リハビリテーション部

渡辺 敏　聖マリアンナ医科大学病院リハビリテーションセンター

齊藤 正和　順天堂大学保健医療学部理学療法学科

神谷健太郎　北里大学医療衛生学部リハビリテーション学科理学療法学専攻

内山 覚　新東京病院リハビリテーション室

田嶋 明彦　帝京大学医療技術学部臨床検査学科

明石 嘉浩　聖マリアンナ医科大学内科学（循環器内科）

大宮　一人　島津メディカルクリニック
石黒　友康　東都大学幕張ヒューマンケア学部理学療法学科
髙圓　雅博　日本医科大学内科学（循環器内科学）
福間　長知　日本赤十字豊田看護大学専門基礎
岡　　岳文　津山中央病院循環器内科
沖田　孝一　北翔大学大学院生涯スポーツ学研究科
勝木　達夫　やわたメディカルセンター循環器内科
酒井　有紀　やわたメディカルセンター
池田　拓史　やわたメディカルセンターリハビリテーション技師部
白石　裕一　京都府立医科大学循環器内科・リハビリテーション部
小山　照幸　亀田総合病院リハビリテーション科
石田　岳史　さいたま市民医療センター内科
齋藤　博則　岡山赤十字病院医療社会事業部
谷口　良司　兵庫県立尼崎総合医療センター循環器内科
福田　幸人　原宿リハビリテーション病院
松尾　善美　武庫川女子大学健康運動科学研究所
西　　　功　筑波大学医学医療系，附属病院神栖地域医療教育センター
小池　　朗　筑波大学医学医療系循環器内科
小笹　寧子　京都大学医学部附属病院循環器内科
池田こずえ　篠田総合病院循環器科
佐藤　真治　大阪産業大学スポーツ健康学部スポーツ健康学科
長谷川恵美子　聖学院大学心理福祉学部心理福祉学科
松元　紀子　聖路加国際病院栄養科
横澤　尊代　中野島糖尿病クリニック
今井　　優　康生会クリニック健康運動指導科
池亀　俊美　榊原記念病院看護部
山田　　緑　共立女子大学看護学部
礒　　良崇　昭和大学藤が丘病院循環器内科
花田　　智　都城市郡医師会病院総合リハビリテーション室
畦地　　萌　デイホーム孫の手・前橋南
熊丸めぐみ　群馬県立小児医療センターリハビリテーション課
宮田　昌明　鹿児島大学医学部保健学科
田中　宏和　ゆみのハートクリニック

わかる！ できる！
心臓リハビリテーション Q&A

I. 概　論

II. 知　識

III. 急性期

Ⅳ．運動療法

V．リスク管理

VI．指　導

VII. 終末期

巻末資料

I. 概　論

Q1 日本の心臓病治療の歴史について教えてください

心不全治療の歴史

最も古くからある心不全の治療薬は，現在のジゴキシンのもととなった強心配糖体で，Withering が 1785 年に臨床応用を行っています．さらに現在でも心不全治療の基本となっている利尿薬については 1958 年にサイアザイド系利尿薬が，1965 年にはループ利尿薬が開発されています．最近では心不全予後改善薬に分類されるミネラルコルチコイド受容体拮抗薬も，利尿薬として 1960 年代には開発されていました．現在の左室収縮機能低下に基づく心不全（HFrEF）の治療の基本であるアンジオテンシン変換酵素阻害薬（ACEI）は，1987 年の CONSENSUS 試験や 1991 年の SOLVD 試験など大規模臨床試験でその予後改善効果が明らかにされました．アンジオテンシン受容体拮抗薬（ARB）は 1994 年に開発が行われ，2003 年の CHARM 試験でカンデサルタンの HFrEF 患者の予後改善効果が明らかになり，わが国でも 2003 年の ARCH-J 試験で心不全の悪化を抑制できることが報告され，ACE 阻害薬が咳などの副作用で使用できない場合に推奨されるようになりました．HFrEF の治療に不可欠な β 遮断薬の最初の少数例に関する臨床報告が行われたのは 1975 年ですが，一連の複数の大規模試験によってその予後改善効果がゆるぎないものとなったのは 1999 ～ 2000 年でした．なお，わが国で β 遮断薬のうちカルベジロール 1.25 mg および 2.5 mg 錠の心不全に対する保険適用は 2002 年に，そしてもう 1 つの β 遮断薬であるビソプロロールの 0.625 mg 錠の心不全に対する保険適用は 2011 年に認められています．前述のミネラルコルチコイド受容体拮抗薬（MRA）は，1999 年の RALES 試験でスピロノラクトンが，また 2010 年の EMPHASIS 試験でエプレレノンが HFrEF の予後を改善することが明らかになり，心保護薬の仲間入りをしました．一方，左室収縮機能を短期的に改善する強心薬が心不全の予後を改善するのではないかと期待された時期もありましたが，経口強心薬については海外で行われたミルリノンの PROMISE（1991 年）やベスナリノンの VEST（1998 年）はいずれも逆に HFrEF の予後を悪化させるという結果に終わり，海外のガイドラインでは経口強心薬は禁忌と位置づけられました．しかしながらわが国で行われた EPOCH 試験（2002 年）では経口強心薬であるピモベンダンがむしろ不全患者の心事故を抑制することが報告されたため，わが国の現在のガイドラインでも経口強心薬の限定的な使用は容認されています．

まだわが国では承認されていませんが HFrEF の予後を改善することが期待されている薬剤として洞調律の心不全患者の心拍数を抑制するイバブラジン，ARB とネプリライシン阻害薬の合剤であるサクビトリル/バルサルタンがあり，今後わが国でも使えるようになることが期待されています．このようなエビデンスに基づいた心不治療薬がわが国で使用できるようになるのは安全性の確認等のため常に他の先進国より数年遅れるのが現状であり，このような drug lag をより短くできるような行政の仕組みも必要です．

一方，左室収縮機能の保持された心不全（HFpEF）については心不全症状を軽減するための利尿薬は以前より用いられてきましたが，未だに予後を改善することが証明された薬剤や治療法が存在しません．2006 年の ACEI の大規模臨床試験 PEP-CHF，2008 年の ARB の i-PRESERVE，2014 年の TOP-CAT のいずれもそれぞれの試験薬が HFpEF の予後を改善することができませんでした．わが国では 2013 年に β 遮断薬であるカルベジロールを試験薬とした医師主導の J-DHF 試験の結果が発表されましたが，高用量ではイベント抑制効果が得られたものの，全体として HFpEF の予後を改善することはできませんでした．

HFrEF, HFpEF にかかわらずわが国では欧米に先んじてバゾプレシン V2 受容体拮抗薬であるトルバプタンが 2010 年に保険収載されました．フロセミドなどのループ利尿薬では十分是正できない心性浮腫のコントロールに有効で，ループ利尿薬使用にともなう腎機能悪化を抑制することが期待されています．

なお，このような心不全治療の進歩に伴って，適切な指針を与えるガイドラインの存在は不可欠です．わが国の心不全のガイドラインについては，2000 年に『慢性心不全治療ガイドライン』と『急性重症心不全治療ガイドライン』が発表され，『慢性心不全治療ガイドライン』については 2005 年と 2010 年，『急性心不全治療ガイドライン』については 2006 年と 2010 年に改訂版が発表され，2017 年には両者を統合した『急性・慢性心不全ガイドライン』が発表されました．

わが国の PCI の歴史

冠動脈インターベンション（percutaneous coronary intervention：PCI）はアテローム性病変などによって狭窄あるいは閉塞をきたした冠動脈をカテーテルによって拡張し血流を改善する手技全般をさしますが，以前は経皮的冠動脈形成術（percutaneous transluminal coronary angioplasty：PTCA）とよばれていました．

PCI の歴史は，1977 年，スイスの医師グルンチッヒ（Dr. Andreas R.Gruzig）が初めてバルーン（風船）で血管を膨らませたことに始まり，欧米において，研究と患者への適応が積極的に行われてきました．わが国では，1981 年に延吉らが最初の PCI を行っています．当初はバルーンで膨らませる方法のみであったため，急性冠動脈閉塞や慢性期の再狭窄などの問題がありました．1986 年には冠動脈ステントが登場し，急性冠動脈閉塞にも対応できるようになり，また再狭窄率も低下し，PCI の成績は飛躍的に向上しました．初期のステントとしては 1994 年には冠動脈内ステント（Palmaz-Schatz ステント）が FDA 承認を獲得しています．その後さまざまなタイプのステントが登場しましたが，2002 年には初の薬剤溶出ステント（DES）がヨーロッパでまず承認され，しばらくしてわが国でも使用可能となりました．薬剤溶出ステントは細胞の増殖を抑制する薬剤が塗られているステントで，これにより再狭窄はさらに大幅に減りましたが，一方でステント内血栓という重大な合併症が問題となっていました．その後ステントの改良が進み現在では第二世代の薬剤溶出ステントが主流となり，第一世代で問題となったステント内血栓も随分減少しました．一方，生体吸収型のステントの開発も行われてきました．臨床で用いられた最初の生体吸収ステントはわが国で開発されたIGAKI-TAMAIステントでした．その後生体吸収性スキャフォールド（bioresorbable scaffold：BRS）がヨーロッパで開発され製品化されましたが現在は販売中止となっています．なお，PCIの技術の進歩に伴い，スタチンやβ遮断薬，ACEIなど冠動脈疾患の薬物療法の最適化や，心臓リハビリテーションが心血管イベントの二次予防のために重要であることが，広く認識されるようになりました．また，ステント挿入後の抗血小板剤の使い方，選択についても年々進歩がみられています．

わが国の不整脈治療の歴史

不整脈は徐脈性不整脈と頻脈性不整脈に大別できます．房室ブロックや洞不全症候群などの徐脈性不整脈の治療にはペースメーカが用いられますが，世界で最初にペースメーカが用いられたのは1930年代のことでした．そして1958年には最初の植え込み型ペースメーカ治療が行われています．わが国では徐脈性不整脈に対するペースメーカ療法は1974年に保険償還されるようになりました．その後ペースメーカの小型化，電池寿命延長，生理的ペースメーカの開発などにより，年間植え込み症例数は年々増加し，2010年には国内で新規および交換を合わせて約57,500例まで増加しています．

一方，頻脈性不整脈に対する治療は1950年代以降，薬物療法が中心でしたが，1989年のCAST（Cardiac Arrhythmia Suppression Trial）試験によって心室性期外収縮に対する薬物治療がかえって心筋梗塞後患者の予後を悪化させるという結果に終わって以来，薬物療法は大きな転換期を迎え，非薬物療法の位置づけが飛躍的に向上しました．非薬物療法としては1970～1980年代には外科手術がさかんに行われた時期もありましたが，1980年代前半にはカテーテルで電気的に不整脈の経路を焼灼するカテーテルアブレーションが開発され，急速に普及ました．当初は直流通電が用いられましたが，1987年には高周波通電によるアブレーションが可能となり合併症も減少しました．さらに1990年代に入り，マッピング技術とカテーテルの改良により高周波カテーテル焼灼術の成功率は飛躍的に向上しました．わが国では1990年には日本心臓ペーシング・電気生理学会（現・日本不整脈学会）がカテーテルアブレーション委員会を設立し，適応ガイドライン，施設基準を策定するとともに登録制度を開始しました．1994年に経皮的心筋焼灼術が保険償還されると，高周波通電によるアブレーションはわが国でも急速に普及し成功率も上昇しました．現在ではほとんどの頻脈性不整脈がカテーテルアブレーションの治療対象となっています．とくに最近，心房細動に対するカテーテルアブレーション症例は飛躍的に増加しており，低温を用いた治療法であるクライオバルーンや熱によるホットバルーンなどの新しい手法も開発されています．

植込み型除細動器（implantable cardioverter defibrillator：ICD）は体内に埋め込まれるデバイスのひとつで，致死性不整脈が出現した際にそれを検出し電気ショックを行い，突然死を予防する機器です．まず致死性不整脈による心停止を起こしたことのある患者を対象に二次予防を目的としたICDの効果に関する報告が1990年代前半に欧米から報告され，さらに1990年代後半には致死的不整脈ハイリスク例に対する一次予防のエビデンスが相次いで発表され，2001年のわが国の不整脈ガイドラインでも心機能低下を認め，電気生理検査で心室頻拍/細動が誘発される場合を適応として推奨されました．2000年前半には，欧米ではMADIT-Ⅱ（2002年），SCD-HeFT（2005年）試験などの一次予防試験の結果が報告され，これらのエビデンスに基づき，ICDの一次予防の適応は拡大されました．わが国でも2006年の不整脈治療ガイドラインで二次予防法としてのICD適応が明確化されるとともに，一次予防についても心不全症状と心機能低下を認める例にまで適応が拡大されています．一方，左室収縮機能の低下に基づく心不全で左脚ブロックを伴う症例に対しては，1996年以降，両室ペーシングによる心臓再同期療法（CRT）が心機能やQOLを改善するのみならず予後も改善させる治療法として確立され，2001年米国FDAの認可も受け，欧米では急速に普及しました．ICDとCRTの両者の機能を備えた両室ページング機能付き植込み型除細動器（CRT-D）が開発され，2002年にFDAの認可を受けました．わが国では1996年にICD，2004年にCRT，そして2006年にCRT-Dの保険適用が認められました．わが国にはCRT，ICDは適応があるにも関わらずその恩恵に浴していない患者がなお多く存在すると考えられ，さらなる啓発が必要です．

心臓血管外科手術の歴史

わが国で最初に心臓に対して行われた手術は，1928年に千葉大学の瀬尾らが行った収縮性心膜炎手術だそうです．また，心臓外傷の手術としては1936年に岡山の榊原らがわが国で初めて行っています．その後第二次世界大戦もありわが国の心臓血管外科は世界に後れをとっていましたが，戦後再開し1951年にようやく動脈管開存症に対する手術が榊原によって，次いで木本によって行われています．心臓手術の進歩・普及を助けた要因として低体温法がありますが，わが国では1954年に東京女子医科大学の榊原（仟）が表面冷却法を用いて肺動脈狭窄症の手術を行い，さらに1955年には東京大学の木本らが選択的脳灌流冷却法を用いて心房中隔，心室中隔などに対する手術を行っています．一方心臓手術を大きく進歩させた技術として人工心肺の普及があります．わが国では1956年に大阪大学の曲直部らが人工心肺を用いたファロー四徴症の手術を成功させています．初期の人工心肺にはいろいろな問題がありましたが，その後改良が加えられ，現在では1980年年代に開発されたホローファイバー式膜型人工肺が使われています．1970年代には冷却に加えて心臓を一時停止させて手術を行うことが可能になりさらに心臓手術が進歩しました．また，心臓拍動下の手術は現在冠動脈バイパス手術では普通に行われていますが，わが国では1970年に日本大学の瀬在が行っています．1990年代になりわが国では人工心肺を使わない冠動脈バイパス術，いわゆる off-pump CABG が行われ普及しました．

外科医と内科医が協力して行う弁膜症の新しい治療，TAVI については 2002 年にフランスで最初に行われて以来急速に普及してきました．わが国では 2013 年に保険償還が行われています．心尖部または大腿動脈からカテーテルによって人工弁を移植する手技で，開胸手術のリスクが高い高齢者やさまざまな合併症をもった患者にも行えることから，高齢化の進むわが国でも今後需要がますます高まるものと思われます．

なお，わが国の心臓移植については 1969 年 8 月 8 日に札幌医科大学の和田によって行われましたが，その後しばらく空白の時代があり，学会の基準や法制の整備が整ってきた 1999 年から本格的に行われるようになりました．ドナーの不足から思うように症例数が伸びませんでしたが，移植法の改正により，本人の意思が不明の場合は家族の同意により移植が行えるようになり，それに伴い心臓移植の件数も増え 2017 年までで 350 例を超える心臓移植が国内で行われました．

A

百村伸一

循環器のさまざまな分野において，近代の心臓病の進歩は経験の時代から，大規模臨床試験の結果に支えられた，エビデンスに基づいた治療へと変貌してきました．しかしながらこのような心臓病治療のエビデンスや新しい治療法の開発のほとんどは欧米のものが日本に持ち込まれたものでした．したがって，どうしても欧米の最新の治療法が日本で使えるようになるまでに数年間のタイムラグが生じることが多いのです．日本人における安全性や有効性の確認のためにやむをえない面もあるのですが，有効性の高い治療についてはこのようなタイムラグをさらに短くする仕組みが必要です．一方，わが国で心臓病の新しい治療法が開発され発信できるような仕組みの構築も必要です．今後は心臓についても再生医療が実際の医療に応用されるようになってくると思われますがこの領域でのわが国の貢献が期待されます．

Q2 運動負荷試験の歴史について教えてください

運動負荷心電図の始まり

運動負荷の心電図を初めて記録したのは，おそらくEinthovenと推測されます[1)]．彼は正常例では運動負荷によりQRS波は変わらないものの，P波とT波の増大を観察しています．負荷方法とプロトコールを統一したのはMasterであり，Rapportが考案した9インチの高さの階段を用いて，Cornell大学で健常例に実施したデータから，階段昇降数の標準化を行いました[2)]．当時から画一的な負荷法に対する批判はあったものの，簡便で実施しやすいことから世界中で汎用されました．後述する循環器負荷研究会による1976年に行われた調査でも，主要な30施設中Master負荷試験を行わず，トレッドミルまたはサイクルエルゴメータを用いていたのは，東京大学第二内科と東京医科歯科大学第二内科のわずか2施設だけであったことは，わが国でもMaster負荷試験が半世紀余りにわたり標準的な負荷方法として使われてきたことを意味しています．

わが国での運動負荷心電図の研究

1970年代の初めまで，循環器病の非侵襲的診断技術としては，胸部X線と心電図が一般的であり，心エコー図やRIシンチグラフィーは臨床には供せられていませんでした．したがって，当時の循環器の臨床の教授たちはほぼ例外なく「心電図学者」といっても過言ではありませんでした．1975年に「運動負荷心電図」をメインテーマとした“循環器負荷研究会”が発足したのは，至極当然の成り行きでした【表】．この研究会は，討論に重点を置いたユニークな研究会で年に2回開催され，2007年に終了するまで56回行われました．初期の研究はおもに東京大学，久留米大学，名古屋大学，東北大学，昭和大学などのグループにより行われていましたが，1990年代に入ると，呼気ガス分析を始め心エコー図，RIシンチグラムなどの新しい分野の発表に加え，運動心臓病学や運動生理学に関する発表が主流となってきました．

心肺運動負荷試験の歴史

1920年代，Hillらは運動中の代謝やガス交換に関する研究を発表し，1940年代にはDillらが運動中の嫌気性代謝の閾値を発見，1960年代になってWassermanは“Anaerobic threshold：AT”の概念を提唱しました[3)]．1980年頃になると，循環器領域では心不全の重症度分類や病態生理解明に呼気ガス分析が用いられるようにな

表　わが国の運動負荷試験関係の研究会

研究会名	実施期間（回数）	スポンサー
循環器負荷研究会	1975～2007（56回）	エーザイ（株）
AT談話会	1988～1997（10回）	大塚製薬（株）
臨床運動生理学研究会	1993～2006（15回）	大鵬薬品工業（株）
運動心臓病学研究会	1998～2006（9回）	日本化薬（株），ファイザー（株）ほか
運動循環器病学研究会	2007～	NPO法人ジャパンハートクラブ

り，有名なWeber and Janickiの心不全重症度分類が1985年に発表されました[4)]．

わが国における草分け的な論文としては，1983年のMatsumuraらによる心不全のATによる重症度評価[5)]，1989年のKoikeらによる呼気ガス分析による運動中の左室機能評価[6)]，1990年のItohらによる呼気ガス分析指標による心不全重症度分類[7)]などがあります．この頃にはわが国において，サイクルエルゴメータによるランププロトコールが一般的となり，特に世界に先駆けてトレッドミルでのランププロトコールの策定，日本人における基準値や呼気ガス分析データの処理法や解析方法などが確立しました．当時は，おもに心不全の運動耐容能，予後評価，血行力学との関係などが主流でした．

1991年から運動処方研究会（現在はNPO法人ジャパンハートクラブの下部組織）による運動処方講習会が開催されるようになり（2017年で51回開催），2000年前後から心臓リハビリテーションの運動処方における運動強度決定にも用いられるようになって，心肺運動負荷試験は一気に普及することとなりました．また，直近では，多施設前向き研究による健康な日本人の呼気ガス分析指標のデータベースが集積され，より正確な基準値が発表されています[8)]．

A

伊東春樹

「ヒト」の定義には「2本足で歩く」すなわち運動することが含まれます．したがって，すべての循環器生理学的検査には運動負荷試験が併用されるのです．

Q3 日本の心臓リハビリテーションの歴史について教えてください

Levine と Lown の「Armchair Treatment」

心臓リハビリテーションの歴史として欠かすことができないのは，1952年にJAMAに掲載されたLevineとLownの「Armchair Treatment」です[1)]．心筋梗塞発症後1週間以内に椅子座位を行うと，臥床による身体への悪影響を抑えて心理的にもよい効果があり，その後のリハビリテーションを促進するし，椅子座位による合併症はない，という内容でした．このLevineとLownの「Armchair Treatment」と比較されるのが，そのわずか4年後の1956年の日本内科学会で，久留米大学の木村登先生が日本で初めて試みられた急性心筋梗塞に対する運動療法についてわが国で初めて学会発表をされています[2)]【表】.

心臓リハビリテーション学会の発足と保険適用

戦後，日本人の生活様式は欧米化し，モータリゼーションの普及や食生活の変化と相まって心疾患は増加していたため，健康診断に加えて，心臓リハビリテーション普

表　日本における心臓リハビリテーションの歴史

1956年	久留米大学教授・木村登先生が急性心筋梗塞に対する積極的運動療法を提唱
1978年	「心臓リハビリテーション研究会」が発足．第17回（1994年）まで継続
1982年	厚生省戸嶋班が「急性心筋梗塞リハビリテーション4週間プログラム」を発表
1988年	急性心筋梗塞に対して心疾患理学療法料の健康保険適用承認
1995年	「日本心臓リハビリテーション学会」設立
1996年	厚生省齋藤班が「急性心筋梗塞リハビリテーション3週間プログラム」を発表
	狭心症，開心術後が「心疾患リハビリテーション料」の対象疾患として保険適用追加
2002年	「心疾患における運動療法に関するガイドライン」公表
2006年	慢性心不全，閉塞性動脈硬化症，大血管疾患が「心大血管疾患リハビリテーション料」の対象疾患として保険適用追加
2007年	「心血管疾患におけるリハビリテーションに関するガイドライン（2007年）」公表
2012年	「心血管疾患におけるリハビリテーションに関するガイドライン（2012年改訂）」公表

及の必要性が謳われました．1978 年に心臓リハビリテーションについての本格的な研究会が組織され，1988 年には急性心筋梗塞に対するリハビリテーションが「心疾患理学療法料」として健康保険適用となりました．

しかし，1994 年 7 月 1 日時点で，心臓リハビリテーションを行う医療機関は全国でもわずか 28 施設と極めて少なかったようです．

その後，日本心臓リハビリテーション学会が 1995 年に発足しました．心臓リハビリテーション学会の初代会長の斎藤宗靖先生（自治医科大学）が，当時としては画期的な「急性心筋梗塞リハビリテーション 3 週間プログラム」を発表し，全国に心臓リハビリテーションが急速に広まっていきました．その後，対象疾患が狭心症，開心術後へと拡大し，2006 年には慢性心不全，閉塞性動脈硬化症，大血管疾患がさらに保険適用疾患に追加され，ほぼ現在の形となっています．

心臓リハビリテーション指導士とガイドライン

現在，日本心臓リハビリテーション学会の会員数は 13,000 人を超え，2000 年に創設された「心臓リハビリテーション指導士制度」による心臓リハビリテーション指導士も 4,000 人を超えて，心臓リハビリテーション上級指導士や心臓リハビリテーション認定医も制度化されています．この発展を支えたのは「心疾患における運動療法に関するガイドライン」（現在の『心血管疾患におけるリハビリテーションに関するガイドライン』）で，標準的な心臓リハビリテーションの普及に貢献したといえるでしょう．

A

高橋哲也

日本の心臓リハビリテーションの発祥は古く，欧米並みです．1988 年に急性心筋梗塞に対するリハビリテーションが「心疾患理学療法料」として健康保険の適用が承認されたことと，1995 年に日本心臓リハビリテーション学会が活動を開始したことが，日本の心臓リハビリテーションの発展のカギといえます．

Q4 心臓リハビリテーションの定義や構成要素について教えてください

心臓リハビリテーションの定義

心臓リハビリテーション（心リハ）の定義は，「心疾患患者の最適な身体的，心理的，社会的状態を回復および維持し，基礎にある動脈硬化の進行を抑制し，さらに罹病率と死亡率を低下させることをめざす多面的介入」とされています[1]．これを受けて日本心臓リハビリテーション学会ステートメント（http://www.jacr.jp/web/about/statement/）では，“心リハとは，心血管疾患患者の身体的・心理的・社会的・職業的状態を改善し，基礎にある動脈硬化や心不全の病態の進行を抑制あるいは軽減し，再発・再入院・死亡を減少させ，快適で活動的な生活を実現することをめざして，個々の患者の「医学的評価・運動処方に基づく運動療法・冠危険因子是正・患者教育およびカウンセリング・最適薬物治療」を多職種チームが協調して実践する長期にわたる多面的・包括的プログラム”と定義しています．

【図 1】に心リハの時期的区分を示します[2]．

心臓リハビリテーションの構成要素

心リハの基本的概念として従来，【図 2 A】に示す「3 つの目標と 3 つの構成要素」

図 1　急性心筋梗塞後の心臓リハビリテーションの時期的区分と内容（文献 5 より引用改変）

時期区分	急性期（Phase I）	回復期（Phase II）		維持期（Phase III）
		回復期早期（Early Phase II）	回復期後期）（Late Phase II）	
リハの時期	発症後 4～7 日以内	5 日～2 週間	3 週間～5 カ月	6 カ月以降
身体活動能力	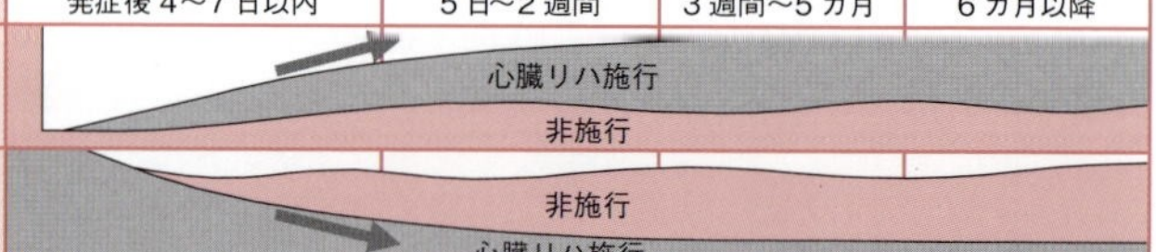 心臓リハ施行 / 非施行			
再発リスク	非施行 / 心臓リハ施行			
リハの形態	入院・CCUまたは病棟	入院・リハ室～外来監視下	外来監視下と在宅非監視下の併用	地域施設～在宅非監視下
リハの内容	● 急性期合併症の監視・治療 ● 段階的身体動作負荷 ● 心理サポート ● 二次予防への動機づけ	● 予後リスクと運動耐容能の評価 ● 運動療法 ● 教育・カウンセリング ● 疾病管理	● 運動療法 ● 二次予防 ● 疾病管理	● 運動療法 ● 二次予防 ● 自己管理
リハの目標	身の回りの活動	退院・家庭復帰	社会復帰・復職	生涯にわたる快適な生活の維持

リハの時期は合併症のない場合の例示であり，心筋梗塞サイズ・重症度・合併症により変わりうる

図2　心臓リハビリテーションの概念の変化　（文献5より引用）

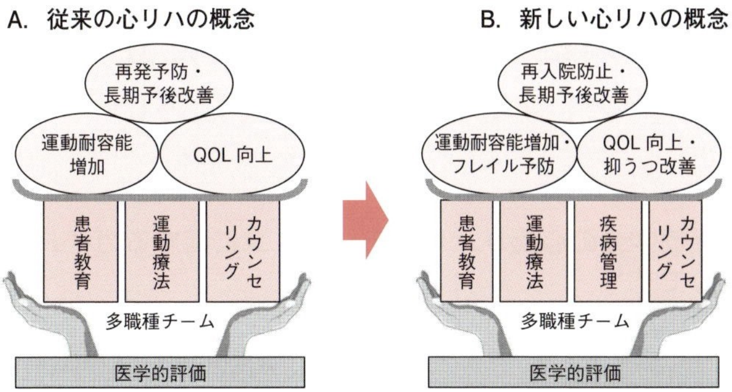

従来の心リハの概念は，多職種チームが医学的評価に基づいて，「運動療法・患者教育・カウンセリング」という３つの構成要素を通じて，「再発予防・運動耐容能増加・QOL向上」という３つのゴールを達成することであった．超高齢・多発併存疾患保有時代を迎えた現在，心リハの概念が変化し，構成要素に「疾病管理」が加わって４つになり，ゴールとして「再入院防止・フレイル予防・抑うつ改善」が加わった．

が挙げられていました[3)]．これは1990年代に，運動療法に加えて教育・カウンセリングを含む「包括的心リハ（comprehensive cardiac rehabilitation）」が，冠動脈疾患患者の長期予後を改善することが明らかにされ，心リハの概念が1970年代の「早期離床と社会復帰をめざす機能回復訓練」から「長期予後とQOLの改善をめざす二次予防プログラム」へと変化したことに基づいています[3)]．

しかし，近年の疾病構造の変化によりこの基本的概念はさらに変化しつつあります．近年，再入院を繰り返す高齢慢性心不全患者に対して看護師によるセルフケア指導を主体とする「疾病管理プログラム（disease management program）」の有用性が示されています．一方で，慢性心不全に対する外来心リハ・運動療法がQOL改善と再入院防止に有効であることが示され，多職種チームが運動療法とともにセルフケア・生活習慣改善の指導を行う外来心リハが疾病管理プログラムとして有用と認識されるようになりました[4,5)]．これらを踏まえると，超高齢・多発併存疾患保有時代を迎えた現在，新しい心リハの基本概念は【図２B】のように表現できるでしょう[2)]．

A

後藤葉一

心リハの定義は，「心疾患患者の最適な身体的，心理的，社会的状態を回復および維持し，基礎にある動脈硬化の進行を抑制し，さらに罹病率と死亡率を低下させることをめざす多面的介入」とされます．構成要素は，従来は「運動療法・患者教育・カウンセリング」の３つでしたが，近年ではさらに「疾病管理」が加わりました．

Q5 心臓リハビリテーションに役に立つガイドラインなどを教えてください

日本循環器学会の心臓リハビリテーションに関するガイドラインが標準的なものです

心臓リハビリテーションに関するガイドラインで標準的なものは，日本循環器学会から出されている『心血管疾患におけるリハビリテーションに関するガイドライン（2012 年改訂版）』[1)]です．

日本心臓リハリハビリテーション学会では，心臓リハビリテーション指導士試験の受験者向けにテキストを発行しています．近々改訂版が発刊される予定ですが，心臓リハビリテーションにおける総合的な知識獲得と実践に参考になります．

また，心疾患患者が学校体育や仕事への復帰またはスポーツを行うときに参考になるのが『心疾患患者の学校，職域，スポーツにおける運動許容条件に関するガイドライン（2008 年改訂版）』[2)]です．リスクを層別化し運動強度別に許可条件が判定できるようになっています．さらに，心疾患患者に限らず，一般人が健康のために運動を実施する場合やメタボリック症候群等のリスク保有者が運動療法を行う場合の運動負荷試験と運動処方について，ACSM（American College of Sports Medicine）から第 10 版のガイドライン[3)]が出されており，現在日本体力医学会が日本語版を作成中です．

心不全治療に関するガイドラインは欧米から報告されており，そのなかに心臓リハビリテーションに関する記述があります

米国心臓病学会（American College of Cardiology：ACC）と米国心臓協会（American Heart Association，AHA）の合同ガイドラインでは，心不全患者の運動療法は安全でかつ多くの利益が得られ，心臓リハビリテーションはメタ解析において死亡を減少させ，身体機能を向上させ，運動時間を延長しそして健康関連 QOL を向上し，入院を減らすことが示されていると結論しています【表】．その機序として血管内皮機能の改善，カテコラミンの上昇抑制と末梢骨格筋の酸素抽出増加が挙げられるとしています．さらにヨーロッパ心臓病学会（European Society of Cardiology：ESC）では，複数のシステマティックレビューと小規模のメタ解析において，運動療法は運動耐容能と健康関連 QOL を向上させ，心不全入院率を減らすことが明らかにされています．多施設共同の大規模 RCT では，主要複合アウトカムである全死亡とすべての入院について有意差は示されませんでしたが，背景因子を調整した結果，全死亡や心血管系死亡または再入院について運動療法群に 11% の減少が有意差をもって認められました（HF-ACTION 研究）．最近のコクランレビューとして，33 の研究で心不

表　欧米の心不全治療ガイドラインにおける心臓リハビリテーションに関する記述

身体活動，運動処方と心臓リハビリテーション（文献４より改変） **クラスⅠ　エビデンスレベルＡ** 1．運動トレーニング（または定期的な身体活動）は，心不全患者にとって安全かつ効果的に身体機能の状態を高めることができ推奨される． **クラスⅡa　エビデンスレベルＢ** 1．心臓リハビリテーションは臨床的に安定した心不全患者にとって，身体的能力を改善し，運動時間を延長し，健康関連 QOL と死亡率を改善することに有用である．
運動ならびに多職種による管理とモニタリング（文献５より改変） **クラスⅠ　エビデンスレベルＡ** 心不全患者の身体的能力と症状を改善させるために定期的な有酸素運動を行うことは推奨される． **クラスⅠ　エビデンスレベルＡ** 安定した HFrEF 患者の入院リスクを減少させるために定期的な有酸素運動を行うことは推奨される． **クラスⅠ　エビデンスレベルＡ** 心不全患者が入院と死亡のリスクを軽減するために，多職種によるケアプログラムに参加することは推奨される．

全患者 4,740 人を対象としたものが，1 年以上のフォローアップで運動療法により死亡が減少する傾向がみられ，コントロール群と比較し，心不全による入院とすべての入院が減少し QOL が向上したとまとめられています．2018 年に日本循環器学会から『急性・慢性心不全診療ガイドライン（2017 年改訂版）』が出されました[6)]．

より手軽な参考書やテキストとして近年多くの書籍が発刊されています

まとまったテキストとして『心臓リハビリテーション』（上月正博編・著，医歯薬出版）が読みやすいと思います．また，ポケット版として『心臓リハビリテーションポケットマニュアル』（伊東春樹監修，医歯薬出版）は携帯に便利で日常診療にも使えます．医療機関での実地経験が具体的に記載されているのが，『国循 心臓リハビリテーション実践マニュアル』（後藤葉一編・著，メディカ出版）です．

運動負荷試験のテキストとしては，『CPX・運動療法ハンドブック　改訂 3 版 心臓リハビリテーションのリアルワールド』（安達仁著，中外医学社）があります．さらに，心肺運動負荷試験をじっくり極めたいという方には，ワッサーマンの教科書の日本語版である『運動負荷試験とその解釈の原理　原書第 5 版』（伊東春樹監訳，ジャパンハートクラブ）が出版されています．

A

牧田　茂

日本循環器学会の『心血管疾患におけるリハビリテーションに関するガイドライン』があります．テキストとしては日本心臓リハビリテーション学会編の『心臓リハビリテーション必携』がよいと思います．

Q6 心臓リハビリテーションチームと各職種の役割について教えてください

心臓リハビリテーションは，多職種チームで実践する多面的・包括的プログラムです

心臓リハビリテーション（以下，心リハ）は，個々の患者の「医学的評価・運動処方に基づく運動療法・冠危険因子是正・患者教育およびカウンセリング・最適薬物治療」を多職種チームが協調して実践する，長期にわたる多面的・包括的プログラム[1]です．心リハでは，これらの内容について，医師，看護師，理学療法士，作業療法士，健康運動指導士，臨床検査技師，栄養士，薬剤師，臨床検査技師，臨床心理士，ソーシャルワーカーなどの多職種チームが協働して展開します．

心リハチームの各職種の役割の理解が深まれば，チームにおける理学療法士としての役割と専門性が明確になります

心リハの必要職種と役割分担を【表】[2]に示します．なお，各職種の役割については，以下に補足します．

表　必要職種と投割分担　（文献 2 より）

投割		職種
施設長	施設の経営・運営 管理責任者	循環器科医師
運動療法	運動プログラムの作成 運動指導者への指導	理学療法士 健康運動指導士など運動指導者
	運動プログラムの実施	理学療法士 作業療法士 健康運動指導士など運動指導者
食事療法	食事指導	栄養士 看護師
服薬	服薬指導	薬剤師 看護師
コンサルテーション	禁煙指導 ストレス管理等の指導	看護師 臨床心理士など
	社会資源の活用について	ソーシャルワーカー
検査	冠危険因子の検査 心肺運動負荷試験の実施	臨床検査技師

【循環器内科医師・心臓外科医師】 基礎疾患を中心とした治療を担い，それらに基づく医学的評価ならびに運動処方を行います．

【理学療法士・作業療法士】 運動プログラムの作成ならびに実施を行います．なお，作業療法士は，心機能に応じた生活動作（更衣や入浴などの清潔動作，食事・家事動作など）の指導や住宅改善などの支援を行います．

【看護師】 急性期から回復期，維持期（在宅）を通じて患者・家族の療養生活支援を行います．発症直後からの患者の心身の状態や反応を理解し，安全な心リハのためのモニタリングを行います．各職種の専門的な指導をふまえて，冠危険因子是正や急性増悪予防のための患者教育を行います．また，患者が心リハを継続できるための支援を行うなど，各職種の調整役も担います．

【臨床検査技師】 心肺運動負荷試験の実施，冠危険因子などの検査を担います．

【栄養士】 栄養評価に基づく治療食の提供と栄養指導を患者ならびに家族に行います．フレイル高齢患者などには，栄養改善のための摂取内容や形状の工夫などの提案も行います．

【薬剤師】 服薬指導とともに，患者が処方された薬を確実に内服できるための工夫なども行います．患者の副作用に対する不安への対応も行います．

【臨床心理士】 患者の心身の変化について，心理テストなどを用いた評価をもとに，カウンセリングを行います．ストレス管理の支援では，認知行動療法なども活用します．また，コミュニケーションに難渋する患者への対応方法などについてもチームメンバーへ提案を行います．

各職種の役割が理解できれば，チームカンファレンスなどでのコミュニケーションが円滑になります

各職種の役割や専門性を理解することを通じて，患者の目標達成のために，どの職種に何をどのように尋ね，相談することができるのかが判断しやすくなります．そして，チームにおける各職種の役割を理解し，専門性を尊重することで，自己の専門性を最大限に発揮することが可能になります．

A

宮脇郁子

心臓リハビリテーションチームでは，患者の目標達成のために，各職種の役割を理解し，尊重するなかで自己の専門性を最大限に発揮することを目指しています．チームにおける各職種の役割を十分理解することは，効果的な心臓リハビリテーションを実施するうえでとても重要です．

Q7 心臓リハビリテーションチームを立ち上げ，適切な連携を行うためにどのような工夫が必要ですか？

まずは心臓リハビリテーションチームを立ち上げる中心メンバーを決め，心臓リハビリテーションの必要性を確認していくこと，自施設に立ち上げ，継続して運営する意識をしっかりもつことが重要です

質の高い心臓リハビリテーション（心リハ）を行っていくためには，運動療法に加えて教育やカウンセリングを含む包括的なプログラムを運営していくことがその要となります．心リハチームの立ち上げには，包括的な心リハに関係する医療者で共有し，中心となるメンバーを決めていくことが必要です．自施設にてどのように展開していくか，経営方針や各部署との調整も必要となることから，円滑な立ち上げには，自施設での意思決定に参画できる立場の医療者を巻き込み，メンバーに入ってもらう，あるいはサポートを得られるように働きかけることも重要なポイントです．また，心リハの効果，必要性を共有していくための勉強会の開催や，運動処方などの心リハに関する専門知識を得るための研修会への参加，さらに他の心リハ施設を見学し

表　心大血管疾患リハビリテーション施設基準におけるスタッフ

施設基準	心大血管疾患リハビリテーション料（I）	心大血管疾患リハビリテーション料（II）
医師	循環器科又は心臓血管外科の医師が，心大血管疾患リハビリテーションを実施している時間帯において常時勤務しており，心大血管疾患リハビリテーションの経験を有する専任の常勤医師が１名以上勤務していること．	心大血管疾患リハビリテーションを実施する時間帯に循環器科又は心臓血管外科を担当する医師（非常勤を含む．）及び心大血管疾患リハビリテーションの経験を有する医師（非常勤を含む．）が１名以上勤務していること．
コメディカル	心大血管疾患リハビリテーションの経験を有する専従の常勤理学療法士及び専従の常勤看護師が合わせて２名以上勤務していること又は専従の常勤理学療法士若しくは専従の常勤看護師のいずれか一方が２名以上勤務していること．また，必要に応じて，心機能に応じた日常生活活動に関する訓練等の心大血管疾患リハビリテーションに係る経験を有する作業療法士が勤務していることが望ましい．ただし，いずれの場合であっても，２名のうち１名は専任の従事者でも差し支えないこと．	心大血管疾患リハビリテーションの経験を有する専従の理学療法士又は看護師のいずれか１名以上が勤務していること．また，必要に応じて，心機能に応じた日常生活活動に関する訓練等の心大血管疾患リハビリテーションに係る経験を有する作業療法士が勤務していることが望ましい．

〔厚生労働省：平成30年度診療報酬改定について http://www.mhlw.go.jp/stf/seisakunitsuite/bunya/0000188411.html（2018年5月21日）〕

ていくことも現実的な方策を確認する機会となります．

心リハチームの運営の中心となる医療者の資格として，日本心臓リハビリテーション学会では，心臓リハビリテーション指導士制度を設けています[1)]．平成27年度からは，認定医・上級心臓リハビリテーション指導士制度も開始されました．心リハを自施設で行っていない場合でも，希望により研修を受けることが可能であり，質の高い心リハに取り組むための基礎的な知識や技術を修得することができます．

心臓リハビリテーションチームを自施設でどのように運営していくのか，施設基準によるスタッフの確保，プログラム内容を具体的に検討します

心リハの算定に必要な医師，スタッフ，機器，場所の要件について，どの程度可能か，スタッフ数とセッションを決定していくことが次のステップです．心リハに必要なスタッフを【表】に示します．心臓リハビリテーション学会では虚血性心疾患，慢性心不全の標準プログラムを策定しており，必須項目と，努力項目を設定しています[2)]．必須項目は心リハの質の担保に不可欠な項目であり，プログラム策定には必ず守ってほしい項目となっています．

適切な連携には，顔のみえる関係と情報共有の場を設け，心臓リハビリテーションによるアウトカムを共有していくことが大切です

心リハは多職種連携で行われていますが，心リハへの共通理解と共通言語があることが重要となります．特に急性期病棟において，心リハを特定の医療者に任せきりにする（能力というより，他の医療者が関心をもたない）状況に陥るという悩みを耳にすることがあります．カンファレンスの運営の曜日，時間帯を決めて，定期的なカンファレンスを行うことは，顔のみえる関係づくりに必須条件です．また，病棟，外来など縦横に参画の範囲を広げ，心リハの勉強会を職種間協働で開催することも連携強化につながります．心リハチームのアウトカム評価を多職種連携で行い，その成果を明確にしていくことも効果的な連携には重要な要素となります．

A

吉田俊子

まずは，心臓リハビリテーションチームを立ち上げる中心メンバーを決め，自施設に立ち上げ，継続して運営する意識を共有することです．心臓リバビリテーションチームを自施設でどのように運営していくのか，施設基準によるスタッフ確保やプログラム内容を具体的に検討します．適切な連携には，顔のみえる関係と情報共有の場を設け，心臓リハビリテーションチームによるアウトカムを共有していくことが大切です．

Q8 心臓リハビリテーションの診療報酬算定に必要な条件を教えてください

心大血管疾患リハビリテーション料（Ⅰ）（Ⅱ）の施設認定

心大血管疾患リハビリテーション（以下リハ）の診療報酬請求にまず必要なことは，心大血管疾患リハの施設認定をとることです．施設（Ⅰ）と施設（Ⅱ）があり，医師，医療職，リハ料，対象疾患などの点で異なります[1]．

(1) 専用の機能訓練室には，心大血管疾患リハを行うために必要な以下の器械・器具を備えていること（酸素供給装置，除細動器，心電図モニター装置，トレッドミルまたはエルゴメータ，血圧計，救急カート）．また，当該保険医療機関内に運動負荷試験装置を備えていること．

(2) 届出保険医療機関または連携する別の保険医療機関（循環器科または心臓血管外科を標榜するものに限る）において，緊急手術や，緊急の血管造影検査を行うことができる体制が確保されていること．

(3) 届出保険医療機関または連携する別の保険医療機関において，救命救急入院料または特定集中治療室管理料の届出がされており，当該治療室が心大血管疾患リハの実施上生じた患者の緊急事態に使用できること．

そのほかの心大血管疾患リハ料の施設基準や要件についての詳細に関しては，厚生労働省ホームページなどを参考にしてください[1]．

診療報酬算定の際の注意点

心大血管疾患リハ料の所定点数には，心大血管疾患リハを実際に行うときに付随する心電図検査，負荷心電図検査および呼吸心拍監視，新生児心拍・呼吸監視・カルジオスコープ（ハートスコープ），カルジオタコスコープの費用が含まれます．

本算定を行う場合の手順では下記の項目について注意が必要です．①心大血管疾患リハ実施計画書の作成（「リハ実施計画書（入院用，外来用）」「リハ総合実施計画書」），②実施計画の説明（開始時およびその後3カ月に1回以上），③専任の医師の直接の監視下で実施，④実施記録および押印（実施医師，理学療法士，看護師，作業療法士），⑤リハに関する記録（医師の指示，運動処方，実施時間，訓練内容，担当者など）は，患者ごとに同一のファイルとして保管されていること，⑥定期的に多職種が参加するカンファレンスを開催すること，です．

診療報酬は２年ごとに改定

心血管疾患リハ診療報酬制度の変遷は【巻末表】に示したとおりです[2)]．基本的には，対象疾患が拡大する一方で，医師・医療職，施設スペース，備品要件などが緩和され，急性期リハ加算などが設けられ，その普及が早期からより一層進むことを意識した施策です．しかし，条件に合わない場合は施設認定の取り消しや保険料収入の返還などを課されることもありますので，常に最新の情報を入手するように心がける必要があります．

診療報酬改定までの流れと診療報酬改定のすべての詳細に関しては，厚生労働省のホームページを参照してください[1)]．施設基準や診療報酬算定に関しては，いくつかの疑問点や問題点が挙げられ，それに対して厚生労働省からの疑義解釈（「疑義解釈資料の送付について」）が発表されていますので，参照してください[1)]．また，個別の診療報酬項目の内容，届け出に関する問い合わせは，各都道府県事務所などへ，診療報酬改定に関する基本的な考え方や経緯などについては，厚生労働省保険局医療課に問い合わせてください[1)]．

A

上月正博

まず，心大血管疾患リハビリテーションの施設（I）または（II）の認定をとり，心大血管疾患リハビリテーション実施計画書の作成，実施計画の説明，専任の医師の直接の監視下で実施，実施記録および押印，患者ごとのリハビリテーションに関する記録保管，定期的な多職種カンファレンスの開催などが必要です．心血管疾患リハビリテーション診療報酬制度は２年ごとに目まぐるしく変わるので，常に最新の情報を入手するように心がける必要があります．

Q9

循環器疾患の経験がなく，これから心臓リハビリテーションを担当するのですが，何から勉強したらよいでしょうか？

まず循環器疾患の基本を知ることが大切です

心臓リハビリテーションを担当するうえでは，循環器疾患の基本をしっかり勉強し，診断，治療，急性期管理，慢性期以降の管理について知る必要があります．その方法として提案したいのは，なるべくわかりやすく，即戦力につながりやすい本で基礎知識を身につけることです．参考図書としては，『病気がみえる』シリーズ[1)]や看護師向けに作られている教科書[2)]などがわかりやすいでしょう．また，『ハートナーシング』（メディカ出版）などの看護系医学雑誌では，心臓術後管理やペースメーカについてなど，専門的な知識をわかりやすい形で特集を組んでおり，最前線に必要な最新の知識を身につけることができます．そういった基礎知識を培ったうえで，心臓リハビリテーションについてのガイドライン[3)]を精読するのがよいと思います【図】.

心肺運動負荷試験を上手に活用しよう

心臓リハビリテーションを進めて行くうえで，運動時の生体反応についての理解は不可欠になります．そのためには心肺運動負荷試験に精通しておく必要があります．心肺運動負荷試験はとっつきにくく，理解が難しいといわれがちですが，安達　仁先生の良著[4)]や拙著[5)]にも実例を含めて解説しています．また，NPO法人ジャパンハートクラブが主催する運動処方講習会では，講義と心肺運動負荷試験の実演と解説，症例提示を行っており，より専門的な内容をわかりやすく知ることができます．

わからないことは多職種カンファレンスで何でも質問しよう

具体的に心臓リハビリテーションを開始していくうえでは，心臓リハビリテーション担当医や職場の先輩と相談しながら進めることになると思いますが，実臨床での疑問点や不安な点については，多職種カンファレンスでの議題にあげ，情報共有をしておくことが重要です．重症例でのベッドサイドリハビリテーションの方法やさまざまな自覚症状についての対応方法，運動中の心拍血圧応答，不整脈などへの対応は頻度の高い疑問として出てきますが，そのほか，復職や介護との連携はどうするのかなど，ソーシャルワーカーなどを含めた多職種カンファレンスでの話し合いが重要になってきます．多職種カンファレンスではさまざまな専門職からの意見が聞くことができるため，チーム全体のレベルアップにも不可欠となります．

図　循環器疾患の基本をしっかり勉強しよう

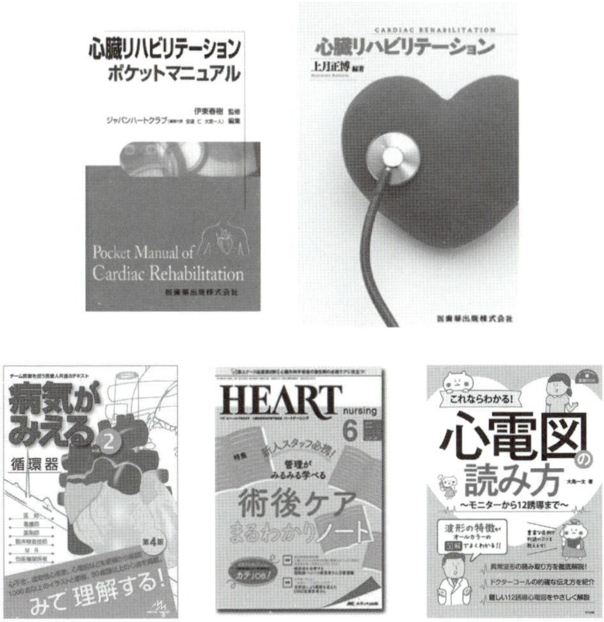

A

長山雅俊

初めて心臓リハビリテーションを担当する場合には，まず循環器疾患についての基礎知識を身につけましょう．心臓リハビリテーションのガイドラインや心肺運動負荷試験を理解したうえで，リハビリテーション担当医や先輩に学びながら，疑問点については多職種カンファレンスで協議することが重要です．

Ⅱ. 知　識

Q10 心臓の収縮機能の評価方法と心臓リハビリテーションへの応用についてわかりやすく教えてください

心拍出量と一回拍出量

1回の収縮で拍出される血液量が一回拍出量（stroke volume：SV）であり，1分あたりの拍動数つまり心拍数（heart rate：HR）をかけ合わせると心拍出量（cardiac output：CO）になります．

式①：CO（mL/分）= SV（mL）× HR

心筋は引き延ばされるほど**【図1：X軸】**心収縮力が増加します**【図1：Y軸】**．このことは，収縮前の左室容量（前負荷）が大きいほど一回拍出量が大きくなることを意味し，フランク・スターリング（Frank-Starling）心機能曲線といいます**【図1a】**．

後負荷および心筋収縮力の変化により曲線は上下に偏移します**【図1b】**．

心拍出量の計測

心拍出量は，スワンガンツカテーテルを用いた熱希釈法や動脈血および静脈血酸素含有量（CaO_2 と CvO_2：mLO_2/mL 血液）の差で全身酸素消費量（VO_2：mLO_2/分）を除したFick法で測定することができます．実際の臨床では，心エコー，心臓MRIや核医学検査で，左室拡張末期容量（end-diastolic volume：EDV）と左室収縮末期容量（end-systolic volume：ESV）を求め，その差が一回拍出量になるためHRをかけることで求めることができます**【図2】**．

駆出率（ejection fraction：EF）とは，一回拍出量を拡張末期容量で割った値です**【図2】**．正常の駆出率は0.55以上です．心筋の収縮力が増加すると駆出率も上昇し，

図1 Frank-Starling 機序

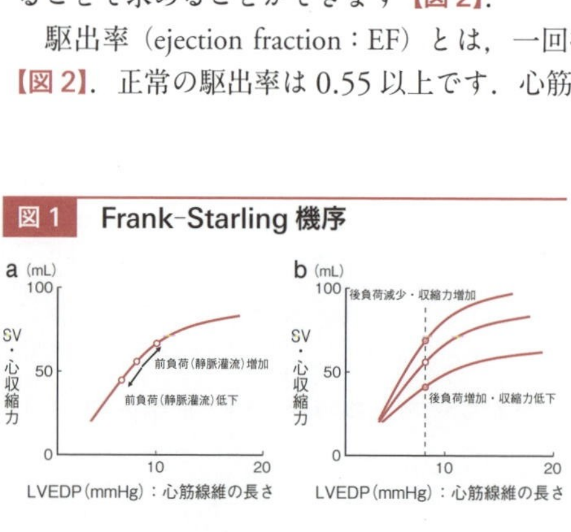

図2 心エコー図による左室駆出率測定

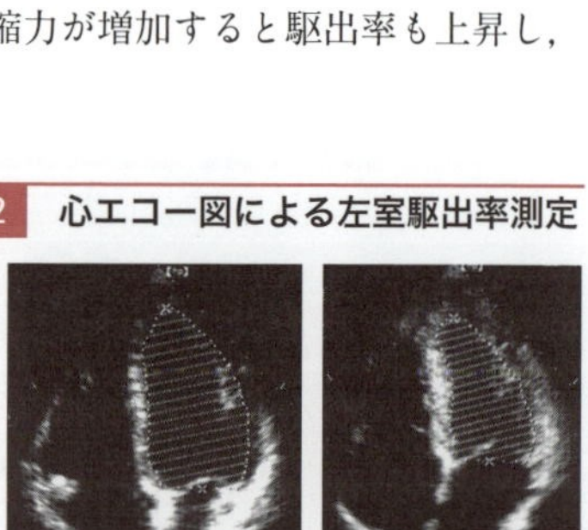

拡張末期　　収縮末期

心尖部4腔像 ➡ Biplane EF ⬅ 心尖部2腔像

LVEF（左室駆出率）=EDV−ESV/EDV×100(%)
=SV/EDV×100(%)

逆に収縮力が低下すると駆出率も低下するためしばしば駆出率は収縮力を評価する指標として用いられます．

ただし，Frank–Starling 心機能曲線からわかるように EF は心筋の収縮機能だけでなく，前負荷や後負荷に影響を受ける指標ということになります．

運動における収縮能への影響

活動筋収縮による代謝活動の増加に対して，筋肉への血流と酸素運搬を増加させる必要があります．活動筋においては，主に酸素不足の刺激により産生される代謝物質（アデノシンなど）によって抵抗血管拡張が引き起こされ，局所の血流増加が起こり酸素が供給されます．

全身においては，交感神経活性により心拍数，心収縮力および動脈圧（全身の交感神経活性により活動筋を除き抵抗血管は収縮するため）は仕事量の上昇にほぼ比例して増加します．

心収縮力増加により Frank–Starling 曲線は上方に偏移しますが，その増加量は限られています．つまり運動時に必要な一回拍出量を増やすためには，静脈収縮や骨格筋ポンプの働きにより静脈灌流（前負荷）が増えることが重要です．

加えて交感神経活性による脈拍数の増加により心拍出量は著明に増加するのです（式①）．

収縮能が低下した心臓では，Frank–Starling の曲線は，下方に偏移し運動時の一回拍出量の増加は乏しいです．また，一回拍出量を維持するために前負荷は増加，つまり拡張末期容積は安静時から増えています．運動時の収縮力増加が乏しければ，静脈収縮による過剰な前負荷の増加は，臓器うっ血をきたす方向に働いてしまいます．心拍数の増加によって心拍出量を増やして対応することになります．どちらにしても運動時に十分な酸素運搬ができなくなると活動筋に必要な酸素供給ができなくなります．結果として局所の有酸素的エネルギー産生ができないため無酸素的になり，乳酸などが蓄積することで活動筋の維持ができなくなり運動耐容能は低下します．

A

民田浩一

一般的に収縮機能は，心エコーなどで測定した EF に注目します．ただし，心筋固有の収縮力を表す値でなく前負荷（静脈灌流量：拡張末期容量）や後負荷（血圧）などの影響を受けます．EF が低下し左室容量が増加した（拡張した）心臓では，運動時の予備力が低下していることになります．

Q11 心臓の拡張機能の評価方法と心臓リハビリテーションへの応用についてわかりやすく教えてください

左室拡張能とは？

左室は，収縮が終わると弛緩が始まり，心内圧が低下し大動脈圧を下回ると大動脈弁が閉鎖します．左室容積（収縮末期容量：ESV）は変化せず，左室は弛緩するため急速に心内圧は低下します．この時期を等容性拡張期，弛緩（relaxation）といって，収縮した心筋の元の長さへの戻りやすさを表します．左室圧が左房圧より下がることによって僧帽弁が開放され，左房，左室内の圧較差により血液は受動的に左室に流れ込みます．これは左室の充満（filling）といわれ，左房から左室への血液の入りやすさを表します．最大限に左室が弛緩した後は，心内圧は左房からの血液の充満によって上昇し，僧帽弁前後の圧較差が減少することから心室充満の速度は減少します．その時期を緩徐流入期といいます．左室の充満における血流の流れには，左室の硬さ（stiffness）が重要です．その時期は圧較差に応じた受動的な血液の流れが，左房から左室に生じるため左室が硬いと同じ容量でもすぐに左室内圧が上昇することになります．

緩徐流入期の後，左房が収縮し，心房内圧の上昇に伴って血液は心房から心室へ送られ，圧較差の減少に伴い僧帽弁が閉じるまで左室内圧は上昇します（左室拡張末期圧）．この時期を心房収縮期といいます．

このように拡張期に起こるさまざまなプロセスを総称して左室拡張能といいます．つまり，厳密には左室弛緩，充満，左室の硬さによって左室拡張能は評価されることになります．

左室拡張期の左室圧-容積（PV loop）関係

心室が収縮してから拡張し，また収縮するまでの1回のサイクルを心周期といいます．心周期において縦軸に左室圧（mmHg），横軸に左室容量（mL）をプロットしたもの【図1a】を圧－容積曲線（PV loop）といいます．拡張能を考えるうえでは，拡張期圧・容積関係【図1aの③】の曲線を考えると理解しやすいです（ちなみにQ10では省略しましたが，【図1b】の上側の収縮末期圧・容積関係の傾きこそが収縮能の指標となります）．

拡張末期では左室が最も伸展されており，この点が前負荷となります．前負荷を上昇させると右上がりの曲線となります．前負荷の増加に伴い，拡張末期圧の上昇が急激に起こるのが，高血圧性心肥大など心室が硬くなりコンプライアンスが低下した心臓で通常心エコーなどで心筋肥大が認められます【図1b：点線】．また，アミロイ

図 1　圧容積曲線

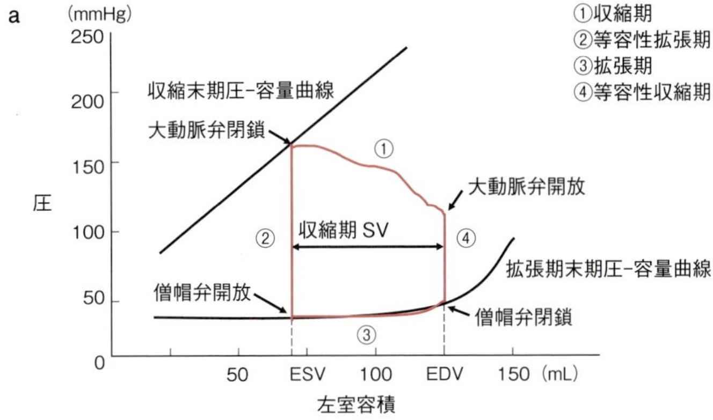

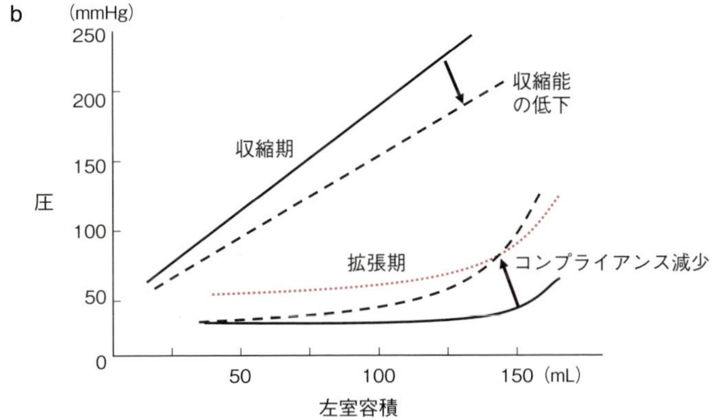

ドーシスや心筋虚血，一部の肥大型心筋症などでは，心室内腔が狭いことや左室コンプライアンスの高度な低下により，正常の左室容量でも拡張末期圧が高くなることがあります【図 1b：色点線】.

左室拡張末期圧が異常に上昇すれば，拡張期は僧房弁が開放しているため，左房圧が上昇し，その結果，肺静脈圧が上昇し肺うっ血をきたします．逆に拡張末期圧が上昇しないように利尿剤投与などで前負荷（つまり拡張末期容積）が減少すると EF が保たれていても左室内腔が小さくなるため一回拍出量が低下することになります.

心エコー（図）による拡張能の評価

僧房弁口を通過する血流速度は，拡張期のその時点における左房と左室の圧較差によるものですから，ドプラエコーで僧房弁口流入血のパターンを観察することにより，左室拡張能のうち左室充満の動態を評価することができます【図 2】．左室充満

図2　僧帽弁口左室流入血流速波形

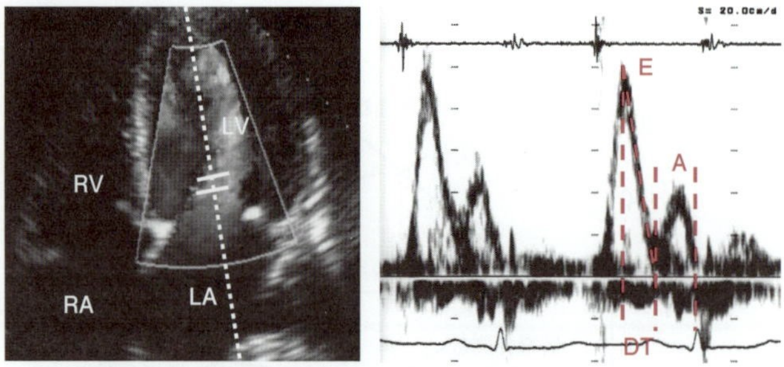

・peak early diastolic　wave velocity（早期入流波：E 波）
・peak atrial contraction　wave velocity（心房収縮期波：A 波）
・E deceleration time（E 波減衰時間：DT）

図3　僧帽弁口左室流入パターンによる左室拡張能評価

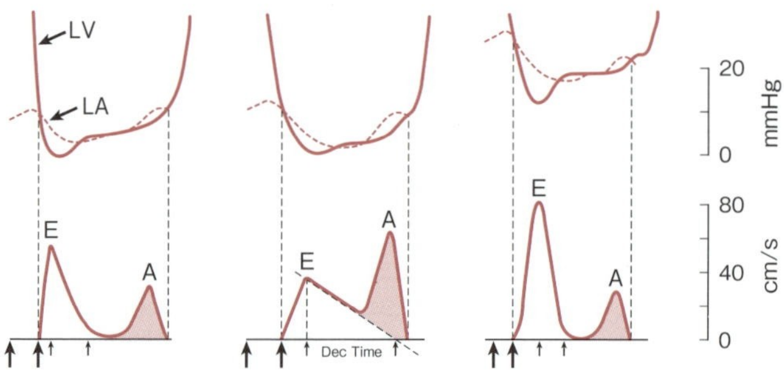

は，前述のように早期急速流入期，緩徐流入期，左房収縮期の3つに分けられ，ドプラエコーでは，流速をみるため早期急速流入期のE波と左房収縮期のA波の二峰性の波形となります．このE波とA派の波形を評価することで（拡張障害のうち）左室の弛緩障害の有無や左室拡張末期圧の上昇の評価が可能となります【図3】．また，左室拡張能低下の有力な指標としては，左房拡大が挙げられます．左室拡張能が低下していると【図3】のように左房圧は上昇しますので拡大が起こります．場合により左房負荷により心房細動を発症します．実臨床ではこのあたりまで理解できれば十分です．これ以上の内容については成書を参照してください．

運動における拡張能低下の影響

Q10に記載したように，全身においては交感神経活性により心拍数，心収縮力および動脈圧は仕事量の上昇にほぼ比例して増加します．加えて静脈収縮や骨格筋ポンプの働きにより静脈灌流（前負荷）が増えます．

拡張能が低下していると前負荷のわずかな増加でも，心室拡張末期圧は容易に上昇してしまいます．特に有酸素運動ではなくレジスタンス運動では活動筋は少ないため(活動筋では局所血流を増加させるため抵抗血管は拡張する)，全身の交感神経活性によって血圧は容易に上昇し後負荷は増加します．収縮力が保たれていても心室拡張末期圧の上昇，後負荷の増加により一回拍出量は著明に低下することになります．脈拍数の増加で心拍出量を保とうとしますが，頻脈により拡張期時間は短縮してしまいますので，拡張能が低下した左室に短い時間で血流を送り込もうとして容易に左房圧が上昇してしまいます．以上から収縮能が保たれていても容易に左房圧上昇から肺動脈圧の上昇が生じるため労作時息切れが出現し，一回拍出量の低下から活動筋に十分な酸素運搬ができなくなるため運動耐容能は低下することになります．

A

民田浩一

左室拡張能は，左室拡張期に起こる弛緩，充満，左室の硬さなどの複合的な事象の総称です．さらに拡張能は，収縮能，前負荷，後負荷の影響を大きく受け独立して評価することは困難です．収縮機能が正常でも左室肥大，左房拡大があれば，左室拡張能が低下している可能性があります．運動中の血圧，脈拍の変化に注意が必要です．

Q12 右室の評価を心臓リハビリテーションにどう活かせばよいのでしょうか？

左室機能が悪くなったときに，右室機能が予後を反映します

右室機能は，左室機能が低下した心機能の「余力」として表現されることがよくあります．心臓リハビリテーションを行うほとんどの症例が，左心室に問題があるケースですが，実際に左室機能低下例の予後予測因子に，右室機能も挙げられています[1]．

右室の評価方法

評価方法・項目はさまざまですが[2]，収縮期三尖弁輪部運動速度〔s'（T）〕[2]が，スワンガンツカテーテルで心拍出量とよい相関を示すと報告されています**【表】**[1]．

表　心エコー指標と PCWP，心係数（CI）の関係　（文献 1 より）

Simple linear regression analysis

	PCWP		CI	
	Correlation coefficient（R）	p value	Correlation coefficient（R）	p value
LAD	0.17	N.S	− 0.01	N.S
LVEDVI	− 0.13	N.S	0.17	N.S
LVESVI	− 0.10	N.S	0.12	N.S
LVEF	0.11	N.S	− 0.01	N.S
E	0.33	<0.05	− 0.06	N.S
A	− 0.04	N.S	0.07	N.S
E/A	0.17	N.S	0.02	N.S
ε'	− 0.17	N.S	0.38	<0.01
e'	− 0.10	N.S	0.37	<0.01
a'	− 0.17	N.S	0.41	<0.01
E/e'	0.34	<0.05	− 0.29	<0.05
s'-T	− 0.15	N.S	0.47	<0.001

収縮期三尖弁輪部運動速度（s'-T）は，左室の弁輪部運動速度（s'）よりも，心拍出量（CI）とよい相関を示している．

図　リハビリテーションを行ったFontan術後の経過（文献5より）

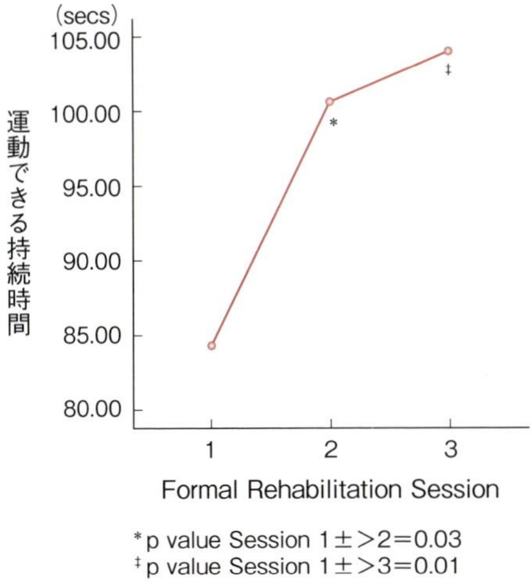

心臓リハビリテーションをバレーボールで例えると

相手コート（細胞）にボール（血流）を叩き込む，つまり，脳をはじめとする身体中の臓器・組織に血液を供給するアタッカーは左室，そこへトスを上げるのがセッターである右室であり，血液を右室に戻すレシーバーが筋肉（muscle pump）ということになります．左心不全が進行すると，右室機能も悪くなり，両心不全の状態になります[4]．左室・右室を守るには，有酸素運動でブロッカーを少なくするなど相手チームの防御力を落として，レジスタンス・トレーニングでmuscle pumpを強くする（レシーバーを鍛える）ことが重要となってきます．

A

福田大和

右室を評価することで心疾患の予後を推定できます[1]．ほぼ右室機能がないFontan手術を受けた症例では，心臓リハビリテーションでQOLが高まるという報告もあります【図】[5]．また右室の評価方法には，s'(T) だけでなく，TAPSE，右室面積変化率，心臓MRIなどさまざまな評価方法があることも知っておくべきです[2]．

Q13 左房の評価を心臓リハビリテーションにどう活かせばよいのでしょうか?

心エコー図をみて左房の評価を行うのが一般的です

左房径・容量（サイズ）は左室拡張機能異常の歴史を反映し，糖尿病における「HbA1c」に例えられるとされています[1)]．これは，血糖高値が持続すると，1～2カ月の血糖値の平均値を表すHbA1c値が高くなるということです．心機能でいい換えると，左室への負荷が長期間持続すると，左房サイズが大きくなるということになります．心エコー図検査を用いて左房サイズを評価することが，侵襲も少なく簡便でよいと思われます【図1】．

理由は，左房のサイズを計測することで，その瞬間瞬間だけでなく計測したときから遡って心機能の評価を評価することができるからです．

図1 左房サイズの心エコーによる測定方法

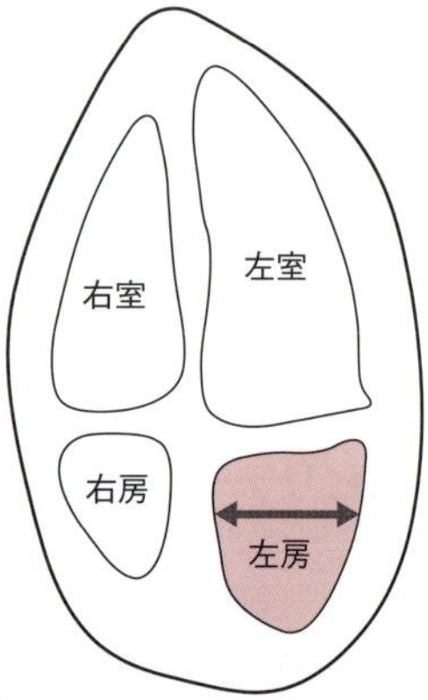

左房径（←→）と左房容量（⬭）の測定法

心臓リハビリテーションを施行した症例において左房サイズで予後の推測が可能です

左房サイズが大きくなる理由は多くありますが，心臓リハビリテーションの対象症例では，おもに，左室の負荷（左室充満圧の上昇による，左房「圧」の上昇），左房のリモデリング（再構築）の2つが関与しており[2)]，そのほかに左房を含めた心筋細胞の炎症・交感神経亢進・レニン-アンジオテンシン-アルドステロン系の亢進・酸化ストレスなどが関与しています[3)]．

急性心筋梗塞や開心術後において心臓リハビリテーションを施行した例で，左房サイズが大きな例では予後が悪いことが報告されています【図2】[4,5)]．

図2　心臓リハビリテーション施行後の左房容量と心血管イベントの関係（文献4より改変）

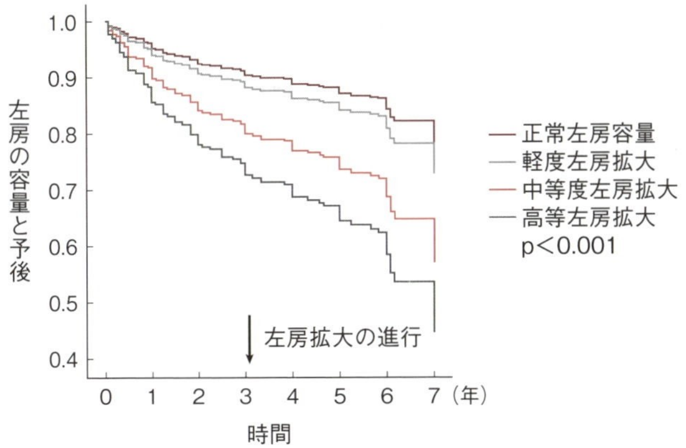

左房サイズが大きい症例に対する課題が，今後残されています

論文で報告されている左房サイズの細かな数値（左房容量＞34 mL/m^2 以上が予後不良）も大事ですが，臨床で活かすなら，心臓リハビリテーション施行症例の左房サイズを，経時的に比較していくことが重要と思われます．現在のところ，左房サイズが大きな例では予後が悪いことが報告されているため，今後はそういった例に対し，適切な心臓リハビリテーションの継続・見直し，薬物療法によって，左室の負荷，炎症反応などの低下を左房サイズで評価していくことが課題と思われます[3,5]．

A

福田大和

心臓リハビリテーションにおける左房の評価は重要です．今後は経時的な左房サイズを比較し，治療の見直しを検討することが求められます．胸部X線写真における心胸郭比の心拡大の多くは，左室拡大よりも左房の拡大によってみられるとされています．よって，胸部X線写真も心臓リハビリテーションの効果の判定に有用といえます．

Q14

血管機能の評価方法と心臓リハビリテーションへの応用方法についてわかりやすく教えてください

動脈硬化性病変を評価するには，プラーク形態を観察する方法と血管機能を観察する方法【表】と2つのアプローチがあります．プラーク形態を観察するには，血管CTやMRA，超音波検査といった画像診断が用いられます．画像とその解析技術の進歩により，かなりの情報が得られるようになりました．一方で血管機能については，血管内皮機能検査として，動脈内にアセチルコリンを持続的に注入しながら内皮依存性の前腕血管拡張反応を観察するプレチスモグラフィー，臨床現場で普及されつつある超音波でFlow-mediated dilation（FMD：血流依存性血管拡張反応）を観察する方法，reactive hyperemia peripheral arterial tonometry（RH-PAT）の3種類があります（Q15参照）．動脈スティッフネスを評価する方法として，頸動脈—大腿動脈間脈波伝搬速度（cfPWV），上腕-足首間脈波伝搬速度（baPWV），心臓足首血管指数（CAVI），スティッフネスパラメーターβがあります[1)]．

動脈硬化は血管機能障害，特に内皮障害から始まり，糖尿病や高血圧などの生活習慣病のリスクはその進行を加速させます．血管機能の低下は心血管イベントリスクを高め，生命予後の悪化につながります．個人差はありますが，心臓リハビリテーションにより血管機能は改善するといわれています．その機序は，eNOSの活性化，抗酸化作用，骨髄からの血管内皮前駆細胞の動員やマイオカインなどを介すると報告されています．

脈波伝播速度（PWV）を規定するのは，大動脈から動脈にかけての硬さ，内径，壁厚，血液粘度であり，動脈壁の硬化度が増すにしたがってPWVは増加します．上腕足関節脈波伝搬速度（baPWV）はABI値測定と同時に計測でき，カテーテル法による大動脈PWVとの相関もよいことが報告されています[2)]．腎不全，高血圧，糖尿病症例ではPWVが高いほど心血管イベント発生頻度が増すことも報告されており，数多くの臨床研究でサロゲートマーカー（代替医療）として利用されてきました．しかし，動脈硬化度の検査としてbaPWVは，測定時の血圧に依存するという欠点を有しており，CAVI（Cardio Ankle Vascular Index：心臓足首血管指数）はPWV原法とデータ互換性を確保し，かつ血圧に依存しない血管固有の硬さを示す指標として生まれました．CAVIの標準値は年齢とともに増加しますが，9.0以上あれば明らかに異常であり，冠動脈や脳血管に狭窄病変を合併する確率が高いと考えます．そして，病歴を取り直し負荷心電図や頸動脈エコーなどの検査を予定すべきです．ABI値が0.9以下の下肢側や大動脈弁狭窄症でのbaPWVやCAVI値は，真の値を過小評価してしまうので注意を要します[3)]．足関節上腕血圧比（ABI）が0.9以下であれば，PADの存在が疑われます．近年の研究によりABIが1.0を切った段階から，冠動脈を含めた全身の血管の動脈硬化の進行によって，心血管イベントのリスクが上昇する

表　**血管機能検査**

1. 血管内皮機能検査	①プレチスモグラフィー ②血流介在血管拡張反応 ③ reactive hyperemia peripheral arterial tonometry (RH-PAT)
2. 動脈スティッフネス	①頸動脈—大腿動脈間脈波伝搬速度（cfPWV） ②上腕—足首間脈波伝搬速度（baPWV） ③心臓足首血管指数（CAVI） ④スティッフネスパラメーターβ
3. 増大係数（AI），中心血圧	
4. 加速度脈波	①二次微分光電式指尖脈波（SDPTG）

ことがわかってきました．ところが日常診療では，ABI 低値だけで虚血性心疾患を疑わせる症状がない場合，全身の血管の精査や危険因子への治療的介入はあまり積極的に行われていません．心臓リハビリテーションへの応用方法として，①血管機能評価をリスク層別化に用いる（たとえば，血管機能評価の低い患者には，心血管イベントをリハビリテーション中に起こす可能性を考慮して事前に対処する），②効果判定に用いる（運動耐容能だけではなく，血管機能の変化も考慮する）が挙げられます．

A

安　隆則

血管機能評価法は，血管内皮機能検査としてプレチスモグラフィー，FMD と RH-PAT があり，動脈スティッフネスを評価する方法として，PWV，CAVI，スティッフネスパラメーターβがあります．心臓リハビリテーションへの応用方法として，①血管機能評価をリスク層別化に用いる，②効果判定に用いることが挙げられます．

Q15 血管内皮機能とは何ですか？ 心臓リハビリテーションと関係しますか？

血管内皮機能は，血管内皮細胞の機能を示します．血管内皮は，動脈から毛細血管そして静脈のすべての血管の内側を裏打ちしている1層の細胞で，広げればテニスコート6面分と巨大な表面積を有します．すぐ外側にある血管平滑筋に作用して血管を拡張させたり収縮させたりして臓器への血液流量を適切にコントロールする内分泌組織としても重要な働きをしています．血管拡張因子として，一酸化窒素（NO）やプロスタサイクリン，ヒスタミン，アドレノメジュリンを分泌し，収縮因子としてエンドセリン，アンジオテンシンⅡ，活性酸素を分泌します．特に，NOは動脈硬化進展に非常に重要な働きをしています．血管内皮機能はおもに内皮依存性NOによる血管拡張反応を測定しています[1,2]．

血管内皮機能は，高血圧や糖尿病，脂質異常症，肥満などに加え，メタボリックシンドロームなど，さまざまな生活習慣病によりその機能が低下します．血管内皮機能が低下した状態が続けば，動脈硬化の進展，さらにはプラークの不安定化を引き起こします．この動脈硬化の初期段階である血管内皮機能の低下は可逆的であることから，この血管内皮機能の低下した状態を早期に発見し，さらにはその機能を高める介入ができれば，動脈硬化進展の予防が可能となります．現在，臨床研究ならびに臨床の場では，【Q14・表】に示すようにプレチスモグラフィー，血流介在血管拡張反応（flow-mediated dilation：FMD），reactive hyperemia peripheral arterial tonometry（RH-PAT）の3種類が使われています[1]．

プレチスモグラフィー

上腕の静脈還流をカフで静脈圧にて一時的に停止させた状態にて，前腕の容積の変化をストレインゲージにより測定することにより，前腕血流量を評価します．内皮細胞刺激方法として，アセチルコリンなどの薬剤を上腕動脈に持続注入する方法と，上腕部にマンシェットを巻くことにより駆血し，その後開放する方法があります．このプレチスモグラフィーでは，前腕部の抵抗血管の内皮機能をおもに評価しています[3]．

血流介在血管拡張反応（FMD）

現在もっとも普及している血管内皮機能検査で，超音波装置を用いて上腕動脈の安静時血管径と反応性の血管拡張度を測定することにより，血管内皮機能を評価します．FMDは，カフで腕を緩めた後の血流増大によるずり応力により血管拡張物質であるNOが血管内皮からどれだけ放出されたかを，カフで腕を締める前後での上腕動脈の拡張度（%）で評価します．血管内皮機能が低下しているとNOの生産は少なくなりFMD値は低下します．正常値の目安は6%以上で，5%未満で内皮機能障害が疑われます．特に3%未満では 高リスクとなります[4)].

RH-PAT

左右の指各1本に指尖細動脈血管床の容積脈波を検出する専用プローブを装着し，両側の5分間の脈波基礎情報をとり，その後5分間片腕を駆血した後の再灌流刺激に反応する容積脈波の経時的増加から，動脈の拡張機能を測定する検査法です．指尖動脈血管床はFMDの測定部位である上腕動脈より末梢に位置し，上腕動脈の血流反応性血管拡張機能を反映します[4)].

運動療法で血管内皮機能が改善するという報告は数多くあります[5)]．また，血管内皮機能は，投薬治療以外でも，運動療法，食事療法などによっても改善するため，患者の生活習慣によるリスク因子を管理するうえでも重要な検査のひとつと考えられています．

A

安　隆則

血管内皮機能はおもに内皮依存性NOによる血管拡張反応を測定しており，高血圧や糖尿病，脂質異常症，肥満でその機能が低下します．血管内皮機能が低下した状態が続けば，動脈硬化の進展を引き起こします．心臓リハビリテーションは，この動脈硬化の初期段階である血管内皮機能の低下を改善し，動脈硬化進展の予防に貢献します．

Q16 高齢者の心臓の特徴について教えてください

加齢による心臓の形態変化

加齢に伴って左室重量は女性では変化がなく，男性では減少します．一方，心筋の壁厚は有意に増大します[1]．壁厚増加には，加齢による太い動脈，特に大動脈根の拡大に伴う慣性負荷や，血管壁スティフネス増大による左室に対する収縮期負荷の増大が関わっています．アポトーシスによる心筋細胞数の減少と個々の心筋細胞サイズの増加という細胞レベルの観察と一致します．壁厚の増大は心内膜下虚血や毛細管密度の相対的低下による酸素供給不足をもたらします．さらに，拡張期から収縮期へ反射波による血流増大の時相がずれることによって，冠血流は悪影響を受けます．したがって，虚血にさらされやすい状況になっています．また，最近のMRIを用いた研究によって，左室形状は回転楕円状から球状へ変形することや収縮期・拡張期ともに左室容積が減少することが示されています．結果として，壁ストレスの増大をもたらします[1]．

加齢による心臓の機能変化

一般的に安静時の左室収縮機能（左室短縮率や左室駆出率）は保持されます．血管スティフネス増大による収縮後期の血圧増大に対して，肥大した左室の収縮時間を延長させることによって，駆出時間を維持しています．これに反して，左室拡張機能は加齢とともに変化します．左室への拡張期充満は若年齢では大部分が拡張早期に起こりますが，加齢とともにその割合は減少し【図】，心房収縮による拡張後期での左室への充満が増加します[2]．このことは，加齢に伴う左室壁厚の増大や左室拡張期コンプライアンスの減少などによっていると考えられます．組織学的には，心筋間質のコラーゲン容量の増加，線維化，アミロイド蛋白の沈着が関わっています．加齢とともに等容性弛緩時間の延長も観察され，筋小胞体によるカルシウム再取り込み障害が関わっていると考えられます．安静時においては左室径や心拍出量は変化しませんが，運動や発熱などのストレスによる頻脈によって拡張期充満の異常は悪化し，左室拡張末期圧の上昇から心不全を起こすことがあります．この加齢に伴う拡張機能障害は左房径の拡大をもたらし，心房細動を起こすことがあります．心房細動による心拍数の上昇や左房収縮による左室への充満の消失が心拍出量の減少をもたらし，心不全を引き起こすことがあります[3]．

図　年齢と拡張早期充満の関係

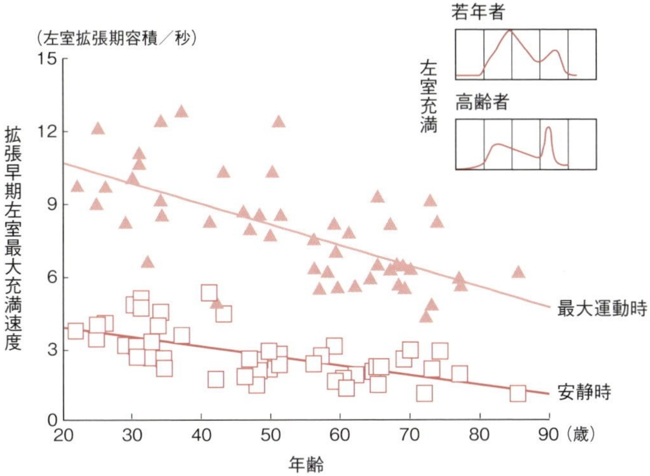

年齢増加につれて，安静時および最大運動時の拡張早期左室充満は減少する．

加齢と運動

加齢により，最大運動能力は低下し，20～80歳の間に最大酸素摂取量は約50%低下します[4)]．そこには複数の要因が関わっていますが，最大心拍出量（最大心拍数×最大一回拍出量）の低下も要因のひとつです．生理的な限界を示す最大心拍数は概ね220－年齢で計算され，したがって，30%程度の低下が起こります．さらに，洞結節の反応性が低下したり，伝導性障害がある高齢者においてはその影響が大きくなります．また，左室スティフネスが増大した高齢者では，左室充満障害により一回拍出量も低下します．

A

絹川真太郎

高齢者の心臓において，収縮能は保持されますが，左室壁厚が増大し，拡張機能が障害されます．種々のストレスによる頻脈や心房細動は左室充満の悪化をもたらし，心不全を発症させることがあります．高齢者の運動能力低下に最大心拍数低下や左室スティフネスが増大が関わっています．

Q17 拡張期血圧とは何を表しているのでしょうか？心臓リハビリテーションと関係しますか？

拡張期血圧とは

収縮期に心臓から拍出された血液のすべてが末梢に送られるのではなく，60％程度は心臓近位部の大動脈壁の伸展によって大動脈に貯留されています【図1】[1]．貯留された血液が拡張期に末梢に送られて拡張期血圧を形成しますが，この大動脈が拡張して血液を貯留する機能をウインドケッセル機能とよびます．血圧は心拍出量と末梢血管抵抗の積によって規定されますので，拡張期血圧の変化は拡張期に末梢に送られる拍出量と末梢血管抵抗によって規定されます．若年者では一般的に大動脈の伸展性は保持されていますので，ウインドケッセル機能が働きます．したがって，抵抗血管の動脈硬化が進行すると拡張期血圧が上昇します．

高齢者の拡張期血圧

加齢とともに動脈の形態的および機能的な変化が強くなります．太い動脈の血管壁の肥厚や拡大が起こります[2]．血管壁にはコラーゲンやエラスチンなどの細胞外基質やカルシウムの沈着が起こり，血管壁の伸展性が低下し，スティフネスが増大します．また，血管内皮機能障害は内皮由来の一酸化窒素産生低下をもたらし，血管拡張反応が低下します．大動脈壁の弾力性が低下すると，ウインドケッセル機能が低下

図1　動脈壁硬化による収縮期と拡張期の血流の変化

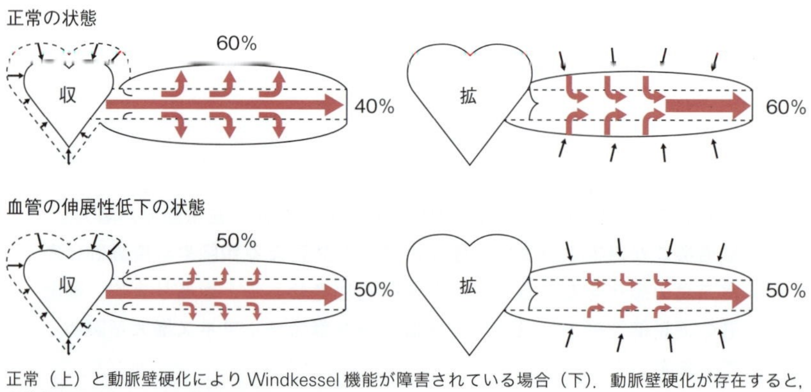

正常（上）と動脈壁硬化によりWindkessel機能が障害されている場合（下）．動脈壁硬化が存在すると，収縮期血流が多く，拡張期血流は少なくなる．

II—知識

図2　年齢と大動脈伝搬速度および反射波による血圧上昇との関係

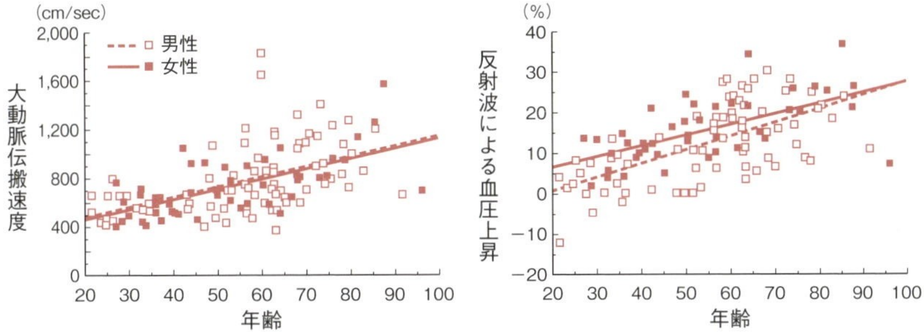

し，収縮期に心臓から拍出された血液は大動脈に十分に貯留されず末梢に送られてしまうため収縮期血圧は上昇します．反対に拡張期には大動脈から末梢に送られる血液量が減少することにより拡張期血圧は低下し，脈圧が増大します．脈圧の増大は動脈壁スティフネスの指標として知られています．さらに，脈波伝搬速度は加齢による血管壁スティフネスの増大に伴って増加します【図2】[3]．これは反射波（心臓から末梢へ伝わる脈波が先細りする血管の終末抵抗によって生ずる反射）の早期到達につながり，反射波は拡張期から収縮期に出現することになります[4]．このことによって，冠血流量と関連する拡張期圧の反射波による増大が消失し，冠血流の減少とともに収縮期血圧の増大から心室負荷へとつながります．

心臓リハビリテーションの効果

高血圧患者に対する定期的な運動によって，収縮期血圧だけでなく拡張期血圧も低下することが知られています．運動による降圧機序として，血漿カテコールアミンの低下に伴う交感神経緊張の抑制，インスリン抵抗性の改善，循環血液量の減少，心拍数の低下，毛細血管の拡張が考えられています．前述のように，拡張期血圧の変化には末梢血管抵抗増大，内皮機能障害や中心動脈のスティフネス増大が関わっていますが，運動療法はこれらのいずれも改善させます．また，患者教育，食事療法，生活指導，服薬指導などの包括的なアプローチとしての心臓リハビリテーションは動脈硬化の予防や治療に有用であることはよく知られています．

A

絹川真太郎

若年者において，拡張期血圧は末梢血管抵抗の増大によって上昇します．一方，高齢者においては，大動脈のスティフネス増大に伴い，収縮期血圧の増大とともに拡張期血圧の低下をもたらします．運動療法は拡張期血圧の変化をもたらす中心動脈スティフネス増大などに有効です．

Q18 血液検査の結果を心臓リハビリテーションにどう活かせばよいのでしょうか？

血液検査の結果は，疾患の重症度の把握や合併症の把握に有用です

血液検査の結果は，リハビリテーション開始前には必ず確認しておく必要があります．リハビリテーション対象疾患の重症度や現状の把握を行うとともに，併存疾患の有無や状況をある程度把握することができます．ただ，血液検査の結果を単独で判断するのではなく，Q19 の画像所見や臨床所見・症状と合わせて総合的に判断する必要があります．疾患ごとに注目すべき項目は異なりますが，糖尿病や慢性腎臓病，脂質異常症や貧血などの有無や程度は，いずれの疾患においても非常に重要で，常に確認しておく必要があります．

【虚血性心疾患（狭心症，心筋梗塞）】

急性心筋梗塞や不安定狭心症などの急性冠症候群の患者では，心筋逸脱酵素の上昇の有無や程度で，心筋の障害の程度を推測することができます．代表的な心筋逸脱酵素であるクレアチニンキナーゼ（CK/CPK）は，骨格筋，心筋，平滑筋などにある酵素です．そのなかでも心筋に特異的なものが CK-MB です．CK は心筋梗塞発症後 4 ～ 8 時間で上昇し，約 24 時間後（CK-MB は 12 ～ 24 時間後）にピークを迎えます【図 1】．CK/CK-MB のピーク値は梗塞範囲の大きさの判断に役立てることができます．CK 基準値は男性 40 ～ 200 IU/L 以下，女性 30 ～ 120 IU/L 以下といわれてお

図 1　急性心筋梗塞における心筋逸脱酵素の経時的変化

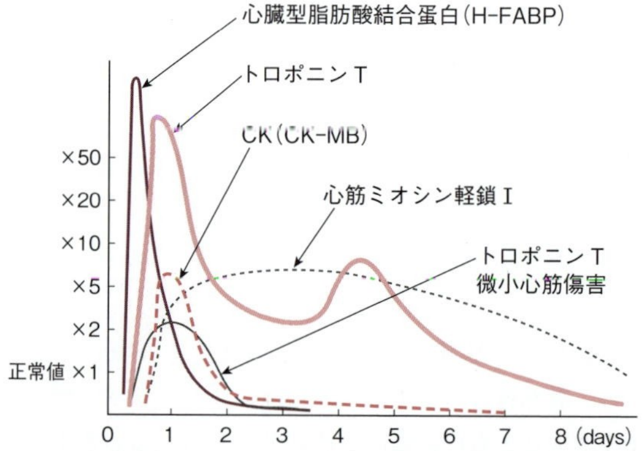

（日本臨床検査医学会ガイドライン作成委員会編：臨床検査のガイドライン JSLM2015 検査値アプローチ / 症候 / 疾患．宇宙堂八木書店，2015，p271.）

図2　BNP/NT-proBNPの基準値

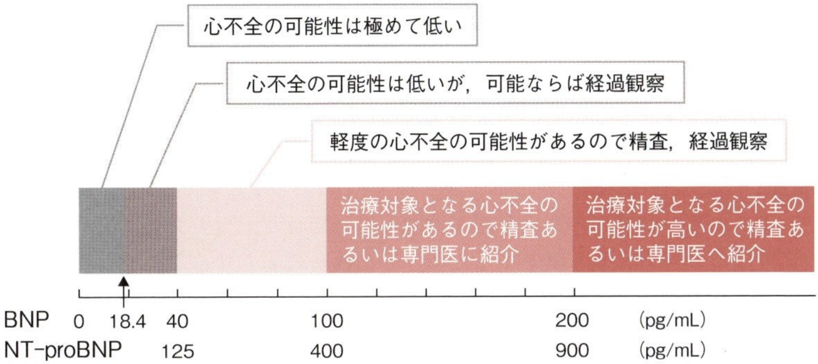

〔日本心不全学会予防委員会：血中BNPやNT-proBNP値を用いた心不全診療の留意点について．日本心不全学会ホームページ http://www.asas.or.jp/jhfs/topics/bnp201300403.html（2017年11月17日）〕

り，臨床的にはCKが4桁以上で広範囲で梗塞が生じていると判断します．広範囲の梗塞では，心機能が高度に低下している可能性や不整脈を合併している可能性がありますので，リハビリテーションには注意が必要で，心エコー図や心電図などの画像所見をしっかりと確認しておく必要があります．CKより心筋に特異的な心筋逸脱酵素として，心筋トロポニンがあります．心筋トロポニンは心筋細胞に特異的な蛋白であり，心筋壊死に感度の高い指標です．基準値は0.014 ng/mL以下で，急性心筋梗塞診断のカットオフ値は0.100 ng/mLです．心筋梗塞発症3～6時間後で上昇し，12～18時間後に第1のピークを迎えます．発症約4日目では第2のピークを迎え，心筋細胞の壊死を示し，梗塞範囲や慢性期の心機能と関係しています．

【心不全】

虚血性心疾患患者と同様に，糖尿病・貧血・腎機能障害などの併存率が非常に高いため，これらの情報は確認しておく必要があります．心不全の重症度をみる指標としては，脳性ナトリウム利尿ペプチド（BNP/NTproBNP）が有用です．BNP/NT-proBNPは心室にかかる伸展ストレスに応じて心室から分泌されます．伸展ストレスが増大するような心不全であれば，重症度に応じて血中濃度が増大します．ただし，腎機能の低下により血中濃度が上昇する場合があるので，注意が必要です．心不全治療対象となる可能性があるのはBNP100 pg/mL（NT-proBNP900 pg/mL）以上の患者です【図2】．他の血液データと同様に，治療過程で変化しうる指標なので，心不全管理中であれば前回値との比較が重要であり，前回値の2倍以上に値が上昇している場合は心不全が増悪している可能性があるので，注意が必要です．体重が増加していないか，飲水量が増えていないか，他の画像所見はどうか，などの確認も重要です．

血液データは，併存疾患のリスク管理においても重要です

心臓リハビリテーションの対象疾患患者は，その他の併存疾患の合併が非常に多く，またそれらを管理することが原疾患の管理においても重要になります．特に高齢心不全患者では，冠動脈疾患の合併を含めあらゆる併存疾患を抱えるリスクがありますので，個々の患者の全体像を把握することが重要です．

【貧血】

ヘモグロビンは血中の酸素を運ぶ役割を担っており，ヘモグロビンが低値になると酸素運搬能が通常よりも低下するため，心拍数を増加させることで代償させる場合があります．基準値は男性 14 ～ 18 g/dL，女性 12 ～ 16 g/dL で，これを下回ると貧血と診断されます．貧血状態では運動耐容能が低下し，運動時に特に心拍数が上昇しやすく，心負荷がかかりやすい状態であることを把握して運動療法を実施する必要があります．

【血管内脱水，腎機能障害】

術後では術後炎症により血管透過性が亢進し，水分がサードスペースへ流れ出し，血管内脱水を生じる可能性があります．血管内脱水の指標のひとつに BUN/Cr 比があり，通常 20 ～ 30 を超えると血管内脱水を疑います．血管内脱水になると，循環血漿量が減少し一回心拍出量が低下するため，心拍数増加や血圧低下が生じる可能性が高くなります．特に慢性腎臓病（CKD）患者では，腎臓による血管内容量の調整能が低下しているため，バイタルサインの変動に特に注意が必要です．

【感染症，全身性炎症反応症候群（SIRS）】

肺炎や尿路感染症などの急性感染症の合併がないか，白血球数や CRP 値を確認します．上昇があれば，発熱など臨床上でも感染を疑う所見がないかを確認する必要があります．また，術後であれば術後の炎症が peak out してから再度上昇している場合に特に注意が必要です．その際は，術創部の感染の可能性や SIRS などの高炎症状態が遷延している可能性があり，術後感染により血管透過性亢進，血管内脱水，それに伴う血圧低下，頻脈が生じる可能性があります．

【電解質異常】

種々の病態によりさまざまな電解質異常を合併する可能性があります．なかでも，高カリウム血症は急性に生じれば心停止に至る可能性があります．高カリウム血症が進行すれば，心電図上では QRS 幅が拡大し，心ポンプ機能が大きく失われた状態となります．さらに高カリウム血症が進むと，徐脈性の心室リズムとなり，最悪の場合心停止に至ります．維持血液透析患者や CKD 患者では特に注意が必要です．

【脂質異常症】

LDL コレステロールは粥状動脈硬化と関連が最も強く，LDL コレステロール値の上昇に伴い，虚血性心疾患の発症率・死亡率が上昇するといわれています．『動脈硬化性疾患予防ガイドライン 2012 年版』では 140 mg/dL を高 LDL コレステロール血症の基準値と定めています．また，HDL コレステロール値は冠動脈疾患やその他の動脈硬化性疾患の罹患率を負の相関関係を示します．血清 HDL コレステロール値が低いほど冠動脈疾患の発症率が高く，『動脈硬化性疾患予防ガイドライン 2012

コラム：腎機能の新しいバイオマーカー

腎機能障害は短期・長期の心血管予後の予測因子であるだけでなく，急性期疾患の治療中に見られる急性腎障害（AKI）は，血行動態や病態の変化を捉えるのに非常に重要です．腎機能を評価する血液検査値では血清クレアチニンが代表的ですが，いくつかの問題点も指摘されています．たとえば，直接的に腎臓の機能を表す糸球体濾過（GFR）が数時間で急激に低下したとしても，血清クレアチニン値は数日の単位でゆっくりと上昇していくため，リアルタイムな腎機能の挙動を知るには不十分です．最近では，クレアチニンに比較してより鋭敏にそして早期に動くバイオマーカーが開発され，臨床応用できるようになっています．L-FABP，NGAL，KIM-1 などがその代表的なものです．また，血清クレアチニン値は筋肉量にも大きく影響されますので，血清シスタチン C 値がクレアチンよりもより正確に腎機能を反映するとされ，保険診療で測定することが可能になっています．まだまだ臨床の現場で広く使われるには至っていませんが，測定されていることもあると思いますので，意識して見てみるとより深く病態が把握できるかもしれません．

図　腎機能のバイオマーカー

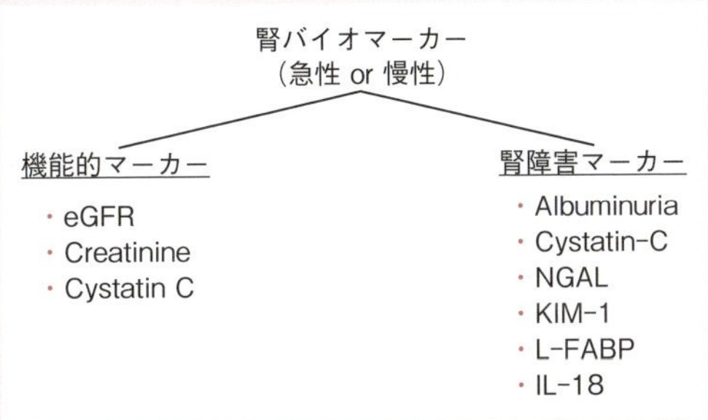

年版』では男女ともに 40 mg/dL 未満を低 HDL コレステロール血症の基準値としています．年齢・性別・その他の動脈硬化因子の有無により目標値は異なるため，必ずしも基準値を目標値とする必要はありませんが，特に冠動脈疾患患者では LDL/HDL コレステロール値の経時的変化を確認する必要があります．

A

中田歩美香，北井　豪

血液データは病態やリスクの把握，運動療法の効果判定・負荷量設定に役立てることができます．臨床経過に伴って変化する指標であるため，特に急性期や入院中の患者であれば頻繁に確認する必要があります．

Q19 画像診断を心臓リハビリテーションにどう活かせばよいのでしょうか?

心電図や画像所見は，リハビリテーション開始前の病態把握やリスク評価，リハビリテーション中のリスク管理に非常に有用です

循環器疾患の診療に画像診断はなくてはならない存在です．画像所見をしっかりと確認することで，その患者の病態やリスクを把握することができます．しかし，対象疾患や病態によって確認するべき画像所見は異なるので，どの疾患でどのような画像所見がkeyとなるか，をしっかりと把握しておく必要があります．臨床の現場ではさまざまな画像診断が使用されていますので，適切に，かつ効率よく必要な情報を捉えていく必要があります．

【心電図】

循環器画像検査の最も基本の検査です．運動前の病態把握・リスク評価時では，まずはリズム（調律）・波形の確認が重要です．リズムは洞調律なのか心房細動か，あるいはペースメーカ調律であるかを確認します．また，安静時に上室性 / 心室性期外収縮の有無や頻度も確認します．波形に関しては，虚血性心疾患患者では，異常Q波の有無や範囲が重要で，広範な誘導で異常Q波を認める場合には広範な梗塞により低心機能である可能性があるため，負荷量の設定には注意が必要で，心エコーや他の画像診断と合わせて評価する必要があります．また，左室肥大を認める症例では高血圧や大動脈弁狭窄症，あるいは心筋症が疑われます．高血圧症例では運動中の血圧上昇に注意する必要があります．運動中には，ST変化・脈拍の経過・不整脈の確認を行います【図】．特に，ST変化は運動の中止基準になり得るので，しっかりと安静時の心電図をみておく必要があります．安静時に心室性期外収縮を認める症例では，運動中に心室性期外収縮が増加すると死亡リスクの上昇と関連があるといわれており，十分に注意します．運動中のモニター心電図の評価にも影響するので，しっかりと確認しておくべき基本の検査です．

【心エコー図検査】

心エコー図検査も，必ず確認しておくべき検査です．心エコー図では非常に多くの情報を得ることができますが，まずは基本的なところを押さえることが重要です．左室駆出率（LVEF）で心収縮能を確認します．LVEF＜40％であれば心機能低下，LVEF＜30％であれば高度心機能低下と考えてよいでしょう．心機能低下や左室拡大（左室拡張末期径：LVDd＞55 mm）の所見があれば，冠動脈疾患を背景とする虚血性心筋症なのか，大動脈弁狭窄や僧帽弁逆流などの弁膜症が原因か，あるいは拡張型心筋症と診断されているのかなども確認します．症状のある高度大動脈弁狭窄では基本的に運動療法が禁忌となりますし，虚血性心筋症では残存狭窄病変があるのか，あ

図　心電図におけるST上昇の見分け方

ST上昇を判断するにはJ（junction）点を見つける必要があります．角度が急なところ（QRS波）から緩やかなところ（ST部分）に変わる点がJ点となります．図にはさまざまな波形におけるJ点を示していますので，参考にして実際の心電図で見つけられるようにしてください．

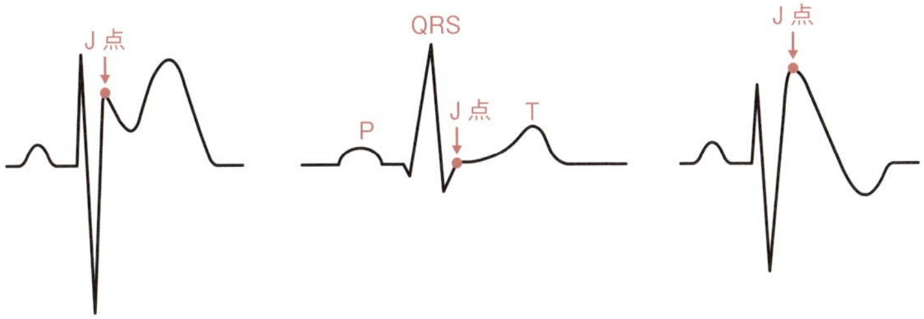

基本的にはJ点が基線よりも1mm（1めもり）以上，上昇しているものをST上昇といいます．ただし，V1～V3においては健常人でも1mm程度上昇していることがあるため，2mm（2めもり）以上の上昇をST上昇とよびます．

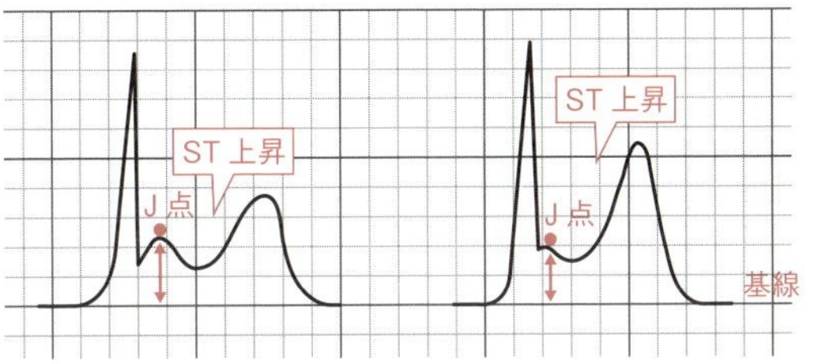

るいは機能性僧帽弁逆流の程度がどうか，なども確認する必要があります．LVEFが保たれていれば安全というわけではありませんので注意が必要ですが，低心機能例はハイリスクとして認識し，運動中に息切れ・呼吸苦などの左心不全症状が出現していないかを観察します．

【冠動脈造影・冠動脈CT検査】

冠動脈の詳細な解剖や病変部位まで把握する必要はありませんが，病変部位が左冠動脈主幹部や各主幹枝の近位部ではないか程度はわかるようにしておくと，病態の把握やリスク評価に有用です．一般に，病変部位はAHAの冠動脈分類を用いて確認します．また，75%以上の狭窄を有意狭窄病変として扱います．治療が行われた病変部位の確認とともに，主要枝の近位部に残存狭窄がないかをみることも重要です．

【心筋シンチグラフィ】

冠動脈造影やCTでは解剖学的な情報に限られますが，心筋シンチグラフィでは心筋血流イメージングによって心筋虚血の評価が可能です．特に，残存狭窄がある場合に，その病変が運動負荷により虚血を誘発し得る状態かどうか，またその虚血の程度がどのくらいか，などの評価を行うことができます．虚血が認められる場合でも運動療法は禁忌ではありませんが，症状や心電図変化に注意が必要です．

【CT検査】

大動脈疾患・末梢動脈疾患の病態の把握に非常に有用です．大動脈解離であれば，スタンフォード分類A型かB型か，偽腔開存型か偽腔閉塞型かで，治療方針や治療経過が大きく異なるため確認が必要です．術後であっても，残存解離や潰瘍様突出像（ulcer like projection：ULP）がないか，ステントグラフト内挿術後にエンドリークがないか，なども合わせて確認します．スタンフォードB型であれば，降圧治療による保存的加療が基本となるため，収縮期血圧をより低値で管理します．スタンフォードB型では収縮期血圧120 mmHg以下が目標値ですが，症例によって目標値が異なるため，主治医への確認が必須です．末梢動脈疾患では，CTでの狭窄の部位・程度のほかに，ABI・脈波図を参考に間欠性跛行の症状の程度をみながら運動療法をしていく必要があります．末梢動脈疾患は糖尿病などによる動脈硬化が原因である場合がほとんどで，そのため冠動脈造影やCTで冠動脈病変の有無の確認が必須です．

画像所見は，患者の状態の変化の把握にも有用です

画像所見は，初回の心臓リハビリテーション実施時に確認するだけでは不十分です．特に，ハイリスク患者では病状が連日変化する可能性があります．カルテ情報や他項（Q18）で取り上げる血液検査所見に加えて，基本的な画像所見を繰り返し確認しておくことも重要です．前項では取り上げませんでしたが，心不全患者や開心術後患者では，胸部X線写真による肺うっ血像や胸水像などは繰り返し評価する必要があります．

画像所見は，あくまで基本的に安静時の情報であることも忘れてはいけません

リハビリテーション前のリスク評価や，運動療法中のリスク管理に画像所見が有用であることは間違いありませんが，前述の検査は基本的に安静時の情報であり，運動負荷中のリスクとは大きく異なることもありますので，過信はできません．運動療法中に冠動脈虚血が誘発される，心負荷がかかり肺うっ血を増強させる，弁膜症が悪化して心内圧を上昇させる，などの状況が起こり得ますので十分に注意が必要です．数ある画像所見から，適切に必要な情報を得ることが安全かつ効果的な運動療法を行うポイントになります．

コラム：画像診断の新しい流れ　フュージョンイメージング

虚血性心疾患の画像診断は，血管造影（心カテ）や冠動脈 CT のように血管の形態を評価する検査と，核医学検査や負荷心電図，FFR などの心筋虚血を生理学的に検出する検査の大きく 2 つに分けることができます．どちらの検査も，検査機器の進歩により格段に画質が向上していますが，さらに近年ではこの 2 つの検査を統合（フュージョン）することで，解剖学的に狭窄がある部位と生理的な虚血部位の位置関係を画像で一度に評価することが可能になっています．図上段の心臓 CT では右冠動脈の高度狭窄病変と左冠動脈前下行枝の瘤状拡張後の狭窄が認められ，核医学検査では前・下壁の虚血の所見があります．これらを組み合わせることで，図下段のように実際の虚血を示す血管がどこなのかまで診断することができ，カテーテル治療での標的血管を判断するのにも有用です．

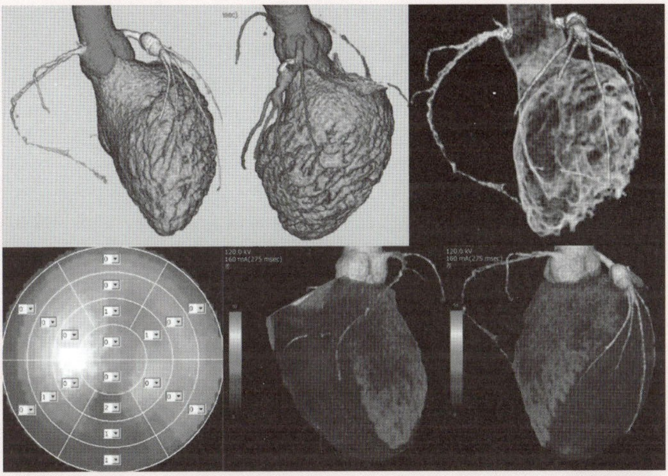

カラー図は，スマートフォンでは右の QR コードから，パソコンでは下記 URL からご参照ください．
https://www.ishiyaku.co.jp/ebooks/265650/

A

中田歩美香，北井　豪

画像所見は，心臓リハビリテーションを実施するうえでリスクの把握や中止の判断，負荷量の設定に非常に有用です．しかし，疾患や病態ごとに必要となる画像所見は異なりますので，適切かつ迅速に必要な情報をうまく画像所見から把握する工夫が必要です．

Q20 心エコー図検査の結果を心臓リハビリテーションにどう活かせばよいのでしょうか？

心機能の診断・評価に役立ちます

心筋梗塞後や心臓手術後，心不全の患者の心機能を把握することは重要です．心エコー図検査は心臓の形態や機能を非侵襲的に観察することができます．

心機能は収縮能と拡張能により規定されます．左室収縮能は収縮期左室壁運動，拍出される血液量と駆出率で評価されます．左室収縮機能異常は高血圧症，虚血性心疾患，拡張型心筋症，心臓弁膜症，心筋炎，先天性心疾患などが原因で，心筋梗塞や拡張型心筋症では，壁厚が薄くなったり壁運動が低下したりし，その結果左室収縮能が低下します．

左室拡張能は左室弛緩，左室充満，左室-左房コンプライアンスおよび左房能との相互関連から成り立っています．拡張能異常としては心筋虚血，肥大，線維化が挙げられ，原因疾患として虚血性心疾患，高血圧性心疾患，弁膜疾患（大動脈弁狭窄症，大動脈弁閉鎖不全症），肥大型心筋症，拘束型心筋症，アミロイドーシス，サルコイドーシス，心膜の炎症・肥厚・癒着，さらに糖尿病などの内分泌代謝異常，全身疾患による心筋疾患などが考えられます．高血圧性心疾患や肥大型心筋症のように壁厚が厚くなると心筋の弛緩に時間がかかり，血液が十分充満する前に次の収縮が起こってしまいます．その結果，左房に血液が残ってしまい左房拡大となります．拡張障害が高度になると，安静時でも左室拡張終期容積の減少から一回拍出量の減少をきたし，その結果左室拡張末期圧が上昇し，心拍数を増加させて供給量を保とうとします．左室拡張能評価は心不全の予後や重症度を判定する指標として重要です．

HFpEF（heart failure with preserved ejection fraction）は左室収縮能が保たれ左室拡張能が低下している心不全，HFrEF（heart failure with reduced ejection fraction）は左室収縮能，左室拡張能ともに低下している心不全のことです．

血行動態について考えます

弁の閉鎖不全があると逆流が出現します．房室弁の閉鎖不全があると心室が血液を送り出すときにその血液の一部が逆流し，心房側に血液があふれ（容量負荷），圧が高くなります（圧負荷）．

僧帽弁閉鎖不全症の場合，左房圧が高くなり，肺から血液が戻りにくくなります．そのため肺うっ血をきたし，息切れや重症心不全では呼吸困難が起こります．左房圧が高くなり，肺静脈圧が上昇すると右室圧も上昇するので，右房から右室圧への血液が流れにくくなり，右房が拡大します．逆流のために，本来送り出す血液の量が減り血圧が低下したり，房室の拡大と圧負荷により心房細動が起こったりします．

大動脈弁閉鎖不全症では，左室が全身に送り出した血液が，逆流して左室へ戻ってくるため，左室拡大が起こります．左室は逆流分を含めて駆出するため収縮期圧は上昇し，弁の閉鎖不全のため拡張期圧は低下，脈圧は大きくなります．重症になって逆流量が多くなると送り出す血液量（前方拍出量）が減少するため，血圧も低くなり全身の臓器の低灌流が起こります．

狭窄症では，弁の石灰化や癒着により弁口面積が小さくなるため，血液が流れにくくなり，弁の手前の部屋の圧が高くなります．僧帽弁狭窄症であれば，左房圧が高くなり，肺の毛細血管圧が上昇してJ-receptorを介し，呼吸困難感が生じます．大動脈弁狭窄症であれば，左室の圧力を高くしなければ血液が送り出せないため，左室に過重な力がかかり，左室の壁が厚くなって左室肥大を起こします．

肥大型心筋症では，心筋が厚く拡張しにくいところに血液が流れ込み，さらに内圧が上がった状態になります．弁の開閉は圧力の変化によって行われるので，1カ所でも圧が高いところがあると，その前後の圧も高くならないとバランスが崩れるため，全体的に圧が高くなります．そのために本来の血流量よりも血液の供給が少なくなり，虚血症状を呈したり，急激な血圧の低下や失神が起こったりします．

いずれの疾患も重症であれば循環血液量の低下や圧較差の増大が起こるので，心臓リハビリテーションを行う場合は細心の注意が必要です．

負荷心エコー図検査とは

安静時には認められない異常を，負荷をかけながら心エコー図を用いて検出する検査で，運動負荷と薬物負荷があります．心筋梗塞の特徴的な心エコー所見は局所的壁運動の異常，収縮期の壁厚増加の減少または消失，壁の線維化，菲薄化，エコー輝度の上昇です．正常心筋では運動負荷やドブタミンによって壁運動が亢進しますが，虚血部分の壁運動は安静時よりも低下するか，あまり変わらないので，安静時画像と比較して壁運動低下の出現部位と範囲を判定することにより心筋虚血の範囲を推定できます．また安静時から左室壁運動の低下または消失がみられる場合，その心筋のバイアビリティ（生存）を判定することができます[1,2]．

A

前田知子

心エコー図検査は安静左側臥位で行われますが，運動療法は座位，または立位で動いている状態であり，運動強度も刻々と変化します．ポンプ機能に障害がある場合や，薬物療法を行っている場合，安静時と同様の心機能であるとは考えにくいので，心拍数や血圧が上昇し心臓に負荷がかかったとき，心機能や血行動態がどのように変化するかを推測し，悪化傾向がないことを確認しながら心臓リハビリテーションを行うことが重要です．

Q21 心肺運動負荷試験の結果を心臓リハビリテーションにどう活かせばよいのでしょうか？

酸素輸送からみた病態

呼気ガス分析を併用して行われる心肺運動負荷試験（cardiopulmonary exercise test：CPX）は，虚血誘発目的で行われることが少なく，運動中の情報も多いことから他の運動負荷試験に比べ安全性が高い検査です．心臓の最も重要な役割である酸素輸送の面から，心ポンプ機能と血管や骨格筋などの末梢機能，さらにそれらをコントロールする神経体液性因子[1)]などの調節系機能を，安静時のみならず運動中に評価することができます．言い換えれば心臓・血管の本来の役割である末梢への酸素輸送とそれを利用した末梢でのエネルギー代謝をみることができます．呼吸–循環–代謝の総合的運動耐容能の指標として，心機能分類の指標，治療効果判定，運動耐容能測定および運動療法やリハビリテーションの際の運動処方作成【図1，2】などに利用されています．

酸素の動態を理解することは，呼吸器系・循環系・調節系・エネルギー代謝系，これらすべての連携のうえに成り立つ生理学的機構を病態や代償機転などを含めて評価することにつながります．酸素摂取量（$\dot{V}O_2$）は，Fickの式（$\dot{V}O_2$＝心拍出量×動静脈酸素含有量較差）をみても明らかなように，酸素輸送能と混合静脈血酸素含有量，すなわち中枢のポンプ機能と末梢の酸素利用能の積で表されます．

多くの心疾患は心ポンプ機能異常を起こします．心ポンプ機能の低下はまず予備能の低下，すなわち最大心拍出量の低下から起こるので，安静時には必要十分な酸素輸送が確保されていても，需要の高まる運動時には供給不足となります．心ポンプ機能の低下は高強度の運動中のみならず，運動開始時や運動中，さらに運動終了後の心拍出量応答の異常を伴い，これらはすべて$\dot{V}O_2$動態に反映されます．具体的には，運動開始時の$\dot{V}O_2$増加応答の低下（τon延長），運動中の$\dot{V}O_2$増加量の減少（$\Delta\dot{V}O_2/\Delta WR$低下），負荷終了後の$\dot{V}O_2$減少応答の低下（$\tau$off延長）として観察されます【図2】．

内呼吸・エネルギー代謝からみた病態

末梢の骨格筋に供給される酸素量は動脈側毛細管血中の酸素分圧と血管－細胞間距離に規定されます．慢性心不全での組織に対する灌流圧の低下，血管周囲の浮腫などはこれらに悪影響を与えます．一方，骨格筋側の問題としては，慢性の栄養不足や運動制限による廃用萎縮，サイトカイン[2)]などによる筋肉量の減少[3)]，筋線維タイプの変化（Type ⅠとⅡaの相対的減少），酸化的リン酸化酵素活性低下などにより，酸素利用能が低下します．これらは酸素消費量の低下を引き起こし，$\dot{V}O_2$動態を変化させます．

Ⅱ—知識

図1　運動処方箋

運動療法処方箋

下記疾患の治療のため，下記の要領を厳守のうえ，運動療法施設で運動療法を実施してください．

氏 名：　　　　　　　　　　　　年齢：　　　性別：

病 名：p-DCA（#7），p-POBA（#8-9），HT，HL，IGT，BPH，脂肪肝，腎機能低下

負荷試験結果

検査日：　　年　　月　　日

運動負荷装置：エルゴメータ　　　プロトコール：20 W Warm up 4 分＋ 20 W Ramp

	REST	AT 1 分前	AT	PEAK
負荷量（w）	0	29	49	102
$\dot{V}O_2$（mL/min/kg）	3.9	8.9	11.3	19.1
METs	1.1	2.5	3.2	5.5
血圧（mmHg）	130	170	180	220
心拍数（bpm）	68	82	87	111

AT レベルで 血圧異常（＋）　心拍数異常（−）　ST 異常（−）　調律異常（−）

運動処方

1）エルゴメータで 30 W，心拍数 85 bpm，収縮期血圧 180 mmHg 以下を目安に 1 回 30 分，1 日 1 回

2）ウォーキングエクササイズで時速 3 km，心拍数 90 bpm を目安に 1 回 30 分～ 60 分，1 日 1 回

- ☑ 運動時間を順次延長
- ☐ 運動中に ECG モニター必要
  - ☐ ST 上昇，下降に注意，誘導（　）
  - ☐ 不整脈に注意
- ☑ 運動中に血圧測定が必要
- ☑ ステップアップ時にはバイタルサインの確認必要

留意事項

1）正確な較正を行っていないエルゴメータでは仕事率（ワット）を目安にすることは避けてください．

2）以下の場合には実施しないでください．

　A）満腹時，著しい空腹時

　B）定められた服薬をしなかったとき

　C）睡眠不足など，体調が悪いとき

3）運動前後にストレッチを中心とした適当な体操を指導してください．

コメント

・AT レベルで血圧が 180 mmHg と高めです．運動中の血圧上昇に注意して運動を行ってください．

以上のことに関しておわかりにならないことがございましたら下記へご連絡ください．

医師名：　　　　　　　病院名：　　　　　　　　処方作成日：　　年　　月　　日

換気と外呼吸からみた病態

慢性心不全における特徴的症状のひとつに，労作時呼吸困難があります．その機序については不明な点が多いのですが，「運動中に骨格筋から中枢に送られる筋活動シグナルに対し，血中のガス分圧を維持するために必要な換気に要する努力が，記憶されている健常時におけるそれと異なった場合（伊東）」に感じるものと考えられています．具体的には，死腔換気量（$\dot{V}D$）の増大や肺のコンプライアンスに関係する肺毛細管圧上昇などが，おもな原因と推察されます．

換気の亢進は呼吸性代償開始点（Respiratory Compensation point：RC point）以下の運動強度で動脈血炭酸ガス分圧（$PaCO_2$）が保たれる等二酸化炭素性（isocapnic）換気と，RC point 以上の代謝性アシドーシスに対する呼吸性代償として $PaCO_2$ が低下する代償性過換気に分けられます【図 2】．低〜中等度の運動強度でも発現する慢性心不全における過剰換気は，基本的には isocapnic であり，有効肺胞換気量（$\dot{V}A$）が正常より増えているのではなく，$\dot{V}D$ の増加によって安静時から RC point までの分時換気量（$\dot{V}E$）が増加しているのです．この病態は二酸化炭素排泄量（$\dot{V}CO_2$）の増加に対する VE の増加率，すなわち換気効率を表す $\dot{V}E$ vs. $\dot{V}CO_2$ slope が急峻になることや，$\dot{V}E$ ／ $\dot{V}CO_2$ が高値となることで理解されます【図 3】．また，慢性心不全に特徴的な浅く速い呼吸（rapid and shallow breathing）が認められます．

図 2　心肺運動負荷試験呼気ガス分析の結果

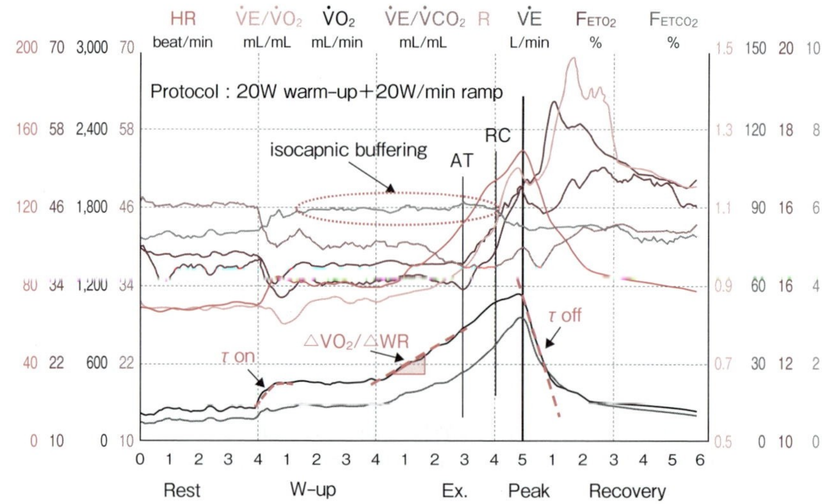

図3 換気応答

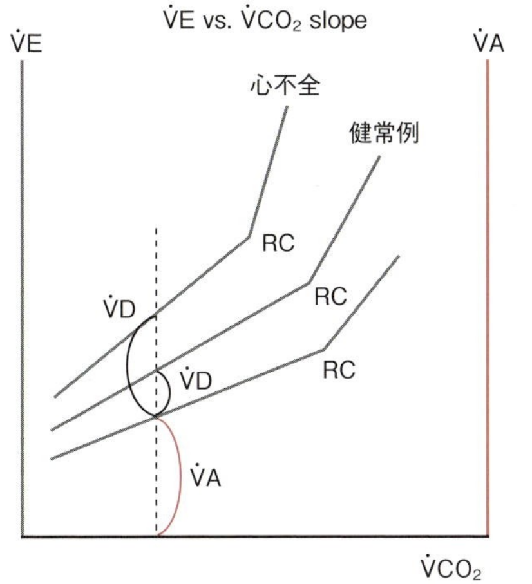

V̇E＝V̇A＋V̇D なので心不全では VD が増加するため V̇E vs. V̇CO_2 slope は急峻になる.
（V̇E＝分時換気量，V̇A＝肺胞換気量，V̇D＝死腔換気量，RC＝呼吸性代償開始点）

A

前田知子

心肺運動負荷試験では，運動中の呼吸循環動態のみならず，心不全患者の予後推定や運動療法の処方，日常の活動能力や治療効果判定，心臓ならびにそれ以外の手術適応決定[4]，心移植の適応基準[5]など，多方面に利用される多くの指標が得られます．また，AT は，peak V̇O_2 とは異なり最大負荷を必要としない点で極めて有用です．しかしながら，これらの呼吸循環指標はそれぞれ異なった生理学的背景をもっているため，慢性心不全のような中枢と末梢にまたがる複雑な病態全体を均一に反映していないことを理解する必要があります．このことは治療に対してもすべての指標が同方向に同程度の変化をみせるわけではないことも意味しますので，運動負荷試験から得られた各指標のもつ意味を十分に理解しながら，心臓リハビリテーションの評価を行うことが重要です．

III. 急性期

Q22 心不全急性増悪後や心臓外科手術後に初めて離床をするときにみるべきポイントは?

離床による心不全所見と症状の新たな出現や増悪に注意してください

心臓リハビリテーションにおいて初めて離床を開始する場合，患者の病態と治療方針・治療経過を把握することで，離床時に起こり得るバイタルサインの反応や症状出現を予測しながら行うことで，リスク管理と有効な心臓リハビリテーションを行うことができます．おもに心不全所見と症状出現に注意し，**【表 1】**の運動負荷試験の判定基準（ステップアップの基準）[1)]に従って離床を進めます．この基準外の状態となれば，離床を中止します．

離床を行うことで出現した所見や症状から，離床を進めるうえで必要な治療がみえてきます

離床を行うことで，抗重力位による負荷や運動負荷が加わるため，安静臥位では出現しなかった所見や目まい，たちくらみなどの症状出現に注意します．これらには，安静によるデコンディショニング（脱調節）が原因のことも多くあります．心不全急性増悪後や心臓外科手術後の離床時に注意すべき最も重要な所見は心不全所見と症状です**【表 2】**[2)]．**【表 2】**で示すように心不全の病態は，“低心拍出”と“うっ血”の組み合わせです．この心不全所見と身体所見である Nohria-Stevenson 分類[3)](Q24 参照）によって，現在の病態は 4 群のうちどこに位置しているのか，さらに，A 群へ進めるための治療は何なのかを読み取ることで，治療が具体的になり加速していきます．離床基準に従って離床ができたというだけでは，心臓リハビリテーションではありません．その先の治療を考えて行いましょう．

表 1　運動負荷試験の判定基準（ステップアップの基準）

1. 胸痛，強い息切れ，強い疲労感（Borg 指数＞13），めまい，ふらつき，下肢痛がない
2. 他覚的にチアノーゼ，顔面蒼白，冷汗が認められない
3. 頻呼吸（30 回 / 分以上）を認めない
4. 運動による不整脈の増加や心房細動へのリズム変化がない
5. 運動による虚血性心電図変化がない
6. 運動による過度の血圧変化がない
7. 運動で心拍数が 30 bpm 以上増加しない
8. 運動により酸素飽和度が 90% 以下に低下しない

〔日本循環器学会：心血管疾患におけるリハビリテーションに関するガイドライン（2012 年改訂版）. http://www.j-circ.or.jp/guideline/pdf/JCS2012_nohara_h.pdf（2018 年 4 月 1 日閲覧）〕

表2　心不全の自覚症状，身体所見

うっ血症状による自覚症状と身体所見		
左心不全	自覚症状	呼吸困難，息切れ，頻呼吸，起座呼吸
	身体所見	水泡音，喘鳴，ピンク色泡沫状痰，Ⅲ音やⅣ音の聴取
右心不全	自覚症状	右季肋部痛，食思不振，腹満感，心窩部不快感
	身体所見	肝腫大，肝胆道系酵素の上昇，頸静脈怒張，右心不全が高度なときは肺うっ血所見が乏しい
低心拍出量による自覚症状と身体所見		
自覚症状		意識障害，不穏，記銘力低下
身体所見		冷汗，四肢冷感，チアノーゼ，低血圧，乏尿，身の置き場がない様相

〔日本循環器学会 / 日本心不全学会：急性・慢性心不全診療ガイドライン（2017年改訂版）．http://www.j-circ.or.jp/guideline/pdf/JCS2017_tsutsui_h.pdf（2018年4月18日閲覧）〕

離床によってどんな効果があったかに注意してください

離床を行う目的は，肺合併症の改善・予防，早期基本動作・ADL動作の獲得です．リスク管理に気を取られすぎず，離床の効果にも目を向ける必要があります．特に酸素化の改善，姿勢変化による心拍数や血圧の維持，そして何よりも患者の回復への手ごたえと意欲を湧き立たせることにあります．離床によって患者にもたらされるベネフィットは価値があります．

A

櫻田弘治

離床時に注意すべき重要な所見はデコンディショニングと心不全です．心不全の病態は，“低心拍出”と“うっ血”の組み合わせです．離床時に出現する心不全所見や症状をNohria-Stevenson分類にあてはめ，今後の心臓リハビリテーションを含めた治療を考えながら離床を行うことがポイントです．

Q23 スワンガンツカテーテルを挿入したまま離床を進めても大丈夫でしょうか?

スワンガンツカテーテルが挿入されている病態は重篤な心不全状態です

スワンガンツカテーテル（肺動脈カテーテルや右心カテーテル）を挿入する目的は，心不全やショックなどで心機能が低下している患者の心内圧（肺動脈楔入圧，肺動脈圧，右心圧，右房圧）や心拍出量，酸素飽和度測定して，心機能を評価することです．特に重要な指標は，心不全の程度を把握し治療方針を決定するためのForrester分類[1)]の指標にもなっている，肺動脈楔入圧と心計数です．検査のために一時的に挿入し，必要な計測をしたらすぐに抜去することもありますが，カテーテルを一定期間挿入したままにして，持続的に心機能を計測する必要のある患者の病態は重篤です．

このスワンガンツカテーテルを挿入されて管理・治療されている重篤な病期は，積極的に離床を進めるのではなく心不全治療を再優先にする時期です．

姿勢変化によって不整脈を出現させるリスクがあります

心室を直接刺激すると心室不整脈が誘発されることはよく知られています．スワンガンツカテーテルを提供しているエドワーズライフサイエンス社によると，カテーテル先端が心室にあたることで，心室期外収縮や心室頻拍という重大な有害事情が生じたことが報告されています[2)]．これは，カテーテル挿入中の報告ではありますが，カテーテルは内頸静脈，鎖骨下静脈，上腕静脈，大腿静脈からアプローチされており，同部位の皮下でカテーテルを固定するため，挿入部位から右心までの距離が変化したり，皮下部分の移動や姿勢変化によって，カテーテル挿入時と同様に右心室壁に先あたりすることで，重篤な不整脈を誘発してしまうリスクがあります【図】．カテーテルの先端が肺動脈にあれば不整脈のリスクは少ないので，離床を試みる場合は圧波型が動脈波型であることと，ECGを確認しつつ行うことを推奨します．

全国調査からみた実態調査では，スワンガンツカテーテルを抜去してから離床を行うのは6割でした

熊丸ら[3)]の57施設を対象とした「心臓外科手術後の離床基準」に関するアンケート調査では，離床基準として，「スワンガンツカテーテル抜去後」が60%，「座位まで実施する」が20%，「立位まで実施する」が20%であったと報告されています．歩行練習を行う施設はなく，不整脈出現のリスクに配慮して施設ごとに基準を決めて行っているのが実情です．

図　スワンガンツカテーテル

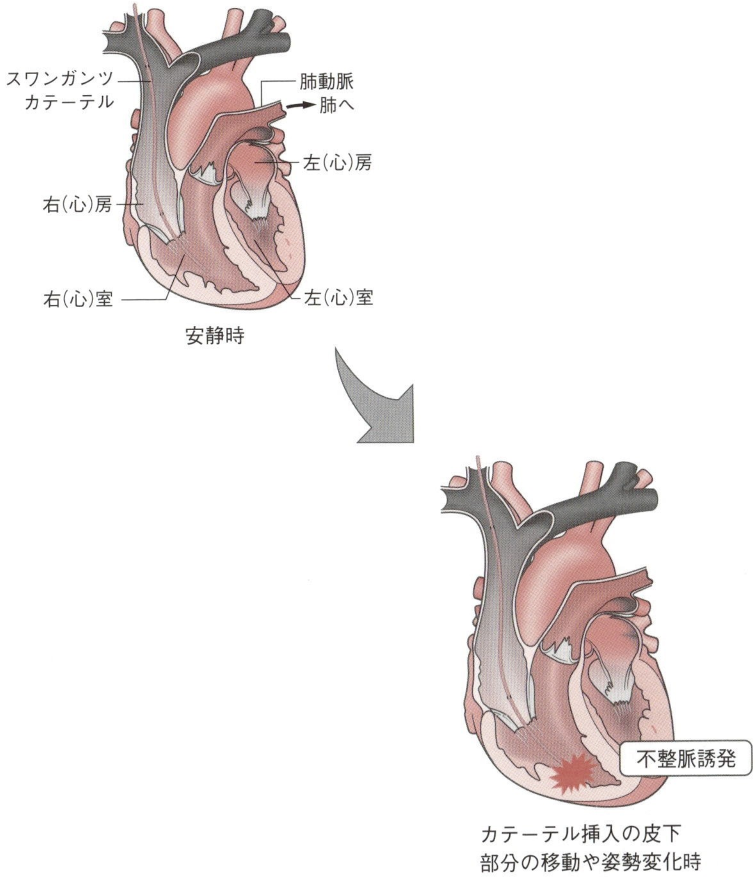

A

櫻田弘治

スワンガンツカテーテルを挿入されている患者の病態は重篤です．また，姿勢変化によってカテーテルの先端が移動し右心室壁にあたることで，心室の不整脈を誘発してしまいます．身体を起こすことはリスクが高いため，心不全が改善しスワンガンツカテーテル抜去後から離床することが安全です．

Q24 薬の種類および投与量によってリハビリテーションの進行を調節するポイントは？

薬物治療の内容から，現在の病態を大局的に把握します

薬物治療は，患者の臨床症状や病態に合わせて行われます．よって，治療内容を理解することは，患者の病態を理解し，リハビリテーション介入のリスクを管理することにもつながります（【巻末表】参照）．

Forrester[1]や Nohria-Stevenson[2]の病型分類【図】は，それぞれスワンガンツカテーテル，身体所見より判定される病型分類です．これらの分類は，薬物療法の内容を理解するうえで非常に重要です．

具体的には，血管拡張薬や利尿剤を投与されているときはwetの状態，つまりうっ血がある状態と考えます．このような患者の離床に際しては，酸素化や息切れの増悪に注意する必要がありますし，薬物治療に伴い血圧が低下する可能性が考えられるため，めまいなどの症状に注意する必要があります．一方，ノルエピネフリンやDOA，DOBなどの強心薬を使用しているときはcoldの状態，つまり循環障害がある状態と考えます．このような場合には，運動時に血圧と心拍の適切な応答があるか十分に注意します．また，どちらの種類の薬剤も使用している場合には，wet-coldの状態と考えます．これは，うっ血と循環障害のどちらも併せもつ状態であり，最も慎重に離床を試みる必要があります．

抗不整脈薬，鎮痛・鎮静薬に関して

すべての不整脈に対してリハビリテーション進行を調節するわけではありませんが，コントロール不良の頻脈性心房細動や心室頻拍，心室細動など時として循環動態を破綻させるような不整脈もあります．よって，抗不整脈薬の使用歴がある場合には，どのような不整脈に対しての使用なのか，現在のコントロール状況はどうかなど，離床中止の必要性があるかを担当医師と十分に相談する必要があります．

痛みがコントロールできない場合，患者のモチベーションを保つことは困難です．通常，疼痛がひどい場合には異なる作用機序の薬を複数使用することになります．よって，介入前の鎮痛薬の使用頻度やその種類を把握し，疼痛の程度を事前に予測することが大切です．また，リハビリテーション介入時に良好な疼痛コントロールが得られるよう，内服時間や量の調整を行うことも重要になります．

鎮静薬は，不眠や不穏に対する重要な治療薬です．しかし，作用時間の長いものや遅い時間の使用は介入時の不十分な覚醒を惹起させ，転倒のリスクを高めてしまう場合もあります．よって，どんな鎮静薬をどのタイミングで使用しているかを把握する

図　Forrester および Nohria-Stevenson の病型分類　（文献 1, 2 より作図）

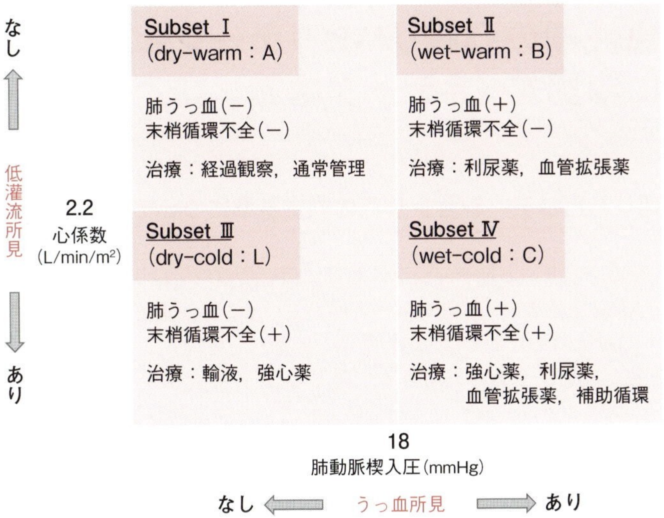

ことも大切です．

離床より安静加療が必要な場合もあります

投薬内容をみて，離床より安静加療の必要性が高いことを推察できる場合があります．エピネフリン使用時や，ノルエピネフリン，DOA，DOB などの強心昇圧薬を大量に使用している場合です．このような場合，強心昇圧薬を強力に使用してやっと血圧が維持できるような心原性ショックに近い状態である可能性が考えられます．この場合，安静時にも末梢循環を有効に保つことができず，代謝性アシドーシスや乏尿，意識障害を呈する場合があり，離床を行うことは控えなければなりません．

A

板垣篤典

薬物療法の内容から，肺うっ血や末梢循環障害の存在とそれに伴うリスクを事前に予測し，運動負荷によるリスクの管理につなげます．
また，リハビリテーション進行を調整する必要性があるかどうかに関して，抗不整脈薬や鎮痛・鎮静薬，強心薬の使用状況をみながら総合的に判断します．

Q25 急性期の心臓リハビリテーションを進める際に確認すべきデータは？

急性期リハビリテーション負荷の判定基準について

急性期の心臓リハビリテーションでは，循環動態や全身状態の改善と並行してすみやかにADLを拡大し，早期退院へと導いていくことが重要になります．

ADLの拡大にあたっては，進行基準を明確にしておくことが重要です．一般的に，その運動が過負荷であるかどうかに関しては，『心血管疾患におけるリハビリテーションに関するガイドライン』[1]に記載されている判定基準【表1】が参考にされます．この基準に明記されるように，早期からの運動が心臓への過負荷になっている場合には，心拍数の上昇や不整脈，息切れなどが認められる可能性が高くなります．そのため，ADLを拡大していく際には，運動負荷前後のバイタルサイン測定や自覚症状の確認，心電図評価を行いながらリスクに配慮することが重要です．

心不全症状の理解も大切です

急性期には，全身状態が完全に安定しているとはいい難い状態でADLの拡大を行う場合もあります．そのため，心不全特有のサインや症状の有無を確認しながら，現在のADLが心臓にとって過負荷かどうかを推察することも重要になります．

心不全には，【表2】に示すような特徴的所見があります．これらの所見は，左心不全と右心不全の2つの視点から捉えると理解しやすくなります．つまり，左心不全は，左心の機能低下により左心拍出量低下と肺うっ血をきたすものであり，初期には労作時の呼吸困難，進行すると肺血管内に水分が漏出する肺水腫や起座呼吸など安静時にも呼吸困難が生じます．さらに，尿量の低下や四肢の冷感など臓器の灌流障害を呈することもあります．一方，右心不全は右心の機能低下により体静脈うっ血をきたすものであり，頸静脈の怒張や下腿浮腫などが生じます．

これらの所見を見過ごさないために，呼吸症状や四肢の冷感，浮腫などの身体所見を注意深く観察する必要があることがわかりますし，胸部X線検査や体重，尿量などのデータにも関心をもつ必要があると考えられます．

リハビリテーション実施時以外の症状の推移にも注意が必要です

医師より離床開始の指示が出た場合にも，実際には治療や安静を優先しなければならないような不安定な循環動態から回復して間もない場合もあります．そのため，離床前の症状を確認することに加えて，最低でも過去数日間の治療内容とバイタルサイ

表1　急性心筋梗塞に対する急性期リハビリテーション負荷試験の判定基準

1. 胸痛，呼吸困難，動悸などの自覚症状が出現しないこと
2. 心拍数が 120 bpm 以上にならないこと，または 40 bpm 以上増加しないこと
3. 危険な不整脈が出現しないこと
4. 心電図上 1 mm 以上の虚血性 ST 低下，または著明な ST 上昇がないこと
5. 室内トイレ使用時まで 20 mmHg 以上の収縮期血圧上昇・低下がないこと

（ただし 2 週間以上経過した場合は血圧に関する基準は設けない）

負荷試験に不合格の場合は，薬物追加などの対策を実施したのち，翌日に再度同じ負荷試験を行う．
〔日本循環器学会：心血管疾患におけるリハビリテーションに関するガイドライン（2012 年改訂版）．http://www.j-circ.or.jp/guideline/pdf/JCS2012_nohara_h.pdf（2018 年 4 月 1 日閲覧）〕

表2　うっ血性心不全の診断基準（Framingham criteria）　　（文献 2 より）

大症状	小症状	大症状あるいは小症状
発作性夜間呼吸困難または起座呼吸 頸静脈怒張 肺ラ音 心拡大 急性肺水腫 III音（拡張早期性ギャロップ） 静脈圧上昇（>16 cmH_2O） 循環時間延長（≧25 秒） 肝頸静脈逆流	下腿浮腫 夜間咳嗽 労作性呼吸困難 肝腫大 胸水貯留 肺活量低下（最大量の 1/3 低下） 頻脈（≧120 拍 / 分）	治療に反応して 5 日で 4.5 kg 以上体重が減少した場合 （心不全治療による効果ならば大症状，それ以外の治療ならば小症状とみなす）

※大症状 2 つか，大症状 1 つおよび小症状 2 つ以上を心不全と診断する

ン，尿量などの推移を確認し，安定状態が持続しているかどうかを把握する必要があります．

また，早期の運動に心臓が耐えられない場合には，運動終了後時間が経過した後に心不全症状が増悪することがあります．これは，過負荷により交感神経の持続的な興奮が惹起され，神経体液性因子の亢進を招くためです．このような反応は時間をかけて進行するため，運動後（当日夕方や，翌日の運動負荷までの間）のバイタルサインの変化にも注意をすることが重要です．

A

板垣篤典

離床範囲を拡大する際には，運動負荷前後のバイタル測定と自覚症状の確認，心電図評価を行いながらリスクに配慮します．
さらに，心不全症状の有無や離床範囲拡大前後での症状の変化なども参考にしながら，現在の離床範囲が過負荷であるかどうかを判断していくことが重要です．

Q26 心臓血管外科手術後の急性期リハビリテーションは，術式別で注意・工夫するポイントが異なるのでしょうか？

冠動脈バイパス術後と弁膜症術後の注意・工夫するポイントは異なります

心臓外科手術にはおもに冠動脈バイパス手術と弁膜症手術があります（近年は両者を同時に行う複合手術の割合も多くなっています）．両者は同じ開胸手術ですが，術前の状態，術後リハビリテーションの目標や留意点は異なります【表1】．冠動脈バイパス術は心筋梗塞や狭心症患者に対して行われますが，発症までの間，比較的身体活動量や運動耐容能は保たれているのに対して，弁膜症手術を受ける弁膜症患者は長期にわたり心不全を繰り返すため，ディコンディショニングが高度で，運動耐容能も低下しているケースが多くあります．また弁膜症患者は比較的高齢者が多く，術前リスクとしてフレイル（虚弱）も挙げられています．

冠動脈バイパス術後は虚血症状や不整脈の出現に注意しながら進めます

冠動脈バイパス術後はリハビリテーションプログラムに沿ってADLを徐々に拡大し，病棟歩行が自立する頃には運動療法が開始されます．運動療法実施の際には循環動態の安定を確認するとともに虚血症状（胸痛，ST変化）や不整脈出現の有無を確認しながら進めます．冠動脈バイパス手術ではグラフトとして伏在静脈や橈骨動脈を使

表1　バイパス術後と弁膜症術後患者の特徴─急性心筋梗塞・心不全例との比較─

	心筋梗塞	バイパス術後	弁膜症術後	慢性心不全
罹患期間	短い	比較的短い	長い	長い
デコンディショニング	軽度	中等度	高度	高度
心不全の頻度	やや多い	少ない	多い	全例
心房細動例	普通	術後早期は多い	多い	やや多い
AT（手術・発症前）	正常	ほぼ正常	低下	低下
心機能（前に比し）	低下	不変～改善	改善	不変
リハへの積極性	積極的	積極的	消極的	消極的
目標	再発予防	再発予防 グラフト開存	心不全改善 運動能改善	心不全改善 運動能改善
留意点	リモデリング 虚血・不整脈	手術創・虚血 不整脈	手術創・感染 抗凝固療法	心機能悪化 不整脈

日本循環器学会・他．循環器病の診断と治療に関するガイドライン（2011年度合同研究班報告）：心血管疾患におけるリハビリテーションに関するガイドライン（2012年改訂版）．http://www.j-circ.or.jp/guideline/pdf/JCS2012_nohara_h.pdf（2018年4月20日閲覧）

表2　生体弁と機械弁の長所，短所，適応

	機械弁	生体弁
長所	・耐久性がよい	・血栓を生じにくい（抗凝固療法は原則不要） ・血行動態に支障をきたしにくい
短所	・血栓を生じやすく，半永久的に抗凝固療法が必要	・耐久性に欠ける
適応	・生体弁の適応を除く，大部分の患者	・老年患者 ・妊娠，出産を希望する若年女性 ・出血性素因のある疾患を合併した患者

用することが多く，胸部以外にも術創部（前腕部・下腿内側部）がある場合があります．創部の位置を確認し，創部に過度なストレスが加わらないよう配慮する必要があります．冠動脈バイパス術後のリハビリテーションの目標はバイパスグラフトの開存と生命予後の改善であり，冠危険因子の是正に対する指導・教育も行う必要があります．

弁膜症術後は心不全症状や不整脈の出現と過度な血圧上昇に注意します

冠動脈バイパス術と同様に術後はリハビリテーションプログラムに沿ってADLを拡大していきますが，術前より心不全を呈している場合も多いため，冠動脈バイパス術と比較しても慎重に進める必要があります．弁膜症に対する手術には大きく分類すると弁置換術と弁形成術があり，弁置換術では生体弁や機械弁を用いた手術が行われます．弁置換術では用いる弁（生体・機械）によって術後管理の方法が異なるため，その特徴を理解したうえで，リハビリテーションを実施する必要があります【表2】．弁形成術では過度な血圧上昇により，形成部に過剰なストレスがかかるため，血圧はやや低めで管理されます．収縮期血圧の上限が決められているため，リハビリテーション実施前には必ず確認する必要があります．また弁膜症手術は冠動脈バイパス術と比較しても術後不整脈が発生しやすいため，不整脈の出現に注意しながら運動療法を実施します．心不全コントロールのため術前より飲水制限がある場合，術後も水分を控える傾向があるため，脱水にならないよう運動前には適度な水分摂取を促す必要があります．弁膜症術後の目標は心不全と運動耐容能の改善であり，退院時には生活指導などの患者教育を行うことも重要なリハビリテーションスタッフの役割です．

A

森沢知之

同じ開胸手術でも元々の基礎疾患や病態，手術方法や術後管理が異なるため，心臓外科手術後のリハビリテーションは，その特徴を十分理解したうえで実施することが必要です．特に冠動脈バイパス術後は虚血症状，弁膜症術後は心不全症状に注意しながら進めます．

Q27 そもそもなぜ早期に離床を進めなければならないのでしょうか？早ければ早いほどよいのでしょうか？

心臓外科手術後の長期安静は合併症や廃用症候群を招きます

心臓外科手術は侵襲性の高い手術ですが，過度の安静は呼吸器合併症など各種合併症や廃用症候群を招きやすくなります．廃用症候群は認知機能低下，全身筋力の低下，循環機能の低下など，その影響は全身に及び【表1】，一旦発症すると身体機能やADL能力の回復を遅らせ，入院期間の延長や予後にも関連します．

近年，手術の低侵襲化や術後管理の進歩により，これまで手術適応ではなかった高齢者や重症患者にも手術適応が拡大しています．術前より骨関節疾患や脳血管障害などさまざまな重複障害を抱えていたり，身体・認知機能やADL能力が低下している患者が心臓外科手術を受け，術後に過剰な安静が強いられると，なお一層合併症発症のリスクが高まり，廃用症候群の進行が速まります．

近年，心臓外科手術後の離床はより速いペースで進められています

術後合併症および廃用の進行を予防するうえで，早期離床は極めて重要な治療手段であり，日本循環器学会ガイドラインにおいても「心臓外科手術後は，可及的早期に離床を進めることは妥当である（エビデンスレベルB）」[1]と示されています．心臓外科手術後リハビリテーションの進行例を【表2】に示します．

わが国における全国多施設調査の結果，順調例であれば病棟歩行自立日数は術後4.3日（待機手術症例）と報告されており[2]，現在は術後1日目から立位および歩行を開始し，4～5日目で病棟歩行の自立を目指すプログラムが一般的です．ただし，無理に離床を進めるとかえって患者の状態を悪くしてしまう恐れもあるため，あくま

表1　長期臥床の弊害

筋肉	筋萎縮，筋力低下，酸素摂取量低下
関節	腱・靭帯・関節包の硬化・拘縮・屈伸性低下
骨	骨粗鬆症，易骨折
心臓	心筋萎縮，心収縮力低下，心拍出量低下，心負荷予備力低下
血管	循環不全，浮腫，褥瘡，起立性低血圧
血液・体液	血液量減少，貧血，低蛋白
内分泌・代謝	ホルモン分泌低下，易感染，肥満，インスリン抵抗性出現，脂質異常症
呼吸器	呼吸筋萎縮，無気肺，肺炎，換気血流不均衡
腎・尿路	腎血流量減少，結石，失禁
消化器	消化液減少，吸収不全，便秘
神経・精神心理	平衡感覚低下，仮性痴呆，幻覚，妄想，不安，不眠，うつ

表2　心臓外科手術後リハビリテーション進行表の例（日本の複数の施設を参考）

Stage	実施日	運動内容	病棟リハ	排泄	その他
0	／	手足の自他動運動・受動座位・呼吸練習	手足の自動運動，呼吸練習	ベッド上	嚥下障害の確認
I	／	端座位	端座位 10 分 ×__回	ベッド上	
II	／	立位・足踏み（体重測定）	立位・足踏み ×__回	ポータブル	
III	／	室内歩行	室内歩行 ×__回	室内トイレ可	室内フリー
IV-1	／	病棟内歩行（100 m）	100 m 歩行 ×__回	病棟内トイレ可	棟内フリー
IV-2	／	病棟内歩行（200〜500 m）	200〜500 m 歩行 ×__回	院内トイレ可	院内フリー，運動負荷試験
V	／	階段昇降（1 階分）	運動療法室へ		有酸素運動を中心とした運動療法

〔日本循環器学会：心血管疾患におけるリハビリテーションに関するガイドライン（2012 年改訂版）．http://www.j-circ.or.jp/guideline/pdf/JCS2012_nohara_h.pdf（2018 年 4 月 1 日閲覧）〕

でも最適な速度で進めていくことが肝要になります．

重症患者では ICU-AW・ICU-AD の予防にも早期離床が重要です

近年，ICU 領域では重症患者に併発し，全身の筋力低下を主体とする ICU-AW（ICU-acquired weakness）や，せん妄を主体とする ICU-AD（ICU-acquired delirium）の存在が注目されています．発症のメカニズムは完全に明らかにされていませんが，ICU-AW では多臓器不全，非活動，鎮静などが[3)]，ICU-AD では鎮静薬の使用や疼痛などがリスク因子として挙げられています．ICU-AW や ICU-AD は長期人工呼吸管理や多臓器不全などの重症患者に起こりやすい障害で，緊急手術症例や術後合併症により，呼吸循環動態が安定せず，周術期管理が遷延する患者で ICU-AW，ICU-AD 発症のリスクが高まります．ICU-AW，ICU-AD の予防策のひとつとして「早期離床および運動」が挙げられており，早期離床により ICU-AW，ICU-AD を予防および早期に改善させる可能性があります．重症患者であっても，チームで早期離床を検討する必要があります．

A

森沢知之

心臓外科手術後は合併症発症や廃用症候群の予防のために，早期離床が重要です．近年はより速いペースで離床が進められており，早期離床が可能と判断されれば，可及的早期に開始します．また重症患者では ICU-AW，ICU-AD の予防，早期改善策としても早期離床は有益です．

Q28 リハビリテーションを円滑に進めるコツはありますか?

クリニカルパスやリハビリテーション進行表はチームアプローチに有効です

心臓リハビリテーション（以下リハ）を円滑に進めるための手段のひとつに，クリニカルパスがあります．クリニカルパスを用いることによって，治療の標準化を図ることや患者と医師やコメディカル間での治療計画の共有が可能となり，目標に向けたチームアプローチが展開しやすくなります．心筋梗塞のクリニカルパスでは，重症度に応じて14日間や10日間のクリニカルパスが用いられています[1]．一方で，心不全のように病態や入院後の経過が多岐にわたり，クリニカルパスが適応できないことも多くみられます．そのときは，リハの回復段階に幅をもたせたリハ進行表【図】を用いることも効果的です．

早期にリハビリテーション遅延リスクを把握することで，対策が立てられます

リハ開始にあたり，リハが遅れる可能性がある要因を挙げておくことが大切です．特に心臓外科術後のリハ遅延に関連するリスク要因は多施設研究によって明らかとなっており，術前所見（年齢，フレイル，栄養状態，心機能低下，腎機能低下），術中所見（緊急手術，手術時間，術中出血量），術後所見（人工呼吸器管理時間，急性腎障害発症）に分けて早期にリスク要因を把握することで，術前から対策を講じることができます．

リハビリテーション以外の時間を活動的に過ごすことが大切です

高齢入院患者の身体活動量低下は，入院中のADL低下や退院後の再入院や死亡に対する独立した要因と報告されています[2]．具体的には，入院中の加速度計を使用した歩数が約1,300歩以下の患者では，退院後の再入院のリスクが高まるといった報告もあります[3]．つまり，リハ以外の時間をできるだけ活動的に過ごすための患者指導が重要です．

図	北野病院の心不全リハビリテーション進行表

心不全リハビリ進行表				
安静度	リハビリ内容		病棟での生活目標	棟の進行具合
院内自由	有酸素運動		リハ室まで歩行 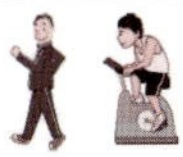	
	6分間努力歩行			
	6分間快適歩行	5時間		
棟内自由	100m×3回	4時間	デイルームまで歩行して食事 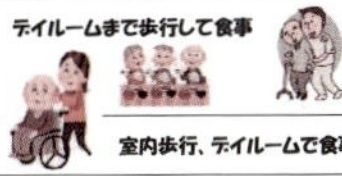	
	100m	3時間		
	50m	2時間	室内歩行、デイルームで食事	
ベッド周辺の歩行可能、ポータブルトイレ可	立位	1時間	座位で食事 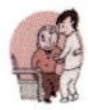	
ベッド上の行動自由	端座位	食事のとき		
ベッドアップ可能	ベッドアップ		ベッドアップで食事 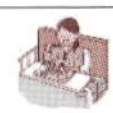	
※確認チェック欄の記入			日付	/ / / / / / / / / / / / / /
○…生活目標達成			PTサイン	
△…生活目標不十分			Nsサイン	
×…生活目標未到達			確認チェック欄	

その日に遂行可能であったリハビリテーション内容まで階段状に線を引き理学療法士や看護師が目標の到達度をチェックします．患者のベッドサイドに貼り出すことで，患者やその家族とリハビリテーション進行状況を共有することができます．

A

上坂建太

クリニカルパスやリハビリテーション進行表を用いてチームアプローチを進め，早期にリスク要因を把握したうえで対策を立てることが大切です．さらに，入院中の身体活動量を増やすための患者指導も同時に行うことが重要です．

Q29

リハビリテーションが順調に進まない症例に対してどのように対応したらよいでしょうか？

虚弱を呈する患者に対しては，多方面からの介入を行います

虚弱（Frail，フレイル）を呈するかどうかで対応が変わります．フレイルは，①歩行速度低下，②握力低下，③体重減少，④活動性低下，⑤易疲労性のうち3項目以上を有する場合がひとつの判断基準です．フレイル患者のリハビリテーション目標は“ADL自立”であり，その目標達成に難渋する患者の問題点は，身体機能的側面，精神心理的側面，社会的側面に分けて整理します【図】．身体的機能的側面に対しては，レジスタンストレーニングや栄養療法が重要です．精神心理的側面においては，フレイル症例に高頻度で合併する抑うつへの対応を考える必要があります[1]．社会的側面においては介護保険など社会的支援の導入を検討します．

せん妄を合併している患者に対しては，ソーシャルサポートを活用します

リハビリテーション進行に難渋している場合，高い割合でせん妄を合併していることがあります．せん妄は一過性の脳機能不全状態と定義され，対策のひとつには家族や友人の訪問が効果的です．心疾患患者に対するソーシャルサポートが身体機能改善に関連するとの報告もあり[2]，医療者や家族が協力したソーシャルサポートが重要です．

リハビリテーション介入頻度を増やすなどの少量頻回で行うことが大切です

近年，集中治療領域では早期離床を中心に積極的リハビリテーション介入が行われており，リハビリテーション時間や介入頻度を増やすことによる効果を検証した介入研究が行われています．仕事量（運動強度×回数×セット数×期間×頻度）と筋力強化の関係においては，1回の負荷量だけでなく，回数やセット数などを十分に確保することで筋力改善が期待できるともいわれています[3]．つまり1回に十分な運動強度が確保できない高齢者においては特に，少量でも頻回に行う仕事量を意識した運動処方が重要となります．

図　フレイルの構成要素

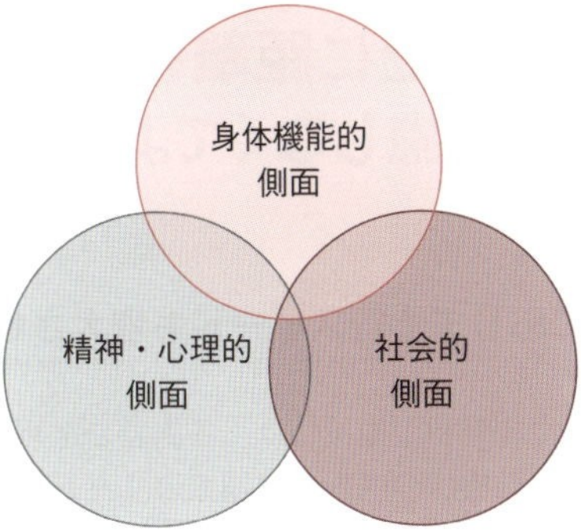

A

上坂建太

虚弱を呈する患者には，身体機能的・精神心理的・社会的側面からアプローチを行い，せん妄を合併する患者には，ソーシャルサポートを活用します．1回に十分な負荷が行えない場合は，少量頻回の運動介入でも改善効果が期待できます．

Q30 歩行は病日ごとに距離を延長しますが，歩行スピードは考慮しなくてよいのでしょうか？

歩行距離の延長に応じて歩行スピードも増大させます

心筋梗塞後や心臓血管外科手術後には，各施設で定められたリハビリテーションプログラムに準じて，運動療法の内容や病棟でのリハビリテーションを段階的に実施するのが一般的です【Q27・表2】．しかし，リハビリテーションプログラムには歩行距離（運動量）に関する記載はされていますが，歩行スピードの記述がされていないことが多く，どの時期にどの程度の歩行スピードに設定するか迷うことがあります．通常，歩行獲得後は退院後の日常生活や外来通院に必要な歩行動作を含む身体活動の安全性を確認することが重要です．そのため，歩行距離を延長し活動範囲を拡大するのに応じて，それに見合うような歩行スピードに増大させ，運動の安全性の確認を行っていきます．

歩行スピードは患者の病棟 ADL に合わせて設定します

病棟 ADL の運動強度は，酸素消費量の指標である MET（Metabolic equivalents）を使用し表します．たとえば，室内の ADL（室内歩行）では 1.5 ～ 2 METs，病棟トイレ（病棟歩行）は 2 ～ 3 METs，シャワー浴は 3 METs，階段は 4 ～ 5 METs となります．METs は歩行スピードとも対応しています【表1】[1)]．歩行距離を延長させた場合，そのときの患者の病棟 ADL に応じたスピードで歩行し，その際の安全性の確認を行います．一般的に，この安全性の確認が運動負荷試験であり，判定基準（自覚および他覚症状，呼吸回数，心電図変化，血圧，心拍数など【表2】）と照らし合わせながら，問題がなければプログラムを進行していきます．

表1　MET と歩行スピードの対応表

MET	歩行スピード
1.5 ～ 2 METs	1.6 km/h（27 m/min）
2 ～ 3 METs	3.2 km/h（53 m/min）
3 ～ 4 METs	4.8 km（80 m/min）
4 ～ 5 METs	5.6 km/h（93 m/min）

表2　運動負荷試験の判定基準（ステップアップの基準）

1. 胸痛，強い息切れ，強い疲労感（Borg 指数＞13），めまい，ふらつき，下肢痛がない
2. 他覚的にチアノーゼ，顔面蒼白，冷汗が認められない
3. 頻呼吸（30 回 / 分以上）を認めない
4. 運動による不整脈の増加や心房細動へのリズム変化がない
5. 運動による虚血性心電図変化がない
6. 運動による過度の血圧変化がない
7. 運動で心拍数が 30 bpm 以上増加しない
8. 運動により酸素飽和度が 90% 以下に低下しない

〔日本循環器学会：心血管疾患におけるリハビリテーションに関するガイドライン（2012 年改訂版）. http://www.j-circ.or.jp/guideline/pdf/JCS2012_nohara_h.pdf（2018 年 4 月 1 日）〕

高齢者，フレイル，あるいは心不全を合併している場合は歩行スピードの増大に注意が必要です

高齢者やフレイルを合併している患者においては，元々歩行スピードが遅いため，前述の歩行スピードのように増大させることができない場合があります．この場合は入院前や術前の状態を把握し，それを考慮した歩行スピードの設定とします．また，広範前壁梗塞例，心臓血管外科手術後に心不全を合併した症例，急性心不全患者においても，歩行スピードの増大に注意が必要です．急激な歩行スピードの増大により，心不全が増悪する場合があるため，運動強度の増大は慎重に行います．このような症例では，短い距離でゆっくりとしたスピードの歩行を複数回繰り返し，自覚症状や身体所見を観察しながら徐々に距離とスピードを上げていきます．この際，歩行スピードを据え置いたまま，まず歩行距離を延長し，ある程度の距離を歩行できるようになったら歩行スピードを増大させるのが原則です[2)]．歩行スピードの設定は，自覚的運動強度で“楽である”～“ややつらい”のレベル（Borg 指数 11 ～ 13）のスピードとします．また，運動強度を多角的に評価して運動強度を決める方法であるトークテスト[3)]を用いて，歩行スピードの設定をすることも推奨されます．トークテストによる運動強度の決定は，心肺運動負荷試験（CPX）による嫌気性代謝閾値と良好な相関を示すことが知られています．

III — 急性期

A

加藤倫卓

歩行距離の延長に応じて歩行スピードも増大させていきます．その際，患者の病棟 ADL に合わせた歩行スピードとして，判定基準と照らし合わせながらリハビリテーションプログラムを進行していきます．高齢者，フレイル，あるいは心不全を合併している場合は，歩行スピードの増大に注意が必要です．

Q31

術後に不整脈が出やすい状態とは?

術前危険因子の集積により術後不整脈が発生しやすくなります

手術後に新たに発症する不整脈を術後不整脈とよび，手術から1～2週間以内に発生するものを周術期不整脈，それ以降を遠隔期不整脈とよびます．心臓血管外科手術後の周術期不整脈で最も発生頻度が高いのは術後心房細動（POAF）であり，その割合は20～60%であることが知られています．

POAFのリスクファクターは術前，術中，術後因子に分けられます．術前因子は高齢，肥満，高血圧，糖尿病，左房径の拡大，拡張障害，AF（心房細動）の既往，心不全の既往などです[1]．最も重要な因子は年齢であり，70歳以上でPOAFの発症リスクが高くなり，10歳ごとに75%ずつリスクが増加します．また，肥満は内臓脂肪の蓄積により術後の炎症反応を増大させ，POAFを発症しやすい状態にします[2]．術前のリスクファクターの集積は，心房の間質を線維化しリエントリー回路を形成しやすくすることで，POAFを発症する下地を作っているといえます．

術中，術後因子が加わることによりPOAFを発症します

POAFの発症には術前因子の集積がある状態で，術中および術後因子が加わることにより発生します．術中に長時間の大動脈遮断を要した症例，両大静脈のカニュレーションを行った症例でPOAFの発症リスクが増加します．また，心房の切開や心房操作がリエントリー回路の形成の一助となるため，冠動脈バイパス術（CABG）よりも，心房に手術侵襲が加わりやすい弁置換術のほうがPOAFをより高率に発生します．POAFの発症率は，単弁置換で30～40%，弁置換術を含む複合手術では50～60%と非常に高率であると報告されています[3]．

POAFを発症するには，きっかけ（trigger）が必要であり，多くは術後の上室性期外収縮（APC）がきっかけとなります．術後に高濃度のカテコラミンが投与され交感神経の過剰な興奮を生じている場合，低カリウム血症，あるいは低マグネシウム血症がある場合は，APCを生じやすくなります．APCが頻発している場合はPOAFに移行しやすい状態であり，注意が必要です．また，術後の炎症反応もPOAFの発症に大きく関わり，白血球数やCRP値がPOAFの発症の指標となり得ることも報告されています．POAFは炎症反応が高い術後2日目に発症のピークがあり，術後4日目までに70%，6日目までに94%が発症することが知られています．【図】にPOAFの発生要因と発生メカニズムを示します．

図　術後心房細動の発症機序　（文献1より改変）

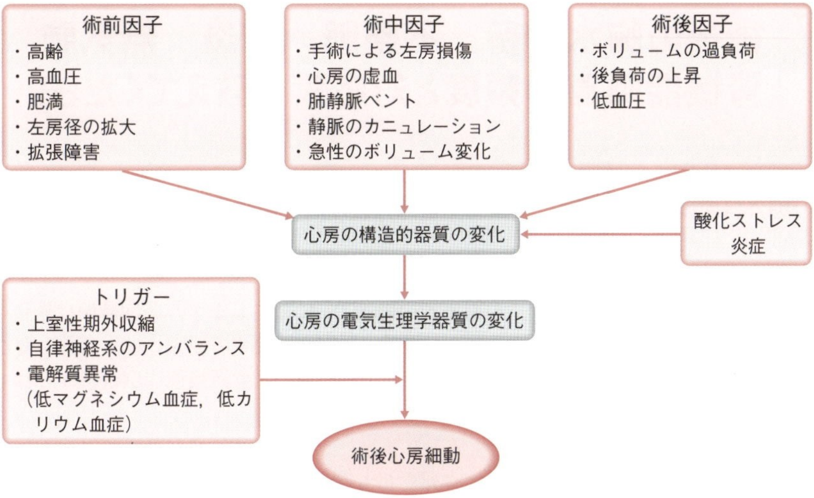

POAF の発症は入院期間を延長させ長期予後を悪化させます

POAF の発症は，脳梗塞の発症リスクを高くするだけでなく，術後の心不全により呼吸状態が悪化し人工呼吸器の装着期間の延長や再挿管の割合が高くなります．その結果，ICU の滞在日数や術後の在院日数が長くなります．従来，POAF は長期の生命予後に与える影響は少ないと考えられていましたが，近年では，POAF は慢性 AF と同様に心血管イベントを含む多くの合併症に影響を与えることが指摘されています[4)]．また，POAF は急性期のリハビリテーションを遅延させ，臥床期間が長くなることから，退院時の運動機能も低下させます．心機能低下例では心不全症状の出現に注意をしながら，運動機能の低下を予防するためのリハビリテーションを行うことが重要です．

A

加藤倫卓

高齢や肥満などの術前リスクファクターが集積している場合は，POAF を発症しやすい状態です．また，弁置換術例，術後の炎症が高値である症例，APC が散発している症例は，特に POAF の発症に注意が必要です．POAF を発症した場合，心機能低下例では心不全症状に注意しながらリハビリテーションを進めることが重要です．

Q32 術後の胸水貯留，不整脈，肺炎，無気肺，腎機能障害の頻度と対応策を教えてください

心臓外科術後の心房細動と腎機能障害は頻度が高く術後の予後を不良にします

【不整脈】

不整脈では心房細動が多く，手術患者の約30%に発生します．発症時期は術後2日に頻度が高くなるとされています．不整脈の発生に関連する要因には，高齢，慢性呼吸不全，腎機能不全，緊急手術症例，術前の低心機能，弁置換術症例が挙げられています[1)]．

不整脈は致死的な状態や心拍出量低下をきたしやすいため注意が必要です．心房細動は中長期的には脳血管疾患の発症や死亡にも関連することから，長期に続く場合，β遮断薬やアミオダロンなどの薬剤や電気的除細動により停止させます．しかし術後新規発症の頻脈性心房細動は1，2カ月で消失する可能性が高く，抗凝固療法によるリスクが高い場合以外は無理に洞調律にする意義が低いとの考えもあり[2)]，施設によって対応は異なります．

【腎機能障害】

術後急性腎機能障害は約30%に発生するとされ，その多くが出血増大や低心拍出量症候群（LOS）による腎虚血など，術中の腎前性腎不全が原因であるとされています．その予防対策として，周術期における水分や電解質の管理，術中の腎循環の維持が重要です．また侵襲の強い心臓外科術では，術後の多臓器不全を合併することも多く，炎症により腎機能障害が惹起されている可能性もあります．心臓と腎臓は相互に影響を受けており，その関係性は心腎症候群として提唱されています[3)]．

心臓外科術後の呼吸器合併症は手術侵襲と術後循環不全が関係します

心臓外科術後のおもな呼吸器合併症を示します【表】[4)]．

【胸水貯留】

術後胸水は27～95%に発生するとされています．胸水には漏出性と滲出性があり，漏出性胸水はうっ血性心不全や腎機能障害などによる血管内静水圧の上昇が原因で発生します．対して滲出性胸水は，胸水の蛋白量が高い性状で，肺や胸膜の炎症，感染が原因として挙げられます．手術直後は出血が胸腔内に溜まった血胸が発生する場合もあります．

心臓外科術後は開胸手術に伴う滲出液や血液の排出目的で，胸腔ドレーンが留置されています．漏出性胸水の場合は肺のうっ血を取り除くために，利尿薬やカテコラミンを使用し心機能の改善を試みます．滲出性胸水は炎症を背景とするため，まずは原

表　心臓外科術後のおもな呼吸器合併症（文献4より）

合併症	頻度（%）
胸水	27～95
無気肺	17～88
横隔神経障害	30～75
人工呼吸器長期化	6～58
横隔膜機能不全	2～54
肺炎	5～20
肺塞栓	0.04～3.2
急性呼吸促拍症候群	0.4～2
誤嚥	1.9
気胸	1.4

疾患を改善させます．血性胸水の産出が止まらない場合（1時間で200 mL以上），再開胸による止血手術を行います．

【肺炎】

心臓外科術後の肺炎の頻度は5～20%で，高齢，喫煙，合併症，活動性低下，手術侵襲，体外循環時間，術中低体温など術前や術中の原因に加え，術後の人工呼吸管理や横隔膜機能不全，体液バランス過多，疼痛，胸水，無気肺，誤嚥などさまざまな術後の病態や管理状態が関与します[4]．

【無気肺】

無気肺は手術侵襲によるさまざまな原因で発生します．炎症による肺毛細血管の透過性亢進やうっ血，横隔膜機能不全，胸郭と肺の弾性低下，胸水，血胸，肺炎などが原因となります．症状は低酸素，呼吸困難，呼吸数増加などで，胸部X線検査ならびにCT画像により診断されます．頻度は16.6～88%と幅広く報告されています．

A

飯田有輝

術後合併症の原因は手術侵襲による炎症や循環不全であることがほとんどで，各々の合併症は複合的に影響しています．対策として循環管理や抗炎症など治療を優先させることが必要です．呼吸器合併症に対しては，無気肺予防や換気改善のため体位ドレナージを施行し，循環動態が落ち着いていれば離床を進めます．

Q33 術後に嚥下障害，せん妄や不穏になりやすい症例の特徴を教えてください

嚥下障害発生には手術そのものの侵襲の強さが関係します

心臓外科術後の嚥下障害の頻度は3～4%との報告もありますが，わが国における平均年齢70歳代を対象とした検討では約20%ほどであったとしています[1)]．この検討では術後嚥下障害の発生に，挿管時間の長さ，胸部大動脈手術，術前の脳血管疾患合併が独立した要因として挙げられています．長期気管内挿管患者の51%に嚥下障害を発生するとの報告もあり[2)]，挿管チューブによる咽頭・喉頭の不活動や圧迫など機械的な影響が原因とされています．また手術操作そのものによっても反回神経麻痺などの嚥下障害を招きます．挿管期間は術後の状態によっても影響されることから，術後合併症を招きやすい高齢者や脳梗塞の既往など術前合併症例は，術後嚥下障害の発生に関係すると考えられます．

せん妄・不穏は術後認知機能障害のひとつで予後を悪化させます

せん妄は，急性発症し日内変動がみられる意識障害で，認知障害もしくは知覚変容，錯覚や幻覚（幻視），興奮がみられる状態です．前駆症状として不眠・不安を認めることがあります．高齢になるほど発生する割合は多く，特に80～90歳代で頻発します．また性差では女性に比べて男性が多いのが特徴です．

術後せん妄は術後患者の約40%で発症し，特に心臓外科術後では患者の3.8～52%にせん妄が認められるとの報告があります[3)]．また術後せん妄があると術後回復が遅れ，高齢者の場合では術後せん妄から認知症へと移行することもあります．術後せん妄の発症は，術後死亡率や合併症発症率の増加，入院日数の増加，医療費の増大をもたらします．さらに退院後も死亡率，再入院率，認知症の発症率を高め，長期的にはADLの低下をきたします．心臓外科術後に発症するせん妄は術後認知機能障害のひとつであり，術前・術中因子ならびに環境因子が関連します【図】[4)]．通常は1週間以内で軽快し後遺症は残さないとされますが，心臓外科術後患者において30～65%に退院時何らかの認知機能低下が生じ，20～40%は数カ月残存すると報告されています[5)]．術前合併症としては，脳血管障害，脳器質性疾患，肝・腎機能障害，認知機能障害（認知症）が挙げられます．心臓外科術では人工心肺装置を使用すると術後せん妄は多くなります．睡眠薬，抗不安薬，抗コリン薬，ステロイドなど薬剤性，鎮痛方法，治療に伴う環境変化，アラームやモニタリングなど騒音，外界との感覚遮断，臥床安静による身体的不活動，睡眠障害，その他身体的・精神的ストレスなどが認知機能低下発生の刺激となります．

図　術後認知機能障害（POCD）の関連因子　（文献4より）

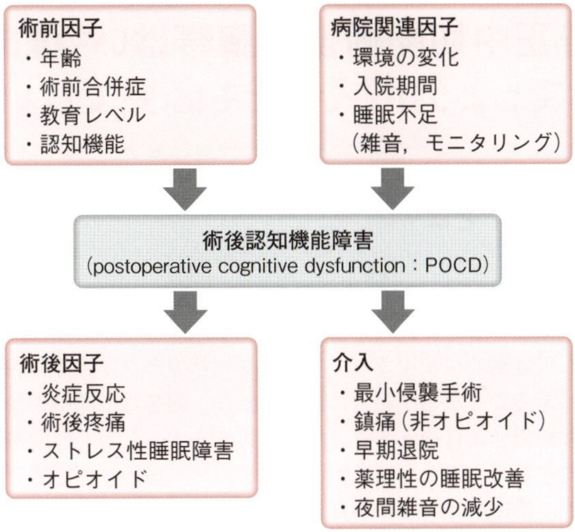

A

飯田有輝

嚥下障害やせん妄・不穏は，いずれも人工呼吸期間が長いと頻度が増えます．早期離脱が困難な症例，すなわち術前からの合併症（特に脳血管疾患），機能低下をきたしやすい脆弱な高齢者で生じる危険が高まります．術後身体不活動も両方に関係するため，早期運動療法を進める必要があります．

Q34 胸骨正中切開術後の胸帯はいつまで装着すべきでしょうか？そもそも必要でしょうか？

いわゆる「胸帯」とは？

「胸帯」とは，肋骨骨折後の胸郭運動を制限する目的で使用するものです．しかし，胸骨正中切開術後において，胸帯は胸骨の固定，患者の不安の軽減，咳嗽時の疼痛緩和を目的として経験的に使用されているのが現状であり，実際に胸帯の使用が胸骨の固定に有効であることを示す報告はありません．胸帯は，開胸術後に肋骨骨折を併発し，疼痛が強い場合には適応する可能性はあります．しかし，胸帯の使用によって過度に胸郭運動を制限することは，肺活量などの呼吸機能に悪影響を及ぼすことが指摘されており[1]，特に全身状態が不良で長期臥床が余儀なくされる患者においては無気肺や肺炎などの発生を助長する可能性も考えられます．一方で，近年では，上肢の運動や体動による胸骨の牽引や咳嗽時の胸骨の保護を目的とした，「胸帯」とは異なる形状の胸骨サポートベストもしくはハーネスなどの胸骨補助帯が使用されている傾向があります．

胸骨の安定性に影響する要因とは？

胸骨正中切開術後の胸骨の安定性に影響する要因[2]を**【表 1】**に示します．胸骨へのストレスはおもに動作や咳嗽時であり，創部皮膚の牽引や肥満などの場合を除いて，安静時におけるストレスは少ないと考えられます．動作については，創部皮膚の牽引を避けるために術後 10 日以内は肩関節屈曲・外転は 90° 以下とし，それ以降の術後 6 ～ 8 週間は痛み，違和感や胸骨の動揺がない範囲で上肢を挙上すること[2]，上肢挙上時の負荷を 8 ポンド（約 3.6 kg）以下にすること[3]，体幹の回旋を避けることが推奨されており，これらの動作指導が必要です．

また，胸骨の安定性は，重篤な合併症である胸骨離開や縦郭炎といった感染の発生と関連しますが，その発生リスクには**【表 2】**に示すものが報告されています[4,5]．

表 1　胸骨の安定性に影響する要因　（文献 2 より一部改変）

1）頻回の咳嗽
2）腹部組織による胸骨の牽引（特に肥満患者：BMI ＞ 30）
3）胸部の脂肪組織の牽引（特に乳房の大きな女性）
4）上肢への負荷動作（特に大胸筋の活動やバルサルバ手技を伴う）
5）臥位から座位になる際の腹部筋の活動による胸骨の牽引
6）創部皮膚への牽引刺激よる治癒遅延の間接的な影響

表2　胸骨離開，縦郭炎などの感染発生のリスク要因　（文献 4, 5 より一部改変）

患者背景	手術要因
高齢者 女性 糖尿病患者 慢性腎不全患者 慢性閉塞性肺疾患（COPD）患者 BMI＞30 の肥満患者 喫煙者 末梢動脈疾患患者 ステロイド治療中の患者	急性心筋梗塞やショックによる緊急手術 手術時間 両側内胸動脈の使用 骨ワックスの過剰使用 再開胸後 人工呼吸器の長期使用 大動脈内バルーンパンピング（IABP）の使用

「胸帯」以外の胸骨補助帯の効果は？

Gorlitzer ら[5]は胸骨補助帯を術後 6 週間使用し，術後 90 日間における胸骨離開や感染の発生率を調査した結果，装着者は 0.6%，非装着者 3.9% であり，有意にその発生を抑制したと報告しています．また，胸骨感染を起こした患者の 48% は退院後に診断されたと報告されています[4]．胸骨補助帯の使用期間について Brocki ら[2]は，術後 6 ～ 8 週間の使用を推奨するとしています．

これらをふまえると，胸骨の安定のためには離床時の動作や上肢の使用，咳嗽時の創部の固定方法を指導することは必須であり，さらに【表 1, 2】に該当する胸骨離開や感染を起こしやすいとされる症例には，術後 8 週間は胸骨補助帯の使用が推奨されます．しかし，胸骨の癒合には個人差もあり，癒合の状況は退院後の画像検査などで最終的に判断されます．よって，着脱の是非は医師と相談しながら患者個人の状況により判断する必要があります．

A

湯口　聡

肋骨骨折の併発を除き，一般的には「胸帯」の装着は推奨しません．しかし，胸骨離開を起こしやすい症例に対しては，「胸骨補助帯」はその発生を抑制する可能性があるため使用を推奨します．使用期間は患者の個々の状態を考慮する必要はありますが，術後 6 ～ 8 週間が目安です．

Q35 術前のリハビリテーションの実施内容と注意点を教えてください

術前のリハビリテーションの目的

術前のリハビリテーション（以下リハ）は，術後のリハを円滑に進めるために実施します．リハの進め方や合併症を予防するための方法を知ってもらい，術後のリハの重要性を理解してもらうことが第一の目的です．また，身体機能の低下が懸念される場合は，その低下を予防するために運動療法の実施も考慮することがあります．

術前のリハビリテーションの内容

【情報収集】

カルテ，各検査結果やカンファレンスに参加して情報収集を行います．あらかじめ年齢や併存疾患，各種検査所見を把握し，術後のリハを遅延させる要因やADLなどを把握しておきます．

【オリエンテーション】

早期離床の重要性と進め方のスケジュールを説明します．術前の患者は医師や他職種から既に多くの説明を受けており，また緊張や不安が強いため，指導内容を理解しにくい状況にあります．また，多くの説明や指導は逆に患者の不安を助長する可能性もあります．よって，説明は，患者個々に特に指導すべき事項があればそれを優先して説明するなど，できるだけ簡潔にして，信頼関係の構築に主眼を置くようにします．

【呼吸理学療法】

呼吸様式の評価と深呼吸，咳嗽方法（胸骨固定）を指導します【図1】．実際は横隔膜直下のドレーン挿入による疼痛や鎮静の影響により，術前に練習した腹式呼吸などが十分にできないことがあります．よって，極端な胸式呼吸でなければ無理に呼吸様式を変えずに，ファーラー位など術直後を想定した状況で，患者自身の呼吸様式で大きな呼吸が得られるように指導することを推奨します．

【起き上がりの指導【図2】】

ベッドからの起き上がりは，創部への負担や疼痛が最も強い動作であり，適正な方法を習得することで胸骨離開の予防や早期のADL獲得が可能です．

【身体機能の評価】

カルテなどの情報収集と実際の患者の身体機能が乖離する場合があり，術後の離床を進めていくためにも，身体機能，特にフレイルの把握[1)]は重要です．手術までに日数があり，入院中で手術前までに身体機能が低下する可能性がある症例に対しては，運動療法禁忌の場合を除き，ごく軽負荷での筋力トレーニングや歩行などの実施を考

図1　呼吸様式の評価と深呼吸（左）と咳嗽時の胸骨固定（右）

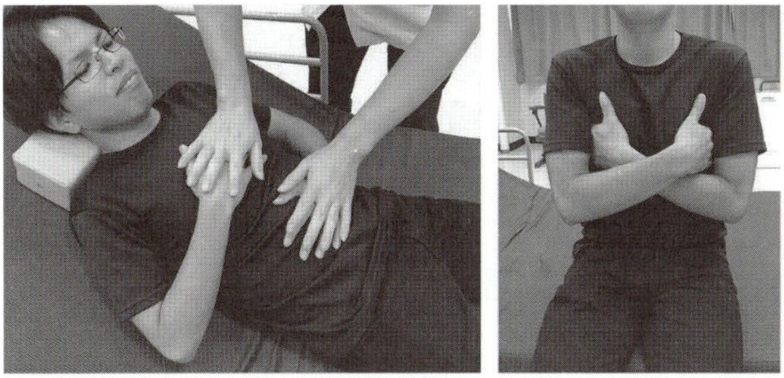

術直後を想定して呼吸様式を患者と一緒に確認する（左）．咳嗽時は脇を締めて胸骨を固定する（右）．

図2　起き上がりの方法

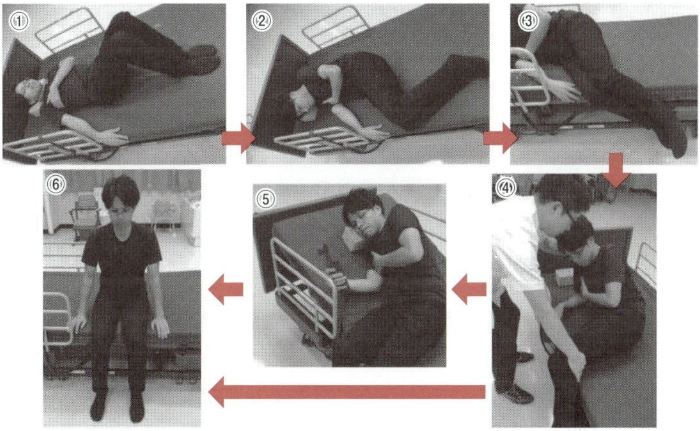

寝返りの反対方向の上肢で胸骨を固定し，膝を立てる（①）．寝返る（②）．ベッドから下肢を下ろす（③）．肘を立てて起き上がり，必要に応じて介助をする（④）．電動ベッドの使用方法も指導する（⑤）．座位になる．ベッドの高さなども指導する（⑥）．

慮します．しかし，実施の際には医師との綿密な相談が必要です．

A

湯口　聡

術前のリハビリテーションではオリエンテーション，呼吸理学療法，起き上がりの指導などを行います．しかし，患者の多くは指導内容が理解しにくい環境にあるため，内容を簡潔にする必要があります．そのためには，情報収集をしっかり行い，術後のリハビリテーションの対策を検討しておく必要があります．

Q36

急性期の神経筋電気刺激療法の適応，開始時期，効果判定アウトカムはどのようなものがありますか？

自発的な身体活動が制限される症例がよい適応とされています

神経筋電気刺激療法（neuromuscular electrical stimulation：NMES）は経皮的に電流を流すことで筋収縮を誘発し，骨格筋機能を改善することを目的とした物理療法のひとつです．急性期におけるNMESの検討は，集中治療室（ICU）での管理を必要とする重症疾患患者を対象に数多く行われており，鎮静や人工呼吸器管理のために自発的な活動が困難な患者においてNMESが骨格筋量や筋力の低下を軽減する可能性が報告されています[1)]．このことから，急性期NMESの適応は鎮静などにより自発的な活動が不可能な症例とされ，活動が可能な症例には早期離床や早期運動療法の実施が推奨されています[2)]．一方，心大血管外科手術後患者を対象とした検討では，手術翌日から5日間，早期離床介入に加えNMESを実施したところ早期離床介入のみの群と比較して下肢筋力の低下が抑制されたことが報告されています[3)]．したがって，早期離床介入が可能な症例であっても，病態や自覚症状により十分な身体活動が制限される場合には，NMESの適応となるものと思われます．

患者が適用可能な状態になりしだい，早期に開始されます

急性期のNMESは，ICU入室患者を対象とした研究では，ICU入室から3日目以内に開始されているものが多く[1)]，心大血管外科手術後患者を対象とした研究では手術翌日から開始されています[3)]．

急性期NMESの開始基準については，いまだコンセンサスが得られておらず，今後整理されていく必要があります．【表1】に，先行研究にて採用されているNMESの開始基準をまとめました[4,5)]．先行研究においては，これらの基準に基づいて毎日患者の状態を評価し，基準を満たした時点で開始するという手法がとられています．

効果判定アウトカムには筋力や骨格筋量が用いられます

急性期のNMESの効果判定アウトカムには筋力や骨格筋量の評価指標が採用されています【表2】．また，生化学的な指標として筋蛋白異化に関する指標をアウトカム指標とするものもあります【表2】．一方，退院時や退院後における日常生活動作能力や，特に高齢者の機能的予後に密接に関連するフレイルやサルコペニアなどをアウトカム指標とした研究はなく，今後の検討課題となっています．

表1　NMESの開始基準　（文献4，5より）

著者	Koh ME, et al	Iwatsu K, et al
対象	ICU入室患者	心大血管外科手術後患者
開始基準	NMES開始前の3時間以内に下記の状態にある場合には実施を延期 ・神経筋遮断薬の投与 ・pH＜7.25（動脈血），7.20（静脈血） ・平均血圧＜60 mmHg or ＞120 mmHg ・1種類の血管収縮薬がICUでの最大許容量の50%以上投与されている：ドパミン＞12.5γ，フェニレフリン＞2γ，バソプレシン≧0.02 U/min，ノルアドレナリン＞1γ ・2種類の血管収縮薬がそれぞれ最大許容量の40%以上投与されている ・新規の肺塞栓症または下肢のDVTがあり，抗凝固療法が36時間以上行われていない ・上記以外の理由により主治医から延期を指示された場合（例：体温＜34℃/＞41℃，乳酸＞3.0 mmol/L，CK＞400 U/L，血小板＜20,000/mm³） ・筋の炎症（例：横紋筋融解症，筋炎，神経遮断薬性悪性症候群，セロトニン症候群）	NMES開始前に下記の状態にある場合には実施を延期 ・IABPが挿入されている ・強心薬や血管収縮薬の投与下にもかかわらず収縮期血圧が＜80 mmHg ・心拍数＜40 bpm or ≧120 bpm ・SpO_2＜88% ・鎮静が必要となるような不穏状態 ・主治医が不適切と判断した場合

IABP：intra-aortic balloon pumping

表2　NMESのアウトカム指標

アウトカム	骨格筋量	筋力	生化学的マーカー
評価指標 （測定機器・指標）	・大腿四頭筋横断面積（CTスキャン） ・大腿直筋・中間広筋の筋厚（超音波） ・大腿周囲長	・四肢筋力（MRCスコア・MMT） ・握力（握力計） ・等尺性膝伸展筋力（ハンドヘルドダイナモメーター）	・筋蛋白分解量（尿中3-MH）

MRC：Medical research council，MMT：manual muscle testing，3-MH：3-methylhistidine

A

岩津弘太郎

急性期のNMESは，病態や治療，自覚症状などにより自発的な身体活動が十分に行えない症例がよい適応であり，このような症例に対して可能な限り早期に実施されています．効果判定アウトカムは筋力や骨格筋量が主体であり，今後は機能的予後をアウトカム指標とした検討が期待されます．

Q37 ICU／CCU で心臓リハビリテーションを円滑に進めるコツを教えてください

急性期心臓リハビリテーションプログラムを含むクリティカルパスが有効です

ICU や CCU での安静臥床は，身体労作や交感神経刺激による心拍数増加や心筋酸素消費量の増大による循環への過負荷を予防することが目的です．したがって，安静臥床時間は最小限にとどめることが望ましく，ベッド上の安静は 12 ～ 24 時間以内として，急性期心臓リハビリテーションを開始することが重要です．

急性期心臓リハビリテーションでは，患者に関わる医療チームにおいて，ICU や CCU での床上リハビリテーションから開始する段階的心臓リハビリテーション計画，開始基準，進行基準からなる心臓リハビリテーションプログラムを作成して進めていきます（Q27 表 2 参照）．急性期心臓リハビリテーション実施施設では，治療計画，急性期心臓リハビリテーションプログラム，安静度と活動許可範囲，患者教育内容を含むクリティカルパスが導入されており，医療チーム内での診療内容の標準化，離床開始までの期間短縮，急性期心臓リハビリテーションの計画的実施，入院期間短縮，回復期リハビリテーションへのスムーズな導入に効果的です[1,2]．

患者のリスク分類に応じた心臓リハビリテーションを実施することが重要です

ICU や CCU での急性期心臓リハビリテーションの実施が課題となりますが，繰り返す虚血胸部症状，明らかな低心拍出症状や心不全増悪症状，重篤な不整脈を合併する症例，術後の出血持続や著明な貧血がある症例においては，慎重に進めることが必要となります[1,3]．また，もともと整形外科的疾患や脳血管障害により運動耐容能の低下を認める症例，術後せん妄や認知症を有する症例[4]は，通常心臓リハビリテーションプログラムから逸脱しやすいことが報告されています【図】．したがって，患者の病態を把握するとともに，入院前からの身体機能評価による心疾患のリスク分類評価を行い，リスク層別化に応じた心臓リハビリテーションプログラムを実施することが重要となります．

III — 急性期

図　心臓リハビリテーション遅延理由別件数とその変化　(文献4より)

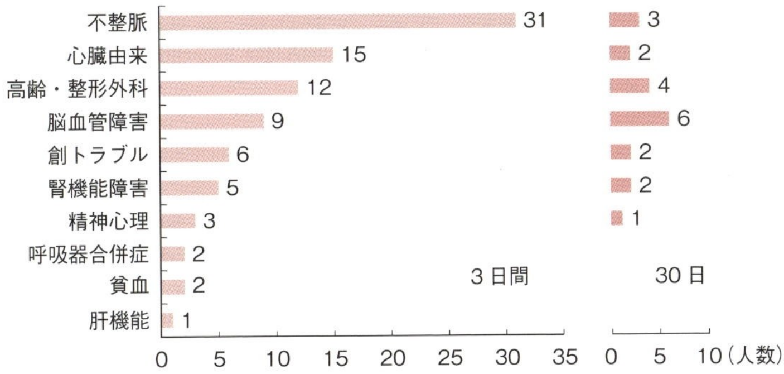

グラフの左はプログラムを3日間進められなかった短期遅延例の遅延理由を，右は30日経過しても病棟内歩行自立に至らなかった長期遅延例の遅延理由を表す．

ICU/CCUに入室する前からのオリエンテーションが重要です

心臓リハビリテーションの遅延理由として，痛みによる不安や恐怖心や抑うつなどの心理的な要因も報告されています．心臓血管外科手術を受ける患者に対して，術前からクリティカルパスやパンフレットを用いて心臓リハビリテーションの必要性・進め方，術後の痛みへの対処方法の説明を導入することによって，術後の鎮痛剤使用頻度の減少，床上リハビリテーションや立位獲得までの期間短縮などの効果が得られると報告されています．Banduraが提唱した自己効力感は，その行動が自分にとって望ましい結果をもたらすと思い（結果期待），その行動をうまく実施することができるという自信があるとき（効力期待）に，行動をとる可能性が高くなると報告されており，急性期心臓リハビリテーションの順調な進行に向けて，ICUやCCUへの入室前からの説明，結果や効力への期待を高めるための支援を行うことが効果的です．

A

角口亜希子

自施設の医療チームにおいて，患者の心疾患リスクに応じた急性期心臓リハビリテーションプログラムを作成して進めていきます．進行にあたっては，治療方針，心臓リハビリテーション計画，日常生活活動許可範囲，患者教育計画を含むクリニカルパスを用いて，患者および家族に十分なオリエンテーションを行うことが重要です．

Q38 急性期で看護師が行う患者指導について教えてください

急性期の安静に伴うセルフケア低下や心理的負担に対する支援を行います

急性期患者の心臓リハビリテーションは，日常生活への復帰を目的に進められます．ICU 入室患者や CCU 入室患者は，心疾患の急性病態で緊急入院や心血管外科手術直後など生命の危機状態にあり，不安や恐怖感が強いことが特徴です．また，安静制限によってセルフケアの低下を余儀なくされることや，生理的欲求が満たされない時期を過ごすため心身ともに苦痛が強いことが特徴です[1]．この時期の患者には，安静，治療の必要性を受容できるよう情報提供するとともに，治療上必要となる安静制限に協力できるよう指導を行っていきます．安静制限によるセルフケア低下に対しては，看護師が援助していくとともに，病状の安定に伴って段階的運動負荷検査を行い，徐々に日常生活動作の再獲得に向けて心臓リハビリテーションを進めてくことを説明します[2]．

安心した社会復帰に向けて日常生活の送り方を指導していきます

急性病態にある患者の病状が安定すれば，患者が安心して社会生活復帰に必要な日常生活活動を再獲得できるよう，心臓リハビリテーションを開始します．段階的運動負荷試験のスケジュールを説明するとともに，社会生活の復帰に向けて段階的運動負荷試験の結果から許可された活動範囲での自主運動を取り入れられるように指導をしていきます．自主運動の実施にあたっては，運動時のセルフモニタリングを身につけられるように，運動前後の血圧測定と自己検脈を実施すること，運動前後の自覚症状，運動実施の感想の実施記録を行うことを指導していきます【図】．また，心疾患の病状コントロールを図り，安心した日常生活を送るために，指示に基づいた内服薬服用と定期外来受診の必要性を指導します．狭心症や心不全などの悪化時の症状のセルフチェック方法と悪化所見確認時の電話相談や臨時外来受診方法についても説明し，問題徴候への対処行動がとれるように指導をしていきます[3]．

二次予防に向けた教育を実施し，外来心臓リハビリテーションへ

急性期心臓リハビリテーションが順調に進行し，病状の回復が図れれば，二次予防に向けた患者教育を行うことが課題となります．患者の入院中に，パンフレットや教育シートを用いて，疾患の理解と二次予防の必要性，二次予防のための一般療法として，禁煙，食事療法，運動療法，ストレスコントロールを取り入れていく必要性につ

図　榊原記念病院　生活日誌（セルフモニタリング日誌）

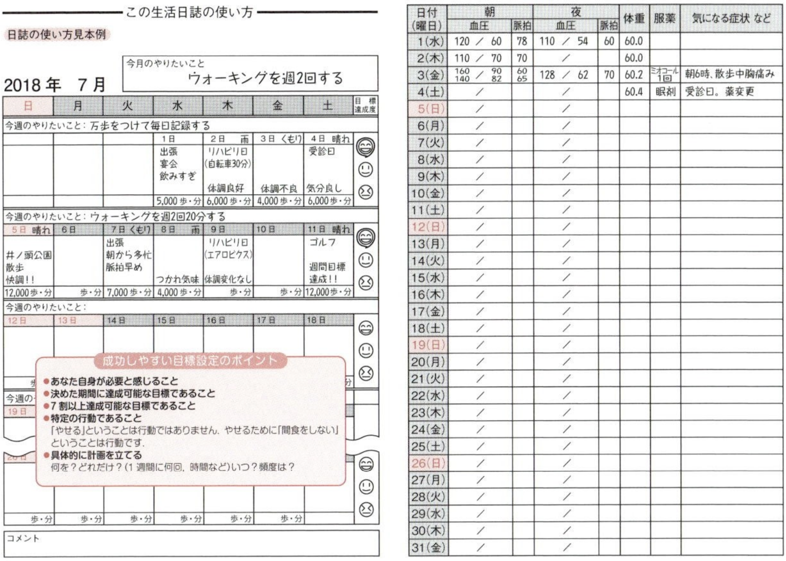

この生活日誌の使い方

日誌の使い方見本例

2018 年　7 月

今月のやりたいこと　ウォーキングを週2回する

日	月	火	水	木	金	土	目標達成度
今週のやりたいこと：万歩をつけて毎日記録する							
			1日	2日　雨	3日　くもり	4日　晴れ	
			出張 宴会 飲みすぎ	リハビリ日 (自転車30分) 体調良好	体調不良	受診日 気分良し	
			5,000 歩・分	6,000 歩・分	4,000 歩・分	6,000 歩・分	
今週のやりたいこと：ウォーキングを週2回20分する							
5日　晴れ	6日	7日　くもり	8日　雨	9日	10日	11日　晴れ	
井ノ頭公園 散歩 快調!!		出張 朝から多忙 脈拍早め	つかれ気味	リハビリ日 (エアロビクス) 体調変化なし		ゴルフ 週間目標 達成!!	
12,000 歩・分	歩・分	7,000 歩・分	4,000 歩・分	歩・分	歩・分	12,000 歩・分	
今週のやりたいこと：							
12日	13日	14日	15日	16日	17日	18日	
今週の							
19日							
歩・分	歩・分	歩・分	歩・分	歩・分	歩・分		

コメント

成功しやすい目標設定のポイント
- あなた自身が必要と感じること
- 決めた期間に達成可能な目標であること
- 7 割以上達成可能な目標であること
- 特定の行動であること
  「やせる」ということは行動ではありません．やせるために「間食をしない」ということは行動です．
- 具体的に計画を立てる
  何を？どれだけ？（1 週間に何回，時間など）いつ？頻度は？

日付(曜日)	朝 血圧	朝 脈拍	夜 血圧	夜 脈拍	体重	服薬	気になる症状 など
1(水)	120 ／ 60	78	110 ／ 54	60	60.0		
2(木)	110 ／ 70	70	／		60.0		
3(金)	160 ／ 90 140 ／ 82	60 65	128 ／ 62	70	60.2	ミオコール 1回	朝6時、散歩中胸痛み
4(土)	／		／		60.4	眠剤	受診日。薬変更
5(日)	／		／				
6(月)	／		／				
7(火)	／		／				
8(水)	／		／				
9(木)	／		／				
10(金)	／		／				
11(土)	／		／				
12(日)	／		／				
13(月)	／		／				
14(火)	／		／				
15(水)	／		／				
16(木)	／		／				
17(金)	／		／				
18(土)	／		／				
19(日)	／		／				
20(月)	／		／				
21(火)	／		／				
22(水)	／		／				
23(木)	／		／				
24(金)	／		／				
25(土)	／		／				
26(日)	／		／				
27(月)	／		／				
28(火)	／		／				
29(水)	／		／				
30(木)	／		／				
31(金)	／		／				

表　入院中の患者教育

（文献 4 をもとに作成）

1. 胸痛発生時の対処方法と連絡方法
2. ニトログリセリン舌下錠またはスプレーの使用方法
3. 家族を含む心肺蘇生方法講習
4. 患者の有する冠危険因子について説明
5. 二次予防のための心臓リハビリテーション参加と生活習慣改善への動機づけ
6. 禁煙

いて指導をしていきます．しかし，近年診断や治療の進歩に伴い，患者の在院日数の短縮が進んでいることより，入院中の短い期間では患者教育が十分に実施できないため，入院中の患者教育は最低限にし【表】[4]，退院後の心臓リハビリテーション通院による継続的な患者教育を行うことが奨励されています[3]．

A

角口亜希子

ICU や CCU に入床する患者へは，まずは急性病態に対する治療を行い必要な安静を守れるように指導を行っていくとともに，安静制限に伴うセルフケア低下や生理的欲求が満たされないことに対する支援を実施します．そして，急性期リハビリテーションを実施するとともに，安心した日常生活活動の再獲得に向けた指導を行っていきます．

Ⅳ. 運動療法

Q39 どのような患者において運動療法の効果が最も望めますか？

運動療法の効果が得られやすい背景が存在します

適切な運動強度で運動療法を行うことにより，ほとんどすべての心血管疾患に対して運動療法の効果が望めますが，効果が得られにくい患者背景があります．左室機能障害による心不全患者に対する運動療法の予後改善効果をみたメタアナリシスでは，男性，60 歳以上，NYHA class Ⅲ以上，虚血性心疾患，左室駆出率 27% 未満，最高酸素摂取量（Peak $\dot{V}O_2$）15 mL/min/kg 未満，運動療法の期間 28 週以上において，運動療法の効果が得られたと報告されています【図】[1]．なぜ運動療法の効果に差が出たかについての明らかな要因は，観察研究のため特定できていませんが，運動療法による運動耐容能の改善は，運動耐容能が低い症例のほうが効果を得られやすく[2]，予後も改善したと考えられます．

運動療法の効果は女性で低下します

虚血性心疾患患者に対する運動療法は，Peak $\dot{V}O_2$ の改善度が女性において低く[3]，心不全患者においては，運動療法により男性では Peak $\dot{V}O_2$ が 22%改善するのに対し，女性ではわずか 2%しか改善しないという報告もあります[4]．なぜ性差が存在するかは，十分明らかにされていませんが，女性のほうが発症年齢が高いことやモチベーションが低いこと，うつ病の頻度が高いことが挙げられ，それらにより心臓リハビリテーションへの参加率が低いことも一因と考えられています．

一方，糖尿病や閉塞性動脈硬化症，脳血管障害，慢性閉塞性肺疾患，整形外科疾患の合併患者で運動療法の効果が得られにくいと報告されています[4]．近年の高齢化に伴い，重複障害を合併する心血管疾患患者が増加しており，今後どのように介入し，十分な運動療法の効果を得ていくか検討していく必要があります．

運動療法を継続することが重要です

心血管疾患患者に対する運動療法の効果発現については，前述のように年齢や性別，患者背景に影響されると報告されていますが，効果の大きさに差はあるものの，適切な運動強度で行えば安全に一定の効果を得ることが可能です．退院後も，積極的に心臓リハビリテーションプログラムに参加することにより運動耐容能が有意に改善します[5]．

運動療法の継続が難しい症例の患者背景として，女性や高齢者，抑うつ状態，重複

図　左室機能低下に伴う心不全患者に対する運動療法の予後に影響する因子（文献1より）

	運動療法群 No of events / No at risk	コントロール群 No of events / No at risk	ハザード比 (95% CI)	χ²	P value Effect	P value Interaction
性別						
男性	79/349	95/354	0.60 (0.41 to 0.87)	7.30	0.01	0.27
女性	9/46	10/52	1.17 (0.41 to 3.34)	0.09	0.77	
年齢						
60歳以上	52/202	65/205	0.64 (0.41 to 0.99)	3.97	0.05	0.74
60歳未満	36/193	40/201	0.65 (0.36 to 1.18)	2.02	0.16	
NYHA心機能分類						
Ⅰ-Ⅱ	45/206	43/206	0.69 (0.40 to 1.20)	1.75	0.19	0.84
Ⅲ-Ⅳ	43/189	62/200	0.63 (0.40 to 0.99)	4.03	0.05	
原因						
虚血	54/256	75/253	0.54 (0.35 to 0.83)	7.78	0.01	0.10
非虚血	34/139	30/153	0.93 (0.52 to 1.68)	0.06	0.81	
左室駆出率						
27%以上	38/193	36/187	0.83 (0.45 to 1.50)	0.40	0.53	0.30
27%未満	50/202	69/219	0.59 (0.38 to 0.92)	5.54	0.02	
最大酸素摂取量						
15ml/min/kg以上	36/177	32/173	0.74 (0.39 to 1.40)	0.86	0.35	0.43
15ml/min/kg未満	52/218	73/233	0.63 (0.42 to 0.96)	4.59	0.03	
運動の期間						
28週以上	41/216	60/219	0.64 (0.41 to 0.99)	4.08	0.04	0.53
28週未満	47/179	45/187	0.66 (0.37 to 1.19)	1.88	0.17	
計	88/395	105/406	0.65 (0.46 to 0.92)	5.92	0.015	

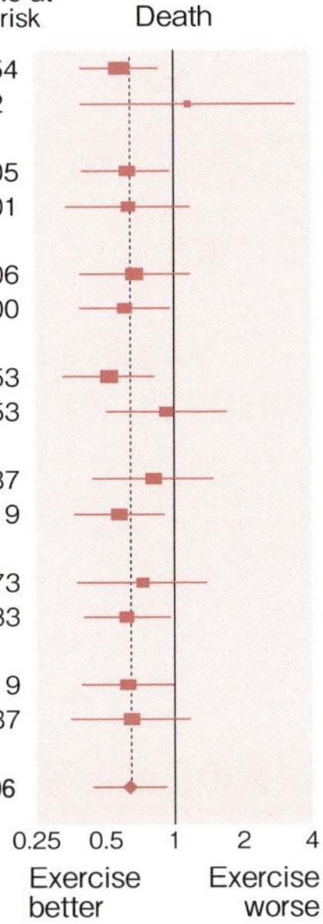

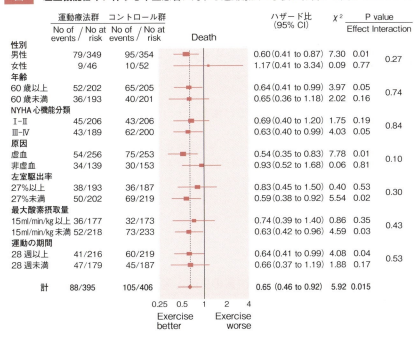

障害などが挙げられます．心理面や社会的な背景への介入を含めた多職種による包括的心臓リハビリテーションを行っていくことにより継続的な運動療法が可能となり，運動耐容能の改善につながります．

A

窪薗琢郎

男性，低心機能で運動耐容能の低下した症例，虚血性心疾患において運動療法の効果が得られやすいです．しかし，いずれの疾患群においても適切な運動強度で継続した運動療法を行うことにより，大きな効果を得ることができます．

Q40 心機能が低下していても運動療法によって運動耐容能が改善するメカニズムは？

運動療法は多彩な効果を有しています

心血管疾患に対する運動療法により，運動耐容能が向上することはよく知られています．その他にも，心機能や神経体液性因子に対する効果を有し，運動に対する換気応答を正常化させ，酸化ストレスや炎症マーカーを減弱させます．それらの効果により，生命予後が改善します．心機能にかかわらず運動耐容能は改善し，最大酸素摂取量が15～30％増加します[1)]．そのメカニズムは心機能を含めた中枢性機能の改善よりも，末梢循環や骨格筋機能の改善など，末梢性機能の改善が主たる要因であると考えられています[2)]．

末梢機能の改善が運動耐容能改善の主因と考えられています

運動療法を行うことにより，骨格筋の筋肉量やミトコンドリア容積の増加が得られます．骨格筋毛細血管密度の増加，炎症性サイトカインの減少【図1】[3)]，Ⅱ型からⅠ型筋線維への再変換を促します．また，呼吸筋力が改善することも知られています．一方，心疾患患者における内皮依存性血管拡張能の低下が，重症度や運動耐容能と関連することが報告されています．運動療法により血管内皮由来の拡張物質である一酸化窒素が産生され血管内皮機能が改善します【図2】[4)]．

心血管疾患に伴う運動耐容能の低下には，心機能だけでなく呼吸機能や血管機能，

図1　運動療法により筋肉内の炎症性サイトカインが減少する　（文献3より引用改変）

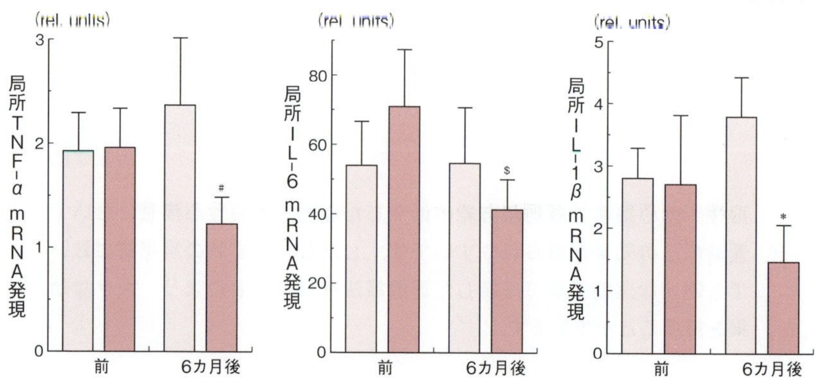

図 2　運動療法により血管内皮機能（アセチルコリンに対する血管反応）が改善する
（文献 4 より引用改変）

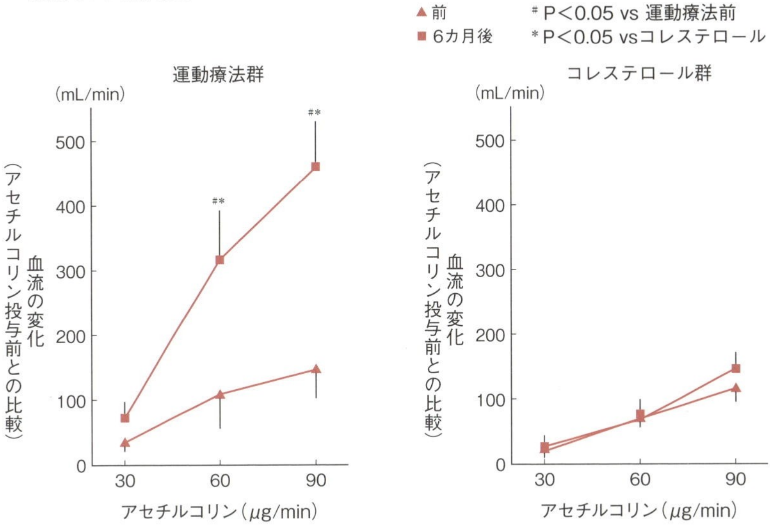

筋肉量や筋力，ミトコンドリア機能など，全身の機能低下が関連しています．運動療法により血管機能や末梢筋の機能が改善し，心機能が低下した症例においても運動耐容能が改善すると考えられています．

適切な運動強度で運動療法を行うことによりリモデリングをきたさずに心機能が改善します

以前は，運動療法により心仕事率が増加し，心リモデリングが進行するのではないかと考えられていました．しかし，最近は，運動療法を継続することにより，拡大した左室内腔が縮小し，左室駆出率が改善することが明らかとなっています[5]．しかし，心機能が劇的に改善するわけではなく，改善度は限定的です．適切な運動強度で継続して運動療法を施行することにより，心リモデリングをきたさずに運動耐容能を改善させることが重要であるといえます．

A

窪薗琢郎

心機能が低下した症例においても運動療法により運動耐容能が改善しますが，おもに末梢性機能の改善によるもので，心機能の改善は限定的です．適切な運動強度で継続して運動療法を行うことで，安全に運動療法の効果を得ることができます．

Q41 運動療法を実施するとどの程度心筋梗塞や心不全の再発・再入院を防げますか？

急性心筋梗塞後の運動療法は再発を予防するエビデンスが多いのですが，有効性を示さなかったエビデンスもあります

一般的には運動療法は二次予防のための薬剤と同程度に死亡リスクを減少させることが知られています【表】．一方，2008年のGOSPEL研究では3年間の追跡調査で非致死性の心筋梗塞は心臓リハビリテーション参加群でリスクが軽減されましたが，心血管死亡，非致死性心筋梗塞，非致死性脳卒中，狭心症による再入院，心不全，緊急血行再建術を含む一次エンドポイントは有意差が示されませんでした[1)]．また，6～8週間で合計20時間以上の運動療法を行った2012年のRAMIT研究では運動耐容能，QOL，心事故発生率で有効性を示せなかったと報告されています[2)]．そうした文脈で，急性心筋梗塞の急性期治療（冠動脈インターベンション）が進歩した現在において運動療法の効果を示していくことが今後の課題であると考えます．また，心筋梗塞後に運動療法へ参加することで二次予防のための生活習慣修正のサポートを受ける機会になると思います．

表　各種介入による死亡リスク軽減効果

介入方法	死亡リスクの減少
運動療法	−24%
禁煙	−35%
少量のアルコール摂取	−20%
運動療法と食事療法の併用	−44%
少量のアスピリン	−18%
スタチン製剤	−21%
ACE阻害薬	−26%
β遮断薬	−23%

運動療法は心不全による再入院を予防します

心不全は左室駆出率心機能（EF）が低下したHFrEFとEFが保たれたHFpEFに分類されます．HFrEFに関する運動療法の効果は9つの臨床研究のメタアナリシスのExTraMATCH研究で示されており，対照群に比して再入院および死亡を28%，死亡を35%軽減しました[3)]．また，HF ACTION研究では，各種調整因子で補正したところ，全死亡および総入院が対照群に比して11%軽減されたと報告されました．そして，HFpEFについてはTOPCAT研究で身体活動と予後の関連を検討し，身体活動が多いほど予後がよかったことが示されています[4)]．HFpEFでは有効な薬物療法が現時点では確立されていないことから，運動療法が有効であるかどうか興味があるところです．

図　1週間の運動量と事故率の関係　（文献5より）

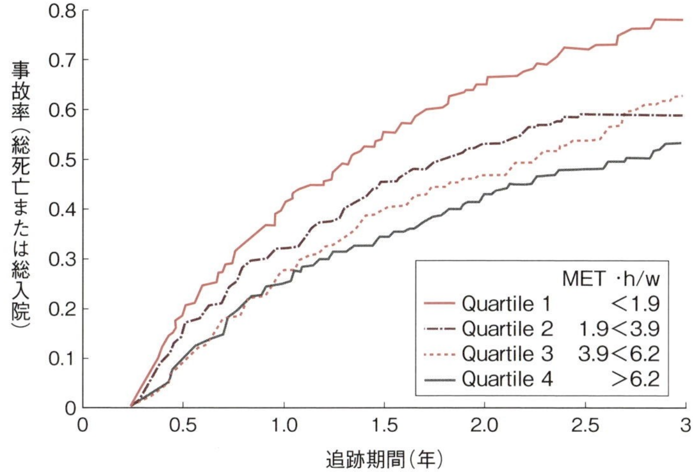

運動療法の効果を高めるには運動療法のアドヒアランスが大切です

前述のHF ACTION研究では運動療法群の運動療法の遵守率が30％と低いことが示され，それが運動療法群で予後の改善に乏しかった原因とされています．しかし，1週間の運動量（MET・h METs数×時間）で群分けすると運動量が多い群（図中のQuartile4）で最も事故率（死亡または総入院）が低く，運動量と事故率に用量反応（dose response）関係が認められています【図】[5]．つまり運動療法では運動負荷試験（可能な限り心肺運動負荷試験）に基づいた効果的な運動処方と継続のためのモチベーションを高めることが重要になります．

A

折口秀樹

運動療法は心筋梗塞や心不全の予後によい影響を及ぼすエビデンスが報告されています．そして運動療法が効果的に作用するためには，運動療法の継続率を上げること，必要な運動量を確保することが大切です．また，患者の個別性を重視して適切な運動量を提供することが必要です．

Q42 運動療法のデメリットはないのでしょうか?

運動療法に伴う合併症を知っておくことが大切です

運動療法中に緊急措置が必要な状態を【表】[1]に示します．それぞれの病態を理解して，それに対応できる体制を整えることが大切です．心臓リハビリテーション室で室温，湿度が安定した環境では合併症の発症リスクは低いといわれています．特に屋外で運動療法を行う場合は気候，温度，湿度，風速，高度などの環境因子を加味して脱水や発汗に気を付けて慎重に行う必要があります．そして緊急時の対応（連絡方法，AEDや救急薬品の準備，心電図モニターの受信状況，人員配置など）に配慮し，計画的に行うことが肝要です．

表　運動療法中に緊急措置が必要な状態
（文献1より）

1. 急性心筋梗塞，狭心症
2. 急性大動脈解離
3. 肺塞栓
4. ショック（心原性，低容量性，神経原性，アレルギー性，内分泌性）
5. 不整脈
6. 脳血管障害（脳梗塞，脳内出血，クモ膜下出血）
7. 過換気症候群
8. 気管支喘息
9. 自然気胸
10. 溺水
11. 熱中症
12. 低体温症・凍傷
13. 高山病
14. 落雷による電撃傷
15. 外傷・出血

運動負荷試験に基づいた適切な運動処方が運動療法の合併症を防ぎます

Saitoらは日本での運動療法・運動負荷試験の実態調査を行い，【図】に示すような合併症（致死性：死亡，急性心筋梗塞，非致死性：不安定狭心症，心不全，心室頻拍（VT），脳血管障害，重症整形外科障害）が運動療法に伴い発生することを報告しました[2]．この調査では正式な心臓リハビリテーションプログラムを採用している施設とそうでない施設の比較および運動負荷試験に基づいて運動処方をしている施設とそうでない施設の合併症の頻度が検討されました．その結果正式な心臓リハビリテーションプログラムを採用していない施設では合併症の頻度が高く，また運動負荷試験に基づいた運動処方を行っていない施設で合併症が多いことが示されました．つまり，適切な運動処方と正式な心臓リハビリテーションプログラムを提供することが安全性の高い運動療法につながることを示しています．

図　運動療法における合併症の頻度　（文献 2 より）

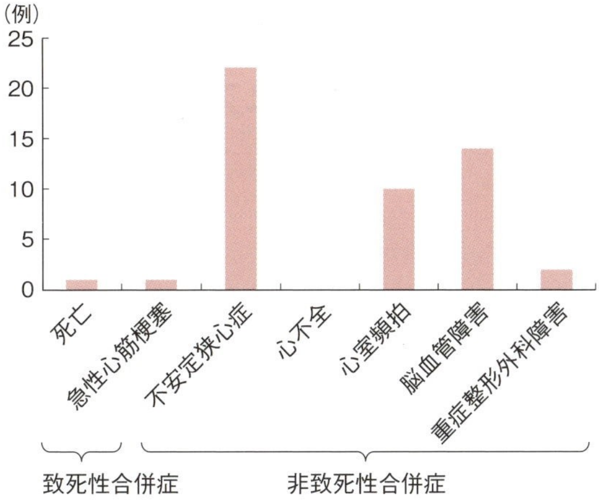

急性心筋梗塞後患者での運動療法による心筋リモデリングや心不全患者での不整脈のデメリットは少ないとされています

運動療法により急性心筋梗塞後患者で心筋リモデリングが進行することに懸念がありましたが，現在では少なくとも悪化はしないというのが一般的です．しかしながら，Takagi らは前壁梗塞でかつ開始時の BNP が 150 pg/mL を超えている症例では心筋リモデリングが起こりやすいと報告しています[3]．また，心不全患者では運動療法により不整脈が助長される可能性があります．HF ACTION 研究では心不全患者に 4,411 例の運動負荷試験が行われ，死亡症例はなく，非致死性主要心血管イベントは 1,000 回あたり 0.45 と低値でした．そして運動負荷と関連した植込み型除細動器作動による入院は全くなく[4]，運動療法による不整脈の悪化のリスクは低いと考えられます．

A

折口秀樹

運動療法に関連する合併症の発生頻度は少ないですが，発生した場合生命の危険を伴うものがあるため，日頃から緊急時の対応策の検討と訓練が必要です．適切な運動処方やよく管理された心臓リハビリテーションプログラム提供が合併症の発生を予防します．

Q43 運動療法によって血圧が低下するメカニズムは？

高血圧の原因

血圧は心拍出量と末梢血管抵抗で決定されます．心拍出量は血圧が急激に上昇するときに重要な因子で，慢性化した高血圧の状態では心拍出量は標準値に復していることが多いものです．急激な心拍出量の増加は，運動や興奮・緊張などによって交感神経活性が亢進する際や，体液量が増加する状態，すなわち塩分の過剰摂取や腎臓におけるナトリウム排泄量の低下，運動不足などにより生じます．

慢性化した高血圧は，おもに末梢血管抵抗の上昇が主要な病態です．末梢血管抵抗はおもに抵抗血管の血管平滑筋の収縮によって上下しますが，最も血管平滑筋の収縮を促す因子のひとつは自律神経の失調です．レニン・アンジオテンシン系の亢進も血管収縮を促します．このほか，エンドセリン，トロンボキサン A_2 や血管内皮細胞由来血管作動性物質である一酸化窒素やプロスタサイクリンなどのアンバランスも血管を収縮させます【図 1】．さらに，高齢者では大動脈壁の弾性の低下も血圧を上昇させる一因です．

運動療法による血管・自律神経活性の変化

運動療法を行うと血管平滑筋弛緩物質産生が亢進します．運動耐容能が高いほど一酸化窒素産生量が高まります【図 2】[1]．この効果は運動療法開始数週間で発現し，これに伴い血管平滑筋は弛緩しやすくなります．また，運動療法は交感神経活性を減

図 1　血圧上昇に関与する諸因子

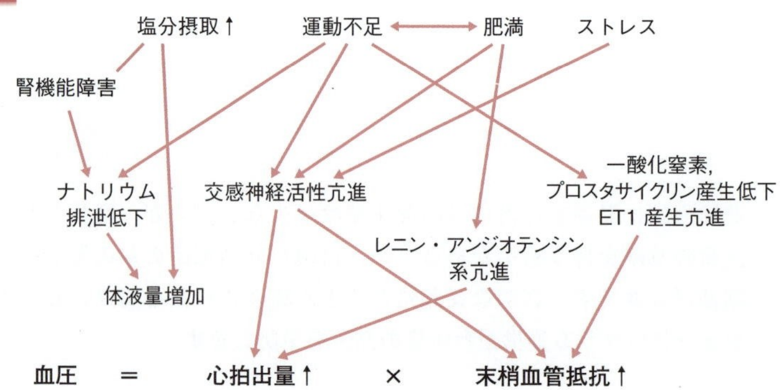

IV — 運動療法

図 2　一酸化窒素産生量と運動耐容能

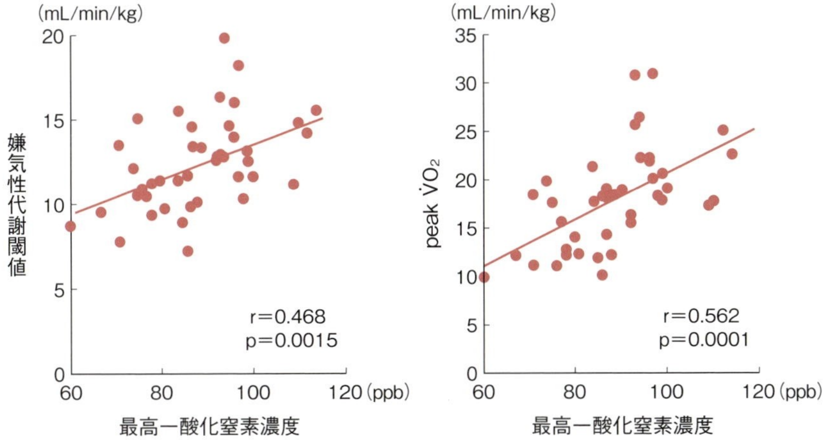

弱させるとともに副交感神経活性を賦活化させ[2]，これも血管平滑筋を弛緩しやすくさせます．肥満を解消することによってレニン・アンジオテンシン系の過剰な活性も減弱します[3]．

その他の効果

その他，運動療法は，高血圧における糸球体ネフロン障害に伴うレニン・アンジオテンシン系の活性亢進やナトリウム排泄障害などを改善させて利尿を促し，体液量を減少させます．血圧高値を維持するようにリセットされた圧利尿曲線が運動療法によって改善する可能性もあります．また，運動療法の効果ではなく心臓リハビリテーションの効果ですが，減塩や減量によって体液量が減少することも血圧が低下する重要な機序です．

A

安達　仁

運動療法は血管内皮細胞機能の改善や交感神経活性の安定化を介して高血圧を改善させます．長期的には減量による降圧効果も加わります．

Q44 運動療法によって血糖コントロールがよくなるメカニズムは?

血糖上昇のメカニズム

全く正常な場合，血糖値は空腹時でも食後でもおよそ 80 ～ 120 mg/dL の範囲内に収まるようにコントロールされています．食後の場合には，膵臓からのインスリン分泌が亢進するとともにグルカゴン分泌が減少，肝臓と筋肉でのブドウ糖取り込みが上昇，これらのメカニズムが相互に作用しあって血糖値を非常に狭い範囲内にコントロールしています．一方，空腹時には，肝臓からの糖放出が亢進して血糖値を維持します【図 1】．これらの機序に破綻が生じた場合，血糖値が異常高値を示すようになります．

2 型糖尿病の場合，血糖が上昇し始める最も主要な原因は内臓脂肪の蓄積です．内臓脂肪が過剰に蓄積すると酸化ストレスが増加します．インスリンはインスリン受容体に作用するとインスリン受容体基質（IRS），PI3 kinase, Akt へとシグナル伝達され，細胞質内のグルコース輸送担体（GLUT4）を細胞膜表面へトランスロケーションさせて血液中のブドウ糖取り込みが開始されます【図 2】．ところが過酸化物が増加すると IRS の作用が抑制されたり細胞質内転写因子の発現が低下したりして GLUT4 の発現が減少して血中ブドウ糖の細胞質内への取り込みが低下します．この現象をインスリン抵抗性といいます．最終的には肥満による脂肪毒性と持続適応血糖による糖毒性があいまって膵・細胞機能低下が誘発されます．

図 1　血糖調整に関与する機序

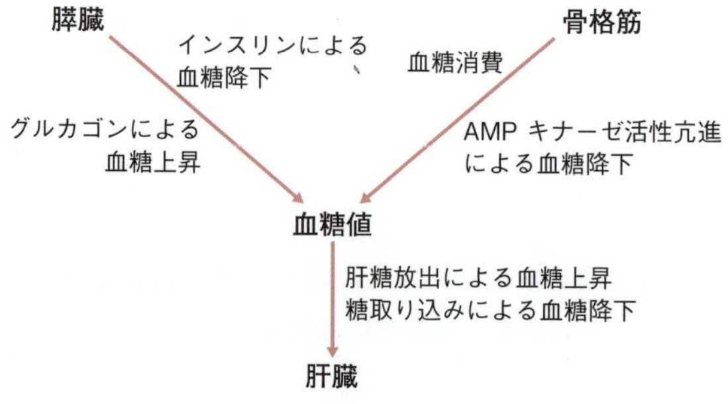

図2　インスリンシグナルカスケード概略図

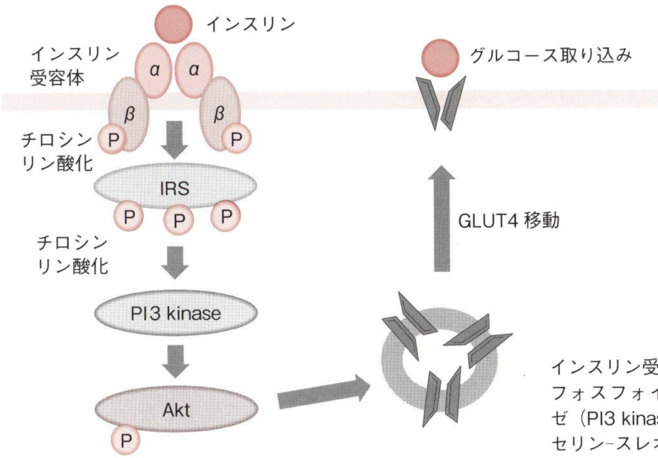

インスリン受容体基質（IRS）
フォスファチジルイノシトール3キナーゼ（PI3 kinase）
セリン-スレオニンキナーゼ（Akt）

インスリン抵抗性への効果

インスリン抵抗性の状況に運動療法を行うと内臓脂肪が減少します．その結果，内臓脂肪由来の過酸化物や炎症物質が減少してインスリン抵抗性が改善します[1]．また，SOD（superoxide dismutase）活性が亢進して抗酸化物質を減少させます[2]．これらの機序によって血糖コントロールは改善します．

骨格筋量，その他への効果

人体で血糖を最も多量に消費するのは骨格筋です．運動療法は骨格筋量を増加させてブドウ糖消費の場を増加させます．

骨格筋へのブドウ糖の取り込みはインスリン受容体を介する系とAMPキナーゼを介する系があります．AMPキナーゼは骨格筋の刺激により活性化され，細胞質内へのブドウ糖取り込みが開始されます．このメカニズムにより，運動療法は軽いものでも血糖値を低下させる効果を有しています．

A

安達　仁

運動療法はインスリン抵抗性の改善，骨格筋量の増加により血糖コントロールを改善させます．

Q45 運動療法によって血管内皮機能が改善するメカニズムは?

加齢と身体不活動による血管内皮機能障害

血管内皮機能は加齢とともに低下します．健康男性68人を対象に前腕動脈の血管内皮機能をプレチスモグラフィーで評価した結果を【図1】に示します．中高年者（50～76歳）では身体不活動の若年者（22～35歳）に比べ血管内皮機能は低下しましたが，持久運動の習慣があると年齢差はみられませんでした．身体不活動の中高年者に対しては，3カ月間の有酸素運動は血管内皮機能を改善させました[1]．

一酸化窒素（NO）の合成と抗炎症・抗酸化作用

運動による血管内皮機能改善作用の機序を【図2】に示します．運動により心拍数と血流が増加し，血管内皮細胞に対するずり応力の増加が最初の刺激となります．運動は，アンジオテンシンⅡ1型受容体発現を抑制し，NADPH oxidaseなどの酸化酵素活性を抑制し，活性酸素種の産生を抑制します[2]．酸化ストレス下では，NOがスーパーオキサイド（O_2^-）と反応し，NOの分解とパーオキシナイトライト（$ONOO^-$）など活性酸素種を産生し，ニトロチロシンなどの酸化物が生じ組織障害が進行します．運動はNO合成酵素活性およびそのリン酸化を促進させ，NOの合成増加，エンドセリン産生の抑制をもたらします．運動は抗酸化酵素（superoxide dismutaseやglutathione peroxidase）を活性化させ，活性酸素種を消去します．NO合成増加とNO分解阻害によりNO利用が増加します[1]．NOは血管平滑筋細胞のグアニル酸シクラーゼを活性化させサイクリックGMP（cGMP）を産生し，血管平滑

図1　加齢および身体不活動による血管内皮機能障害と有酸素運動の効果　（文献1より）

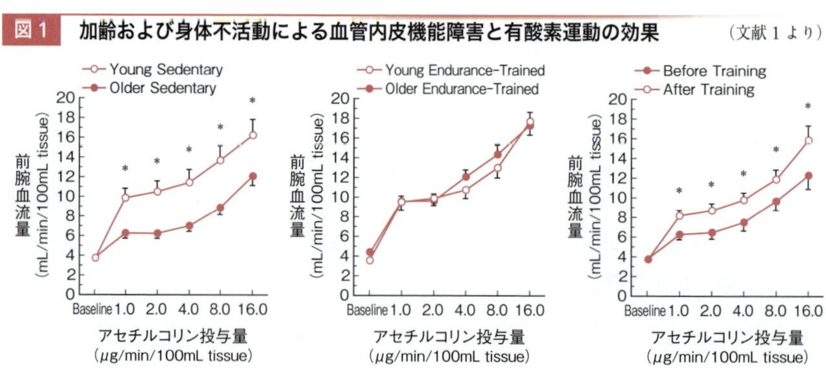

図2　運動による血管内皮機能改善作用の機序　（文献1～4を参考に筆者が作成）

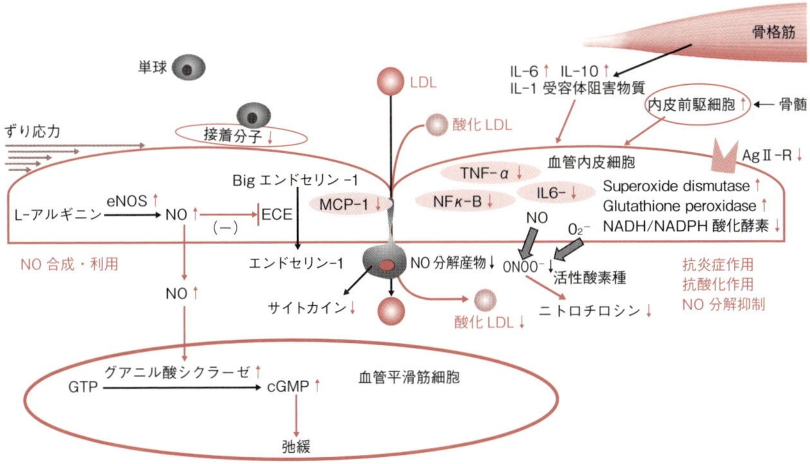

赤字および赤矢印は運動による変化を示す．
ECE＝エンドセリン変換酵素，AG II -R＝アンジオテンシン II 1 型受容体．他の略語は本文参照．

筋細胞を弛緩させて，血管拡張が生じます[1~3]．

運動は接着分子や単球走化性蛋白1（MCP-1）の発現を抑制し，白血球の血管壁への侵入を防ぎます．IL-6やTNF-αなどの炎症性サイトカインの産生や核内因子-κB（NF-κB）の発現を抑制します．この抗炎症作用が血管内皮機能を保護します．

ミオカインや血管内皮前駆細胞の意義

運動により骨格筋や脂肪組織の血流が増加し，両臓器から分泌されるさまざまなホルモン・サイトカインが変化します．最も血流が増加する臓器は骨格筋です．運動により骨格筋から分泌されるIL-1受容体拮抗物質，IL-6，IL-10やミオカインが抗炎症作用をもたらします[4)]．IL-6は病態により炎症促進と抗炎症の両面をもちます．運動は骨髄からの内皮前駆細胞や間質細胞の動員を介した血管保護効果も有します[2,5)]．

A

木庭新治

運動は血管内皮細胞の一酸化窒素（NO）合成酵素活性およびそのリン酸化を促進し，NO産生・利用を増加させます．また抗炎症・抗酸化作用を促進させます．運動により骨格筋から分泌されたさまざまなサイトカインや誘導された骨髄由来血管内皮前駆細胞などが血管内皮保護効果に関与します．

Q46 運動療法によって HDL が増えるメカニズムは？

身体活動量と HDL コレステロール（HDL-C）

【図 1】に米国のランナーにおける週の走行距離やわが国の国民栄養調査における 1 日の歩行数と HDL-C との関連を示します．運動量と HDL-C が正相関することが示されています[1~3]． 15 分以上の有酸素運動を 8 週間以上実施した運動療法の効果を非運動療法と比較したランダム化比較試験 25 研究のメタ解析では，運動療法により HDL-C が有意に増加し，HDL-C の上昇と運動時間は正相関を示しました[3]．

HDL の機能と代謝

HDL の 50% は蛋白で構成され，アポ蛋白 A I（apoA1）の他にさまざまな種類の蛋白が含まれ，HDL の機能に関連しています．HDL は細胞からコレステロールを引き抜く作用，抗酸化作用，抗炎症作用，血管内皮細胞保護作用，ステロイド産生細胞へのコレステロールの供給など多面的作用を有します．HDL の大部分は循環血中で合成され，脂質分解酵素（リポ蛋白リパーゼ：LPL，肝臓リパーゼ：HL，血管内皮リパーゼ：EL），脂質転送蛋白（コレステロールエステル転送蛋白：CETP，リン脂質転送蛋白：PLTP），レシチンコレステロールアシル転移酵素（LCAT）などの作用によりリモデリングを受けます[4]．HDL は肝臓，腎臓，副腎，精巣，卵巣に SR-B1 を介してコレステロールを供給します．ヒトでは HDL のコレステロールの大部分は CETP を介して apoB リポ蛋白に転送され，LDL 受容体や LDL 受容体関連蛋白を介して肝臓に逆転送されます[4]．ApoB リポ蛋白が受容体と一塊となって細胞内に取り込まれるのと異なり，HDL は SR-B1 でコレステロールのみ取り込まれた後，小粒子 HDL となります．したがって，HDL の合成と異化は非常に複雑で，さまざまな因子が血中濃度を規定します．

HDL 機能および代謝への運動の効果【図 2】

運動は LPL の活性を高め，カイロミクロン（CM）や VLDL の異化を促進させます．apoA1 産生を増加させ，CM レムナントや VLDL レムナントから PLTP や CETP を介して HDL との間でリン脂質や TG とコレステロールの転送が進みコレステロール逆転送系が促進します．HDL のコレステロール引き抜き能や LCAT 活性を高め，大型の HDL が増加し，HDL-C が上昇します[5]．抗酸化酵素（パラオキソナーゼ：PON）活性を高め，HDL の抗動脈硬化作用を示します[5]．

図1　運動量と HDL-C との関連

（文献 1～3 より作成）

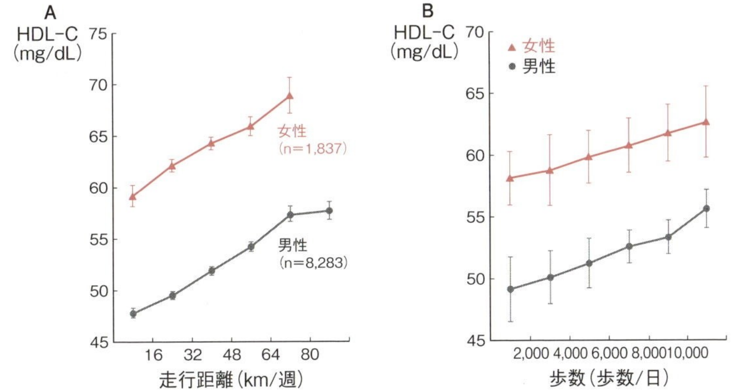

(A) 米国のランナーにおける週の走行距離と HDL-C，(B) 1 日の歩数と HDL-C との関連．

図2　リポ蛋白代謝と動脈硬化

（文献 4，5 を参考に筆者が作成）

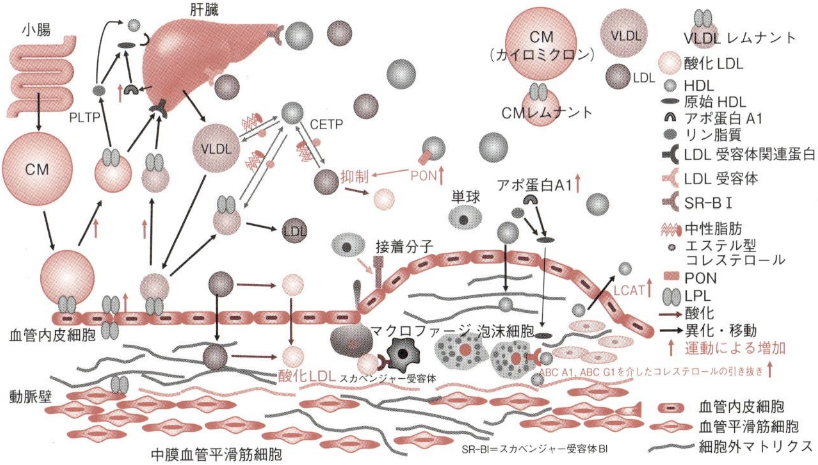

運動による効果を赤矢印で示す．略語は本文参照．

A

木庭新治

身体活動量の増加が HDL コレステロール（HDL-C）と正相関することは国内外の疫学調査で実証されています．運動は HDL の機能を高め，コレステロール逆転送系を促進させ HDL-C を上昇させます．食事内容や HDL 代謝関連因子の遺伝子変異は HDL-C 上昇を修飾します．

Q47 運動療法によって抑うつが改善するメカニズムは？

心疾患の抑うつ合併率は高く，予後に悪影響を及ぼします

心疾患患者の約30%が，抑うつ状態，不安などを引き起こし，心不全患者の死亡や心イベント発生など，余命や予後に大きく影響しています[1)].

また，患者本人のみならず家族も長期間その精神症状によって苛まれるといわれています．うつ病を合併している症例では心室頻拍，心室不整脈による突然死が高率であるといわれています[2)].

大うつ病の発症により初発心疾患患者における1年以内の心イベント発生率が2倍になると予測されおり，その後5年間において心イベントによる死亡率が高まると報告されています[3)]．特に，抑うつは，急性心筋梗塞後の予後に悪影響を及ぼします．

運動・身体活動には抑うつ低減効果があります

18歳以上のうつ病患者を対象に，運動・身体活動の介入効果を標準治療，無治療，プラセボと比較したRCT研究におけるメタ分析を行った結果，その効果量（Standardized Mean Difference：SMD）は，−0.67（95%信頼区間：−0.90〜−0.43）であり，運動・身体活動介入は抑うつ改善に中程度の軽減効果があると報告されています[4)].

運動・身体活動の抑うつ軽減メカニズムには主にIGF-1とBDNFが影響しています

運動・身体活動の抑うつへの効果について，初期のころのメカニズムとして，①運動・身体活動によりモノアミン（セロトニン・ノルアドレナリン・ドパミン）が増加すること，②運動・身体活動により心拍変動や圧受容体反射が改善し，交感神経活性の抑制と副交感神経活性の増強が認められること，③運動・身体活動によりストレスホルモンである副腎皮質ホルモンが代謝されること，などが考えられていました．

最近の研究では，運動・身体活動によりセロトニン3受容体（5-TH3）が刺激され[5)]，このセロトニン3受容体により海馬においてインスリン様成長因子-1（insulin-like growth factors-1：IGF-1）の分泌が促進され，IGF-1が脳由来神経栄養因子（brain-derived neurotrophic factor：BDNF）の分泌を増加させます[6,7)]．脳内のBDNFが多くなると脳の神経新生が活性化され[7,9)]，セロトニンやノルアドレナリン

図　運動・身体活動によるうつ低減メカニズム

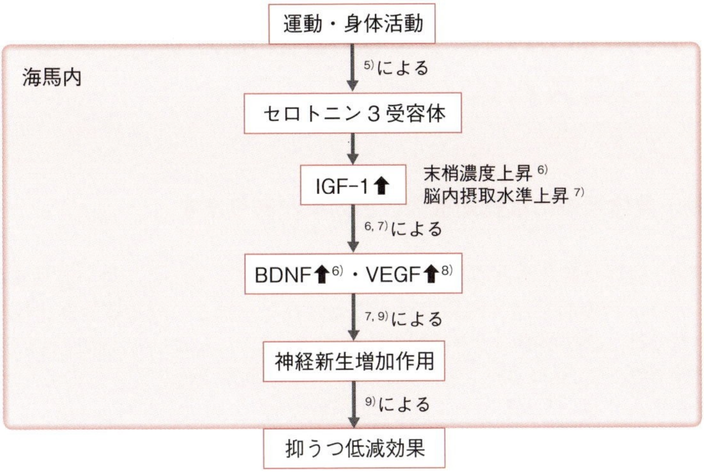

などを分泌する神経も増えるため，抑うつ症状が改善されると考えられます．

BDNF は脳の神経細胞が正常に機能するために必要で，抑うつ患者では血中濃度が低下しています．さらに，ストレス状態では脳の前頭前野・海馬を中心とした部位の萎縮や BDNF 低下が生じ，それが抑うつ状態を引き起こすと考えられています．また，神経再生に及ぼす運動効果において，血管内皮増殖因子（vascular endothelial growth factor：VEGF）の重要性も報告されており[8]，神経再生を高める末梢と中枢において複数の栄養因子が関与しています．以上のメカニズムについて【図】に示しました．

A

石原俊一

運動・身体活動による抑うつ改善のメカニズムとしては，「運動・身体活動によりセロトニン３受容体が刺激され，海馬においてインスリン様成長因子-1 の分泌が促進，インスリン様成長因子-1 によって BDNF の分泌が増加，脳内の BDNF が多くなると脳の神経新生の活性化，以上より抑うつ症状が改善される」と考えられます．

Q48 運動療法によって認知機能が改善するメカニズムは？

運動・身体活動には認知機能改善効果があります

運動・身体活動による認知機能改善効果について，認知症でない高齢者に対して，40 ～ 50 分の歩行を週 3 回程度行う群と行わない群との認知機能を比較した結果，歩行群では，認知機能の改善が報告されています [1)]．なかでも，物忘れを自覚している健常者に，50 分の歩行を週 3 回行う中等度の身体活動を 6 カ月行ったところ，健康教育のみを受けた群に比較して，認知機能のテスト（Alzheimer Disease Assessment Scale: ADAS-Cog）の得点が有意に改善しました [2)]．また，週 1 ～ 2 回のレジスタンストレーニングも認知機能を改善させるという報告があります [3)]．

運動・身体活動の認知機能改善メカニズムでは IGF-1 と BDNF が重要です

運動療法の認知機能改善メカニズムとしては，抑うつのメカニズム（Q47）でも紹介したインスリン様成長因子 -1（IGF-1）や脳由来神経栄養因子（BDNF）の脳内発現が，運動・身体活動により促進され，海馬領域の可塑的変化が生じると報告されています．BDNF による認知機能向上のメカニズムとしては，BDNF により，神経伝達物質の放出調整を行う繊維蛋白質であるシナプシン I の活動が生じることで，神経処理速度が向上すると考えられています．また，神経細胞ニューロン間の恒久的持続を確立する蛋白質を転写・翻訳するために必要な cAMP 応答配列結合蛋白が，BDNF によって活性化され，その結果，長期記憶機能が向上すると考えられます [4)]．さらに，学習・記憶を担う海馬は，生涯にわたり新たな神経が生まれる（成体海馬神経新生）ことから可塑性が高く，運動・身体活動の効果が出やすい脳部位だといわれています．運動・身体活動は，成体海馬神経新生を高めることや海馬におけるエネルギー代謝に影響することで，海馬機能を向上させることが明らかとなっています [5)]．海馬には神経幹細胞があり，そこからアストロサイト細胞に分化しますが，アストロサイト細胞から作られるウイント 3 は神経幹細胞から神経細胞への分化を促し，神経幹細胞の β カテニンが安定化されます．安定化した β カテニンは核内に移行し，他の転写因子である T 細胞因子（T Cell Factor：TCF），リンパ系エンハンサー因子（Lymphoid Enhancer Factor：LEF）と複合体を形成し，この複合体が神経幹細胞から神経細胞への分化を決定する制御配列を認識することが明らかにされています [4)]．さらに，アストロサイト細胞は加齢，疾病，ストレスなどによりウイント 3 の産生量を減少させることが報告されていますが，運動・身体活動により老化した脳内でもウイント 3 の産生が高められ，結果的に海馬での神経新生を促進させます．つまり，

図　身体活動における高齢者の認知機能低下リスク軽減効果に関するエビデンス（文献6を改変）

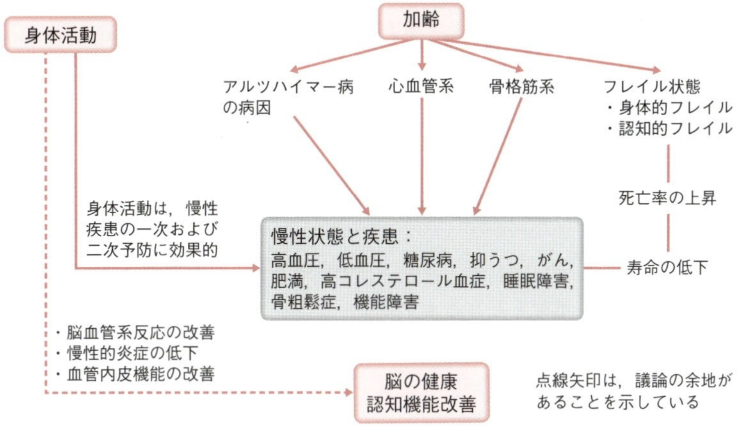

運動・身体活動がゲノム応答に影響を及ぼして高齢者における海馬の萎縮防止に有効となることが示唆されています．

さらに，アセチルコリンは，学習時の重要な神経伝達物質であり，加齢とともに海馬における放出が減少します．運動・身体活動は，海馬におけるアセチルコリンレベルを上昇させ，神経新生を促す可能性も示されています[4]．

高齢者では認知的機能の改善や予防に中等度の運動・身体活動が有効です

【図】は，身体活動が心身の健康を促進する重要な行動的要因であることを示すエビデンスをまとめたものです[6]．現段階では，運動・身体活動の認知機能に対する改善および予防効果が報告されており，中等度の運動・身体活動が，高齢者の心身の健康にとって有効であるとされています．適度な強さの有酸素運動，レジスタンストレーニング，ストレッチングなどは，高齢者において認知的機能の改善や認知機能低下の予防に有効であるとされています[6]．

A

石原俊一

運動・身体活動による認知機能の改善のメカニズムとしては，BDNF，IGF-1 の脳内発現の向上やアセチルコリンの上昇が，運動・身体活動により促進され，海馬領域の可塑的変化が生じることにより，学習・記憶の改善がなされることが考えられています．

Q49 ウォーミングアップは必ずしなければなりませんか？

ウォーミングアップは酸素搬送系に効果があります

ウォーミングアップは運動療法を安全に実施するためには必要であり，心疾患患者や高齢患者では特に重要となります．ウォーミングアップの意義は，酸素搬送系を構成する肺，心臓，血管，骨格筋に分けて考えると理解しやすくなります【図1】．

肺，心臓，血管への効果

肺に対する効果は，酸素取り込み能の改善です．安静時では肺胞換気は上肺で多く，血流は下肺で多いことから，肺内では換気血流不均衡が生じています．ウォーミングアップにより末梢骨格筋のポンプ作用で静脈還流量が増加し，心拍出量が増加します．心拍出量の増加による肺循環量の増加と，運動刺激による交感神経活性より換気量が増加することで，換気血流不均衡は改善します．これにより生理学的な死腔が減少し，過剰な換気の増加が抑えられ，酸素の取り込み能が改善します．

心臓への効果は，心筋血流量の増加と左室収縮能の改善です．ウォーミングアップなしの急激な運動では，健常人でも60～70%の割合で心筋虚血と左室収縮能低下が生じるとされています[1)]．したがって，心筋血流量と左室収縮能の増加には一定の時間が必要になります．また血管に対する効果は，血流量増加に伴うずり応力の増加から運動筋の血管が拡張し，血管抵抗（後負荷）が減少します．特に，動脈硬化が進行した患者や重度の糖尿病患者，血管拡張能が低下している重症心不全患者や高齢患者では血管拡張に時間を要するため，時間を長く設定する必要があります．

図1　酸素搬送系の歯車

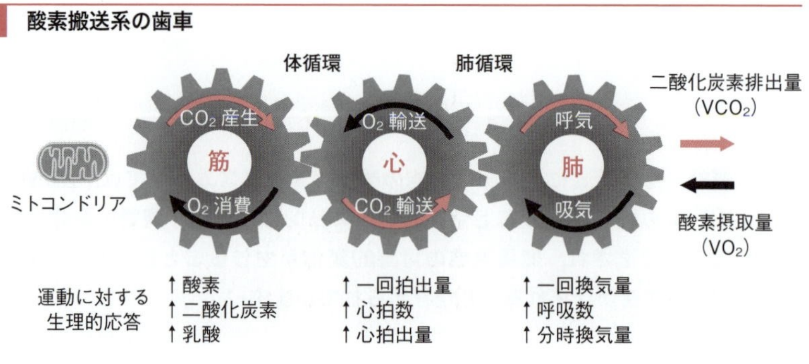

図2 運動開始後の時間とエネルギー供給

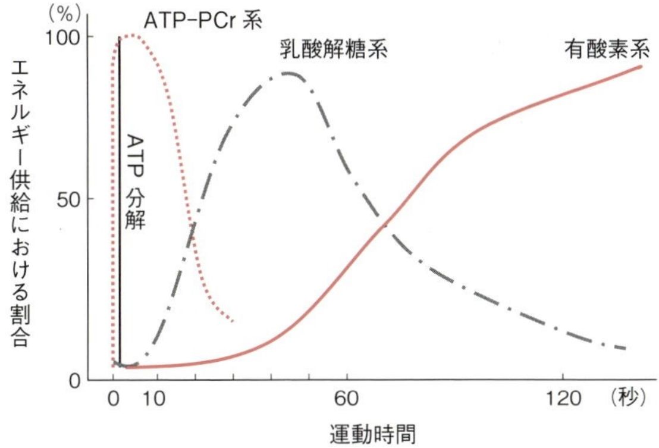

末梢骨格筋への効果

末梢骨格筋に対する効果は，機能的側面と代謝的側面の2つがあります．機能的側面は，ウォーミングアップにより筋・関節結合組織の柔軟性を高め，関節可動域を広げることで骨格筋の障害（傷害）予防に重要となります．また代謝的側面は，一般的に運動開始直後は筋内のATP分解とATP-PCr系によりエネルギーを産生し，その後は乳酸解糖系を経て有酸素系によるエネルギー供給へと移行します【図2】．ウォーミングアップにはこれらのエネルギー供給系を有酸素系へと円滑に移行させ，過剰な乳酸の産生を抑えることによって，過剰な換気亢進やカテコラミン分泌を抑える効果があります．これを考慮するとウォーミングアップは低強度であることが望ましいと考えます．またウォーミングアップによる熱産生やpHの変化により，末梢骨格筋での酸素解離曲線を右方へシフトさせ，末梢で酸素を取り込みやすい状態にしています．

A

河野裕治

ウォーミングアップは必要です．一般的には低強度の運動を実施しますが，身体機能や体力が低下した患者ではストレッチングなどでも十分なウォーミングアップの効果が得られます．また高齢患者や重症心不全など臓器機能が低下した患者ではウォーミングアップの時間を長めに設定することも重要となります．

Q50

有酸素運動とレジスタンストレーニング，どちらを先に行えばよいでしょうか？

運動療法の目的によって，どちらを先にするかが決まります

有酸素運動とレジスタンストレーニングでは得られる効果が異なります．また，トレーニングの順番によっては，運動効果が無駄になってしまうことがありますので注意が必要です．したがって，トレーニングの目的を明確にしておく必要があります．筋力（筋肉量）を増やしたい，運動耐容能を高めたい，体重を減らしたい，など目的によって最適な順番が変わってきます．

筋力（筋肉量）を増加させたいならレジスタンストレーニングを先に

筋肉をつけたい（筋肥大させたい）のであれば筋力トレーニングを先に実施します．レジスタンストレーニング前に有酸素運動を実施すると，有酸素運動中に増加した遊離脂肪酸によりレジスタンストレーニングに高められるはずの成長ホルモンの分泌が抑制されます【図】[1]．また有酸素運動の疲労により筋に十分な負荷量がかけられないことも考えられます．いずれにせよ，筋力や筋肉量の改善に阻害する因子が多いた

図　運動後の血清成長ホルモン濃度の推移（文献1より）

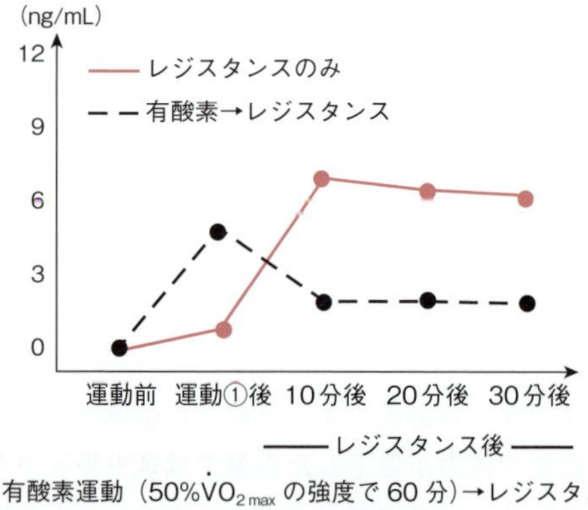

点線は有酸素運動（50%$\dot{V}O_{2max}$の強度で60分）→レジスタンストレーニング（10 RM × 4 セット）の順で実施し，点線は有酸素運動（50%$\dot{V}O_{2max}$の強度で5分）→レジスタンストレーニング（10 RM × 4 セット）の順で実施した．レジスタンストレーニング前に有酸素運動をした群（点線）では，レジスタンストレーニング後の成長ホルモンの分泌が抑制されている．

め，筋力や筋肉量の改善目的で運動処方をする場合はレジスタンストレーニングを先にするとよいでしょう．

運動耐容能を高めたいなら有酸素運動を先に

運動耐容能を高めたいのであれば有酸素運動を先に実施します．この点に関しては明確な生理学的背景はありません．一般的に，運動耐容能の改善には最大酸素摂取量の 60 ～ 70% の強度で 30 分以上継続した運動が推奨されています[3)]．レジスタンストレーニングによる筋疲労は，有酸素運動中の運動強度を低下させ，心肺機能に対して十分な負荷とはならない可能性があります．この状態では効率的な運動耐容能の改善は得られません．

減量の場合はレジスタンストレーニングを先に実施します

有酸素運動前にレジスタンストレーニングを実施すると，レジスタンストレーニングによって分泌されたアドレナリンや成長ホルモンにより血液中の遊離脂肪酸が高まります．この状態で有酸素運動を実施すると，骨格筋での脂質分解能や利用能が高まります[2)]．その結果，効率的に脂肪を減少させることができます．実際，同じ時間の有酸素運動であっても，レジスタンストレーニング後に行うことで，脂質代謝が 20%ほど上昇することも確認されています．

A

河野裕治

有酸素運動とレジスタンストレーニングは運動療法の中核となるため，両方必要です．しかし，運動療法の目的によって実施する順番を考慮することは重要です．どのような効果を目的としているかを明確にし，適切に運動処方を行ってください．

Q51 エルゴメータとトレッドミルはどう使い分ければよいですか?

エルゴメータとトレッドミルで運動耐容能に違いが出ます

日本人を対象としたItoh[1]の報告【表1】によると，エルゴメータに比べトレッドミルのほうが酸素摂取量は高値を示します．その理由としてエルゴメータは脚伸展筋群がおもな駆動筋群ですが，トレッドミルは歩行に合わせて上肢を振るなど全身の筋肉を使うためです．さらに性別では女性に比べ男性のほうが酸素摂取量は高値を示します．その理由としては女性の筋力は低く，男性の筋力は高いといった性差による影響があります．

エルゴメータとトレッドミルの利点と欠点は何でしょう

エルゴメータは座位姿勢での運動です．利点は運動中の転倒リスクはなく，心電図も血圧測定もノイズの混入が少なく，データサンプルには向いていることです．欠点は，在宅で散歩を処方する場合，負荷強度の調整が必要なことです．トレッドミルは歩行姿勢での運動です．利点は，歩行運動は特別な練習も必要なく在宅でよく行われ，負荷強度の調整が必要ないことです．欠点があるとすれば運動中は転倒リスクを伴い，心電図や血圧測定へのノイズの混入が多く，データの解釈に経験が必要であることです．

表1　測定機器別性別の最高酸素摂取量予測式　（文献1より改変）

測定機器＼性別	男性	女性
エルゴメータ	y＝−0.272x＋42.29	y＝−0.1960x＋35.38
トレッドミル	y＝−0.509x＋61.06	y＝−0.208x＋40.55

表 2　運動様式別の大腿四頭筋平均整流平滑化値（文献 2 より改変）

動作	大腿四頭筋
歩行（4 km/h）	5.7 ± 1.8
ペダリング（60 W）	10.1 ± 9.3
スクワット（60 回 / 分）	26.0 ± 10.0

（% 平均整流平滑化値）

エルゴメータとトレッドミルを上手に使い分けましょう

運動処方の基本は有酸素運動と無酸素運動を組み合わせた内容にすることですが，有酸素運動としてはエルゴメータもトレッドミルも有効な機器です．岩下[2)]の報告ではトレッドミル（歩行），エルゴメータ（ペダリング）の順に大腿四頭筋の筋活動が増加しますが，スクワット（筋力強化）が最も筋活動量は大きく，無酸素運動に向いていることになります【表 2】．エルゴメータは有酸素運動と無酸素運動両方の効果が期待できます[3)]．特に重症例では心機能と下肢筋力ともに低下している場合が多く，エルゴメータの有用性が報告されています[4)]．その他，下肢の痛みや過体重など下肢の荷重調整が必要な場合はエルゴメータが用いられますが，トレッドミルで荷重調整を行った報告などもあり工夫次第で有効な使い分けが可能です[5)]．

A

渡辺　敏

エルゴメータに比べトレッドミルのほうが，さらに女性に比べ男性のほうが酸素摂取量は高値を示します．有酸素運動としてはエルゴメータもトレッドミルも有効で，無酸素運動としてはトレッドミル，エルゴメータ，スクワットの順に大腿四頭筋の筋活動が増加します．

Q52 心臓外科手術の胸骨正中切開の場合，いつから上肢の運動を始めればよいでしょうか？

胸骨正中切開の治癒過程や合併症を理解しましょう

一般的に骨癒合は3～数カ月で完成するといわれていますが，遠隔期での胸骨離開などの報告も散見されます[1)]．その原因としては感染・糖尿病・肥満などいくつかの要因が報告されており，合併症のある症例は注意深い観察が必要です[2)]．手術直後の急性期では感染予防はいうまでもありませんが，ベッドアップ後両上肢で胸郭を抱え，寝返りしながら端座位をとる，など急性期の離床の方法にも一定の配慮が必要です．

胸骨正中切開でADL障害は認めるのでしょうか

胸骨正中切開後のADL障害【図1】については米澤がDisabilities of the Arm, Shoulder and Hand（DASH）を用いて報告しています[3)]．痛み・力が入らない・こわばり・自信がないなど，胸骨正中切開が誘因と考えられるADL障害を認めています．このような問題に対してはストレッチ・筋力強化を中心とした運動療法が必要です．しかし肩より上に上肢を挙上する場合は両手動作がよいとされており，術後3～数カ月は注意を呼びかける必要があります．また荷物の運搬も手提げ袋を片手で提げるより，両手で抱えるかリュックサックなど両肩に均等に負荷のかかる方法をとるほうがよいでしょう．

図1　胸骨正中切開の有無によるADL障害　（文献3より改変）

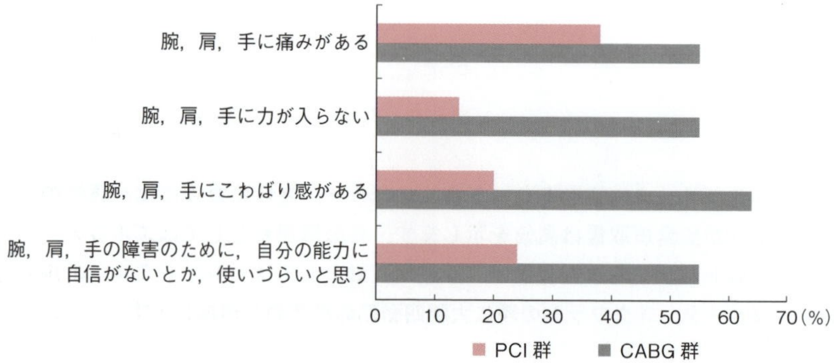

図 2　上肢の筋力強化運動（患者指導用プリント）

筋力強化運動は 3 秒かけて挙げ，6 秒かけてゆっくりおろしましょう．
1 セットごとに 10〜20 秒休憩をとりましょう．

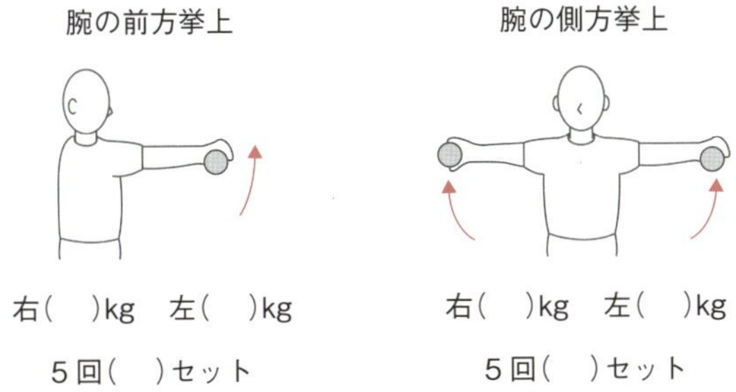

いつからどの程度の運動を始めればよいでしょう

ガイドラインには手術後 5 〜 8 週間は上肢挙上時の負荷は 2.2 〜 3.6 kg 以下にし，痛みがなければ 1.3 kg 程度のものを持ち上げることは許可すると記載されています[4)]．痛みやこわばりの予防や改善にはストレッチングを用い，首・肩・上腕など胸郭に付着する筋肉の伸長とリラクゼーションを図ります．胸骨の捻転や剪断力が働かなければ手術後早い時期から実施可能です．【図 2】に示す上肢の筋力強化は前述の実施時期と負荷強度を守り，肩関節 90° 屈曲や外転運動を行います．筋力強化運動でも両手動作で胸骨の捻転を防ぎ，肩関節 90° までで胸骨の剪断力を防ぐことが重要です．

A

渡辺　敏

痛みやこわばりの予防や改善にはストレッチングを用い，首・肩・上腕など胸郭に付着する筋肉の伸長とリラクゼーションを，手術後早い時期から行います．上肢の筋力強化は手術後 5 〜 8 週間は上肢挙上時の負荷は 2.2 〜 3.6 kg 以下で，肩関節 90° 屈曲や外転運動を実施します．

Q53 レジスタンストレーニングはいつ始めればよいのでしょうか？

筋力強化を目的とするレジスタンストレーニングは，監視型による有酸素運動を中心とした運動療法を一定期間実施したのちに開始します

レジスタンストレーニングの開始時期については，米国心臓病協会（AHA），米国心血管・呼吸リハビリテーション協会（AACVPR），米国スポーツ医学会（ACSM）などから基準が示されています．おおむね心筋梗塞，心臓外科手術症例は，発症もしくは術後5週間，経皮的冠動脈形成術（PCI）症例は術後3週間が，1回反復最大負荷（1 RM）の50%以上の負荷による筋力や筋持久力強化を目的としたレジスタンストレーニングの開始時期とされています．いずれの疾患においても，監視型運動療法へ4週間参加した後に開始するのが望ましいでしょう．一方，これらの開始時期の基準を満たしている症例でも，血圧管理，不整脈，うっ血性心不全のコントロールがされていない患者は，レジスタンストレーニングの禁忌に該当することを忘れてはなりません．

胸骨正中切開を伴う心臓血管外科手術後の患者では，術後早期からの筋力強化を目的とする上肢のレジスタンストレーニングは控えます

胸骨切開による心臓外科手術を行った患者では，胸骨の骨癒合遅延，骨離開のリスクを回避する必要があります．そのため，通常，骨癒合が得られる8週間程度は，上肢のレジスタンストレーニングは避けることが望ましいでしょう．さらに，レジスタンストレーニングを開始する際には，上肢の活動時に胸骨切開部の疼痛や胸骨の動揺性がないかを確認することが重要となります．一方，上肢の過度の安静は，胸骨切開周囲の軟部組織の癒着や頸部～上肢帯の疼痛を招くことから，頸部，肩関節，肩甲骨周囲筋の可動域の維持を目的とする運動やストレッチを実施することが推奨されています．

デコンディショニングの予防や是正を目的とした，ベッドサイドや自宅で行う重錘やトレーニングチューブを用いた基本的な筋力トレーニングは，病態が安定すれば入院期から実施可能です

軽めの重錘（< 1.5 kg）やトレーニングチューブを用いた神経-筋のコーディネーションの向上を目的とした，低負荷による基本的なレジスタンストレーニングは，病態が安定していれば入院期からの開始も可能です．しかしながら，過度の血圧上昇を回避するため，静的（等尺性）レジスタンストレーニングではなく，動的（等速性）レジスタンストレーニングを選択することが望ましいでしょう．また，レジスタンストレーニング中のいきみ（ヴァルサルバ法）による血圧上昇を回避するように十分に呼吸法を指導する必要があります．

A

齊藤正和

レジスタンストレーニングの開始時期は，診断名や治療法，心臓血管外科手術の切開部位，トレーニングの目的により異なりますが，筋力強化を目的としたレジスタンストレーニングでは，いずれにおいても監視型運動療法に 4 週間参加したのちに開始することが望まれます．

Q54 レジスタンストレーニングの負荷はどのように決めればよいのでしょうか？

トレーニングの目的に応じてレジスタンストレーニングの負荷を決定します

レジスタンストレーニングは目的に応じて，①プレトレーニング（pre-training），②筋力/筋持久力強化トレーニング（resistance/endurance training），③筋力強化トレーニング（strength training, muscle build-up training）に分類されます【図】．プレトレーニングでは，骨関節系の疾病罹患の予防を目的に正しいトレーニング方法の確認ならびに神経-筋のコーディネーションの改善を目的に1回反復最大負荷（1 Repetition maximum：1 RM）の30％未満，自覚的運動強度（Borg指数＜12）にて5～10回反復（1～3セット）実施します．筋持久力/筋力強化トレーニングでは，筋持久力の向上を目的に1 RMの30～40％未満（Borg指数12～13）にて12～25回反復（1～3セット）から実施します．また，筋力強化トレーニングでは，筋肉量増加（筋肥大）や筋力改善を目的に1 RMの40～60％未満（Borg指数＜15）にて8～15回反復（1～3セット）から実施します．

図　心臓リハビリテーションにおける目的別のレジスタンストレーニングプログラム

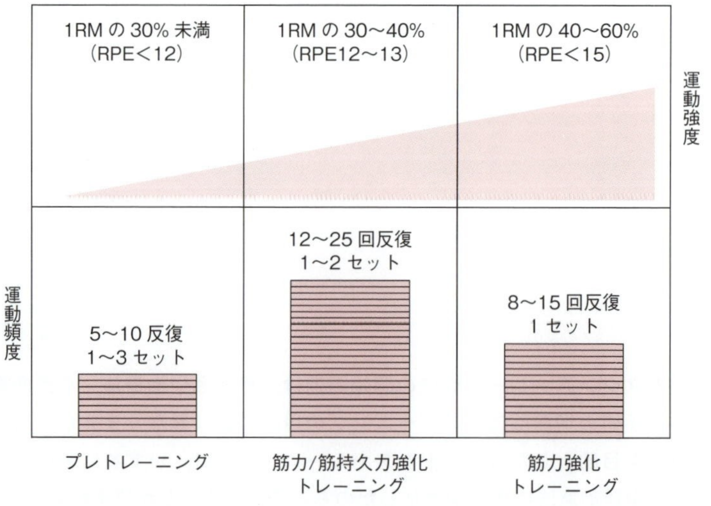

一般的に高齢心不全症例や重症心不全症例などでは，1 RM などの最大筋力テストではなく，10 RM などの最大下筋力テストにて決定することが推奨されています

1 RM などの最大筋力テストは，一般的に重症心不全患者や高齢心不全患者には不向きであり，1 RM の 70 ～ 80% 程度に相当する 10 ～ 15 RM による筋力テストが実施されます．10 ～ 15 RM により得た運動負荷から間接法を用いて 1 RM を算出し【表】，トレーニングの目的に応じた運動強度でレジスタンストレーニングを実施し，呼吸循環動態や自覚的運動強度によりトレーニングの負荷を漸減 / 漸増して調整します．

間接法：12 RM が 30 kg の場合 30 kg ÷ 0.7 = 43 kg

筋力強化トレーニングを目的とする場合 43 kg × 0.4 ～ 0.6 = 17 ～ 26 kg

表 レジスタンストレーニングのトレーニングの負荷と反復回数の関係

%1 RM	繰り返しが可能な回数
60	17
70	12
80	8
90	5
100	1

（文献 6 をもとに作成）

レジスタンストレーニングの効果を十分に得るには，呼吸循環動態および自覚的運動強度を指標に負荷量を漸増させることが重要になります

レジスタンストレーニングの負荷を漸増する方法には，①反復回数を増加させる，②セット数を増加させる，③運動負荷を増加させる，④セット間もしくは反復運動間の休息時間を漸減する，があります．レジスタンストレーニング開始当初は，反復回数を増加させることでトレーニングの負荷を漸増することが推奨されています．当初設定したレジスタンストレーニングの運動負荷に対する自覚的運動強度が低下してきたら，呼吸循環動態の変動にも配慮しながら 5%程度運動負荷を漸増します．そのため，上肢のレジスタンストレーニングでは，およそ 2 ～ 5 ポンド（1.0 ～ 2.5 kg 程度），下肢のレジスタンストレーニングでは，およそ 5 ～ 10 ポンド（2.5 ～ 5.0 kg）を目安に漸増します．

A

齊藤正和

1 RM の直接法もしくは 10 ～ 15 RM から間接法にて推定した 1 RM を用いて目的に応じてトレーニング負荷を決定し，レジスタンストレーニング中の呼吸循環動態や自覚的運動強度に応じてトレーニング負荷を漸増 / 漸減して調整します．

Q55 インターバルトレーニングの適応と方法を教えてください

インターバルトレーニングの適応は

【図】に高強度および中強度インターバルトレーニングの概念図を示しました．インターバルトレーニングは，運動と安静，または，強度の異なる運動を交互に繰り返す運動療法手段のひとつです．心疾患患者に用いられているインターバルトレーニングには大きく分けて２つあり，高強度インターバルトレーニングと中強度インターバルトレーニングがあります．

高強度インターバルトレーニングは，近年，虚血性心疾患患者や心不全患者において介入研究が行われ，単施設の介入研究では運動耐容能や心機能の改善に中強度の運動より有効であるとの報告もありますが[1]，その適応基準や効果と安全性についてまだ一致した見解がありません．最近報告された，高強度インターバルトレーニングの多施設介入研究（SMARTEX-HF[2]，SAINTEX-CAD[3]）では，中強度の持続的な有酸素運動と効果は変わらないとされています．単施設と多施設での研究結果が異なる背景には，処方強度の遵守率の違いが大きな要因であることも指摘されています[4]．適応としては，少なくとも心不全が安定しており，症候限界性運動負荷試験に

図　インターバルトレーニングの概念図と運動処方の実際

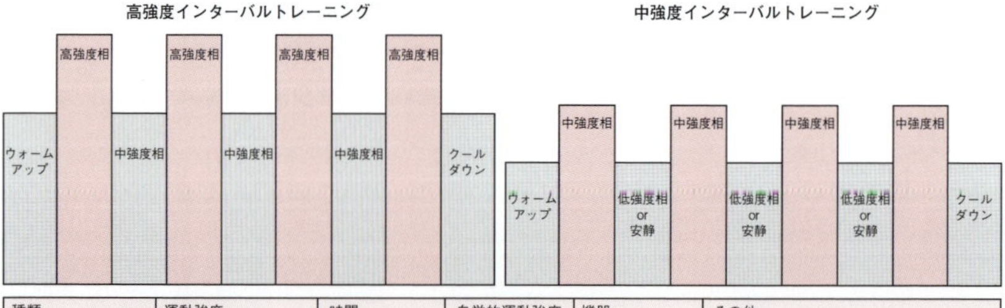

種類	運動強度	時間	自覚的運動強度（Borg 6～20）	機器	その他
高強度インターバル	高強度相： ・80～100% peak HR 中強度相： ・64～76% peak HR ・40～59% HRR	計20～50分 高強度相： 30秒～5分/set 中強度相： 30秒～5分/set	高強度相 14～17 中強度相 12～13	・トレッドミル ・エルゴメータ ・平地歩行 ・上り坂	・高強度インターバルの有効性・安全性は確立されていない ・ウォームアップ/クールダウン：5～15分（導入初期，重症例では長めにウォームアップを行う） ・負荷強度は，週単位で見直し，状態が安定していれば漸増することを考慮する． ・高強度インターバルで，運動耐容能のより大きな改善を得るためには，高強度相で目標心拍数の運動時間を２分以上確保する
中強度インターバル	中強度相： ・64～76% peak HR ・40～59% HRR 低強度相 or 安静 ・≦45% peak HR ・<40% HRR ・無負荷	計20～50分 中強度相： 30秒～5分/set 低強度相： 30秒～5分/set	中強度相 12～13 低強度相 ≦11	・トレッドミル ・エルゴメータ ・平地歩行	

HRR：心拍予備能

おいても心筋虚血や重症不整脈を認めないことが最低条件になります．これに加えて，運動療法に対するアドヒアランスが良好な患者であることも重要と考えられます．

中強度インターバルトレーニングは，安静または低強度と中強度の有酸素運動を繰り返す方法で，運動療法の導入初期や[5)]，運動耐容能低下，筋力・筋持久力低下を認める患者などが適応になります．これらの患者に対して，運動療法を導入する際にコンディショニングとして取り入れることで，スムーズに運動療法を施行することができます．

インターバルトレーニングの方法は？

【高強度インターバルトレーニング】

高強度インターバルトレーニングの統一された定義はありませんが，高強度相が最高心拍数の 80 ～ 100% に到達するような間歇的運動を高強度インターバルトレーニングとすることが提唱されています[6)]．また，最近の多施設介入研究では，高強度相の目標心拍数を最高心拍数の 90 ～ 95%に設定する方法が汎用されています．実際の負荷強度の設定においては，高強度相において運動機器の強度設定を上げても，心拍数が上昇するまでにタイムラグがあります．高強度相の最後の 2 分間に目標心拍数に到達した状態になるように調節することが重要と考えられています．

【中強度インターバルトレーニング】

中強度の定義は，米国スポーツ医学会のガイドラインでは心拍予備能の 40 ～ 59%，最高心拍数の 64 ～ 76%となっています．対象者の疲労の状況により，安静または低強度（心拍予備能≦40%，最高心拍数≦45%）の運動と中強度の運動を交互に行います．また，運動負荷試験を施行していない場合は，Borg 指数で中強度相を 12 ～ 13，低強度相を 11 以下として運動強度を設定する方法でも実施可能です．

A

神谷健太郎

インターバルトレーニングには高強度と中強度インターバルトレーニングがあり，高強度インターバルトレーニングの適応はいまだ定まっていません．中強度インターバルトレーニングは，低体力患者などに対して運動療法を導入する際に取り入れることで，スムーズに運動療法を施行することができます．

Q56

クーリングダウンは必要ですか？

クーリングダウンの目的・効果は？

【運動後低血圧・心筋虚血・不整脈の予防】

有酸素運動を急激に中止することにより，筋ポンプ作用による静脈還流の急激な減少で心臓は空打ち状態となります．加えて，急激な副交感神経の再活性による心拍数や1回拍出量の低下も相まって，心拍出量は減少します．一方で，運動中は骨格筋への血流再配分や運動による体温上昇の影響で末梢血管抵抗は低下した状態であり，運動直後にもすぐには安静の状態には回復しません．その結果，運動直後の過剰な血圧低下や心筋虚血，不整脈が惹起されると考えられています．クーリングダウンには，運動直後の循環動態の変化を緩徐にし，これらの悪影響を予防する効果が期待できます．

【乳酸除去の促進】

クーリングダウンが乳酸除去に与える影響について，おもにアスリートを対象とした研究が行われてきました．クーリングダウンとして有酸素運動を行うのと（アクティブリカバリー），マッサージや安静（パッシブリカバリー）にするのとで運動後の乳酸除去率を比較した研究では，有酸素運動を行うほうが乳酸除去率が高い結果でした【図1】[1]．クーリングダウンにより乳酸除去率が向上する理由として，骨格筋への酸素運搬の増加による乳酸の酸化や血流による洗い出し効果などが挙げられます．嫌気性代謝閾値以下での有酸素運動では乳酸が蓄積しませんが，それ以上の強度での運動やレジスタンストレーニング後は，乳酸除去の観点からもクーリングダウンが重要です．

図1 クーリングダウンの運動強度と乳酸除去率の関係（文献1より）

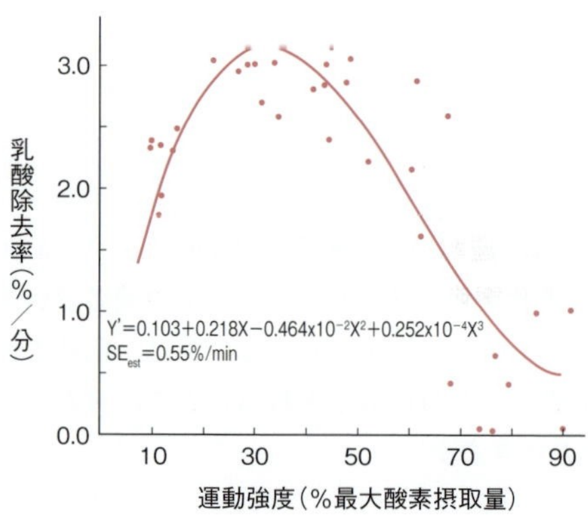

IV — 運動療法

図 2　クーリングダウンの運動強度・時間と乳酸除去率の関係（文献 4 より）

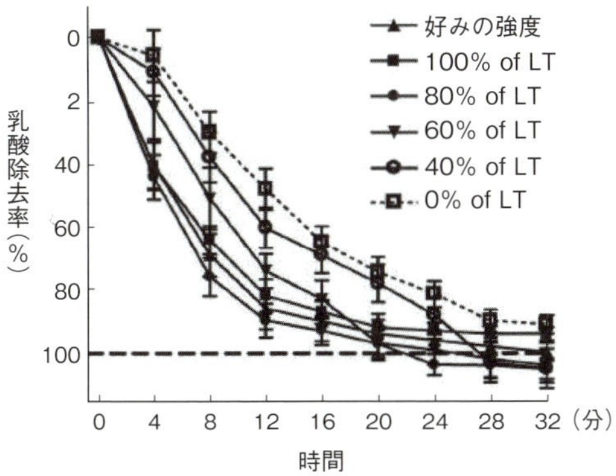

乳酸性作業閾値の 80 ～ 100％の運動を 10 分程度行うことにより，蓄積した 80％ の乳酸を除去できることがわかる．LT：乳酸性作業閾値

クーリングダウンの方法は？

効果的なクーリングダウンの方法について，心疾患患者では研究が少ないのが現状です．クーリングダウンのおもな目的が，有酸素運動後の循環器合併症の予防であれば，低強度で 5 ～ 10 分の有酸素運動を行います．心機能の低下した重症患者，高齢者においては，より長めにクーリングダウンを行うことも考慮します．一方で，高強度運動やレジスタンストレーニングによる乳酸などの代謝産物の除去や遅発性筋痛（DOMS）の予防においては，中強度の有酸素運動が効果的です．アスリートを対象とした研究では，最大酸素摂取量の 50 ～ 70% 程度の運動強度や[1,2]，乳酸性作業閾値の 80% 程度の強度[3,4]で 10 分程度のクーリングダウンを行うことにより，安静や低強度で運動するよりも乳酸除去率がよいことが報告されています【図 2】．よって，乳酸の蓄積を伴うような高強度の運動やレジスタンストレーニング後では，これらの強度や時間が目安になります．

A

神谷健太郎

クーリングダウンは，運動後の低血圧，心筋虚血，不整脈の予防や，乳酸など運動による代謝産物の早期除去のために必要です．クーリングダウンは低強度から中強度の有酸素運動を 5 ～ 10 分行うことを基本とし，高強度運動後，心機能の低下した重症患者，高齢者などではより長めに行うことも考慮します．

Q57 運動中や運動後に血圧が下がることがあるのはなぜ？

運動中の血圧低下は要注意．緊急事態の場合もあります

一般に運動を開始すると，副交感神経の抑制と交感神経の亢進により心拍数や血圧は速やかに上昇します．弱い運動では数分以内に上昇は止まり定常状態になります．強い運動では，定常状態は認めずに心拍数や血圧は上昇を続けますが，心機能障害や重度の脱水症，過度な頻脈などが生じると血圧は上昇することができずに低下します．原因としては冠動脈疾患，弁膜症，心筋症，不整脈などが疑われます．このように運動強度に見合った分の血圧上昇ができない場合や，運動中の血圧の低下は血行動態の破綻として位置づけられ極めて危険な徴候といえます．時にはめまいや吐き気，重症の場合には意識障害を引き起こしますので，すぐに運動を中止する必要があります．また，運動処方をする際には，血圧低下の起こらない強度に設定する必要があります．

運動後の血圧低下，失神に注意

そもそも血圧は，心拍出量と末梢血管抵抗で決まります（**式①**，**式②**）．

式①：血圧＝心拍出量×末梢血管抵抗

式②：心拍出量＝一回拍出量×心拍数

運動中は一回拍出量，心拍数，末梢血管抵抗を増加させて血圧を増やします．静的な運動では心拍数よりも血圧上昇のほうが顕著で，動的な運動では心拍数の上昇のほうが顕著になります**【図】**．

一方で運動終了後には，心拍出量は急激に減少しますが骨格筋の血管は拡張しており血流は増加したままです．そのため時には急激に血圧の低下が起き，安静時の収縮期血圧かそれを下回ることもまれではありません．末梢にプールされた血流が遅れて心臓への静脈灌流として戻るため生じます[2)]．また，急な運動終了は血管迷走神経反射の原因にもなり，徐脈や低血圧を引き起こします．予防のためには十分なクールダウンを行うことや，脱水の予防を心がけるとよいでしょう．もしも血圧低下が起こってしまったら，安全な場所に臥床のうえ下肢を挙上させ，静脈灌流を増加させてください．

図　静的・動的運動に対する循環の変化　（文献 1 より）

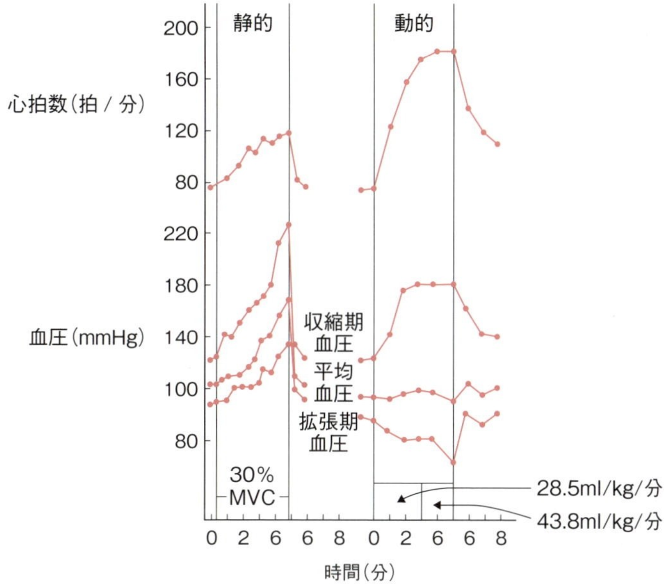

A

内山　覚

運動負荷が増えているにもかかわらず血圧が上昇しない場合や低下する場合は，重得な心疾患や心機能障害が疑われますので，速やかに運動を中止する必要があります．運動後の血圧低下は健常者にもみられ，安静により改善しますが，失神による外傷には注意が必要です．

Q58 運動は，食事の前，食事の後，内服の前，内服の後，どちらがよいでしょうか？

空腹時の運動はつらい？目的に合わせてタイミングを考えましょう

十分に血糖値が保たれているとき，エネルギー供給には糖代謝が優先されATPの再合成には血中グリコーゲンがおもに使われます．逆に空腹時には脂質が動員されます．したがって肥満者に減量目的で運動を行う際は，空腹時（食前）に運動を行ったほうが脂肪燃焼には有利といわれています．

空腹時（食前）に運動することのデメリットとして，運動への集中力の減少や意欲の減退が最も問題となります．極度の飢餓状態以外では，筋肉を分解し蛋白質が動員されることはほとんどありませんので，筋肉量の減少は心配しなくてよいでしょう．

食後の運動は消化器系への血流減少を招き消化不良を起こす可能性があります．高齢者では食後に一過性の意識消失発作を起こすことがあります．これは食後に血液が消化器を中心とした内臓に集まることが全身の血管抵抗を減少させているといわれています．

また糖代謝で十分にエネルギーが賄えるために脂質代謝が起きにくく，減量効果は薄れます．

糖尿病の場合

糖尿病を有する方には特別な配慮が必要です．空腹時の運動は低血糖発作を起こす可能性があり非常に危険です．運動を食事の前に行うか，後に行うかによって効果が異なるという報告があります[1)]．それによると食後に運動を行ったほうが運動しない場合や食前に運動した場合と比べて，中性脂肪が抑制され，食後の高血糖も予防できています．やはり糖尿病の方は空腹時を避け，食後1～2時間後の運動が安全で効果的のようです．3時間後に運動を開始したところ，急激に血糖値が低下したという報告もありますので注意が必要です．

マッチョを目指すには

筋肉量を増やすことが目的の場合には，血中にグリコーゲンが豊富な食後に行うほうがよいという意見と，運動直後にBCAAなどの蛋白質を速やかに摂取することが有効とする意見の両方があります．

図　内服薬における血中濃度と服薬回数の関係

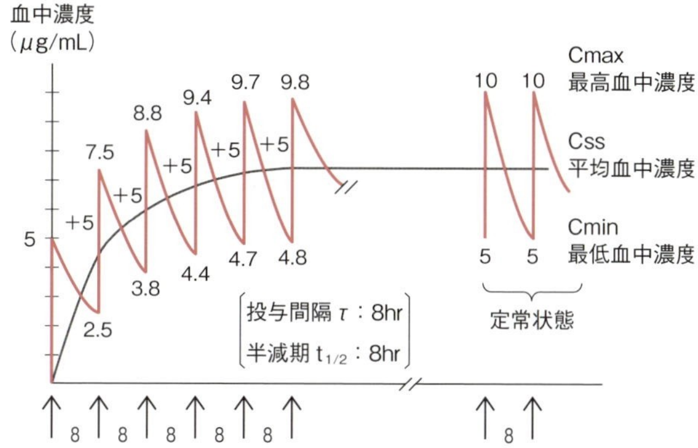

一例として半減期 8 時間，投与間隔 8 時間の静脈注射薬の血中濃度変化を示す．

内服後の安定したタイミングで運動する

薬剤と運動との関係を考えてみましょう．β遮断薬を服用している人は，安静時も運動中も心拍数が減少している可能性がありますので，運動耐容能が低下しています．心拍数の減少や，運動強度の選択に配慮が必要です．ジルチアゼムでは副作用で徐脈になることがありますので，心拍数での運動処方には注意が必要です．

運動を行うときには，頻度や強さや時間の設定が重要ですが，内服とのタイミングに関してはあまり取り上げられていません．内服後に薬剤の血中濃度はすこしずつ上昇していき，やがて同じ血中濃度の範囲を上下するようになります．これを定常状態といいます．定常状態の平均血中濃度が有効域に入っていれば医薬品は安定した効果を発揮すると期待できます．投与を 4 ～ 5 回繰り返すとほぼ定常状態になることがわかっています．すなわち半減期の 4 ～ 5 倍の時間で血中濃度は定常になります【図】．1 日に 3 回服用すれば，1.5 日後には安定した値になることが期待できます[1]．十分な降圧の必要な病態や心拍数調整の必要な病態など，適切に薬物が効力を発揮しているタイミングまで待って心臓リハビリテーションを行うことが必要な場合もあります．

A

内山　覚

運動と食事のタイミングを考えるには，目的を明確にする必要があります．安全を優先する場合は食後 1 ～ 2 時間後が最も推奨され[2]，糖尿病の方ではその重要性は高くなります．服薬とのタイミングは，半減期と投与間隔を念頭におき，血中濃度が十分に治療域に入っていることが重要です．

Q59 心肺運動負荷試験ができない場合の運動処方はどうすればよいですか?

心拍数を用いた処方

【最高心拍数に基づく処方】

最高心拍数に基づく処方は，最大心拍数（max HR）に対する一定の割合を目標心拍数として用いる方法です．以前は max HR の 65 ～ 70% 程度の高強度が用いられていましたが，最近では低強度の運動でも可であるという報告が多く，50 ～ 70% と下限値が下がっています．運動負荷試験を行い，実測 max HR 値を用いる場合と，“220 －年齢”の予測最大心拍数を用いる方法があります．当然ながら後者のほうは実測の最大心拍数とは乖離がみられ，その時点で既に誤差が生じてきます．運動負荷試験がどうしてもできない場合以外は，max HR はできる限り実測して使用すべきです．

【カルボーネン法による求め方】

Karvonen ら[1]による，目標心拍数＝（最大心拍数－安静時心拍数）× k ＋（安静時心拍数）という式より算出されます．k は定数であり，0.4 ～ 0.7 が用いられます．つまり，安全係数を心拍予備能にかけたものを安静時心拍数に加え，目標心拍数とするものです．しかし，係数の値によっては，重症の心疾患患者には負荷量が強すぎる場合があり，注意が必要です．大宮ら[2]が検討した結果では，通常の心筋梗塞患者や冠動脈バイパス術後患者の至適 k 値は 0.3 ～ 0.4 と報告されています．これらの心拍数を用いる方法は簡便ですが，個々の心拍付加反応のばらつきや，心拍数に影響する薬物，たとえばジギタリスやβ遮断薬の使用に注意する必要があります．

自覚的強度，エネルギー消費量に基づく処方

自覚的強度や METs に基づいて，より簡便に運動処方を作成できる方法です．自覚的運動強度による処方では，Borg 指数【表】[3]を用い，“ややつらい”程度の運動を行わせますが，これは 12 ～ 13 に相当します．また，エネルギー消費量に基づく処方では，体重 70 kg の 40 歳白人男性での座位・安静状態時のエネルギー消費量（約 3.5 mL/ 分 /kg）を 1 MET とし，その何倍かのエネルギー消費量の運動を行わせます．これは米国スポーツ医学協会（ACSM）が提唱したもので，個人の運動能力の 50 ～ 80% に相当する強度の METs 数で処方を行います．この処方ではあらかじめ決められた身体運動の METs 数を知っていなければいけません．

表　Borg 指数（文献 3 より改変）

20	
19	非常につらい
18	
17	かなりつらい
16	
15	つらい
14	
13	ややつらい
12	
11	楽である
10	
9	かなり楽である
8	
7	非常に楽である
6	

二重積の屈曲点による処方

収縮期血圧と心拍数の積を二重積（double product：DP）といい，心筋の仕事量，すなわち心筋酸素消費量の指標となります．Tanaka ら[4)]は，漸増運動負荷中の DP に屈曲点が出現することを報告し，これを二重積の屈曲点（double product break point：DPBP）と名付けました．最近では，この DPBP を測定するためのソフトウェア内蔵の装置も市販されており，DPBP が AT とほぼ同時期に出現することから，症例によっては DPBP を用いた運動処方が可能かもしれません．

A

田嶋明彦

心肺運動負荷試験を行わずに運動処方を行う方法としては，最高心拍数やカルボーネン法など心拍数を用いた処方，Borg 指数を用いた自覚的強度による処方，MET によるエネルギー消費量からの処方，二重積の屈曲点（DPBP）測定による処方などがあります．

Q60 心肺運動負荷試験に基づく運動処方でBorg指数13を超える場合，運動処方と自覚的運動強度のどちらを優先すべきでしょうか？

心肺運動負荷試験（CPX）による嫌気性代謝閾値（AT）到達1分前の仕事率を処方

運動処方には，AT時点の仕事率（ワット）を用いますが，AT時点の仕事率そのものを処方するのではなく，AT到達1分前の仕事率を処方します．これは，外的負荷に対する生体の応答（反応）時間を考慮したもので，AT時の酸素摂取量と二酸化炭素排出量はAT時の仕事率に対するものではなく，その少し前の負荷量に応じたものであるという考えからです．仕事率に応じて応答時間が変わり，これは時定数として表されるものであるため，厳密にはAT時の時定数を求めてどの程度仕事率を減じるか決定するべきものですが，臨床の場では煩雑なため1分前の仕事率を処方することで代用しています．健常人の場合，ATは50～150ワット付近ですが，このあたりの時定数は20～30秒くらいのことが多いです．心疾患患者では時定数が延長して，場合によっては2倍くらいになりますが，ATも低下するためATレベルの負荷強度も低下します．そのため，ATレベルの時定数が60秒を超えることはまれです．したがって，AT到達1分前の仕事率を処方することは，多くの場合，実際のATよりも若干低い運動処方を作成することになり，効果の面ではやや劣りますがより安全に実施できることになります[1]．

自覚的運動強度による処方

ATレベルにおける自覚的運動強度は，Borg指数12～13です．この方法は簡便で信頼性がある一方，患者が我慢強かったり負けず嫌いであったりする場合には自覚症状を軽く申告したり，逆に運動療法へのモチベーションが低い場合には自覚症状を強く申告したりすることがあるため注意が必要です．

トークテスト

自覚的強度の欠点を補うためにトークテストが行われます[2]．これは，運動中に30秒間くらいの文章を比較的ゆっくりと読ませ，息切れの度合いを第三者が判定するものです．息があがって音読できない場合には運動強度が強すぎ，逆にまったく普通に音読できてしまう場合には運動強度が弱すぎると判断できます．トークテストによる処方とCPXによるAT処方は，かなり良好な相関[3]を示します【図】．

図 トークテストとATの相関

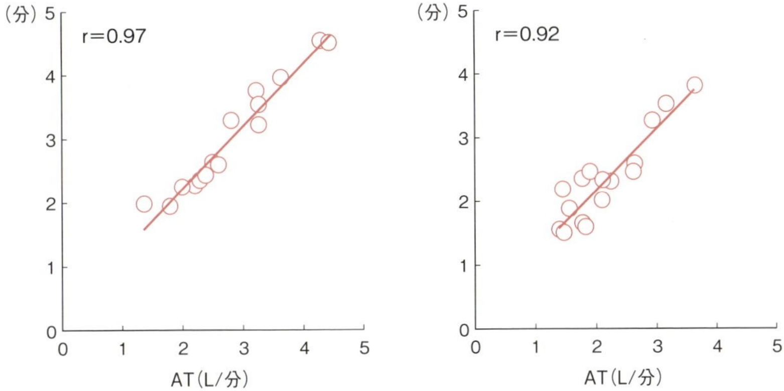

A

田嶋明彦

自覚的運動強度は，患者のモチベーションによって変わってくるので，CPXに基づく運動処方でBorg指数13を超えた場合は，トークテストを実施するとよいでしょう．その結果により，運動処方を調整してください．

Q61

β遮断薬を内服している場合，何を指標に運動負荷を決めればよいでしょうか?

心肺運動負荷試験（CPX）を使って運動処方を決めましょう

β遮断薬は安静時と運動時の心拍数を低下させる作用があります【図】．心拍数を運動処方の指標とする場合，CPXを行い，適切な運動処方を行うことが推奨されています．2012年発行の『心血管疾患におけるリハビリテーションに関するガイドライン』[2)]のなかで，心不全患者における運動処方の簡便法として，β遮断薬内服中であれば安静時心拍数＋20拍/分を目標心拍数と設定する方法もあると記載されていますが，できる限りCPXを施行することが望まれます．心機能が正常な人では，β遮断薬は心拍数の低下から運動耐容能を低下させるといわれていますが[3)]，心疾患患者では一概にあてはまりません．低心機能患者に対してβ遮断薬を投与する場合，運動時間の短縮によって運動耐容能が規定される他に，変時性応答不全（chronotropic incompetence）の有無により影響を受けます[4,5)]．

カルボーネン法による運動処方には注意が必要です

カルボーネン法は以下のように示されます．

目標心拍数＝（最大心拍数－安静時心拍数）× k ＋（安静時心拍数）

図　低心機能の心不全患者に対して改良ノートンプロトコルで行った運動時の心拍数

内服3時間後のβ遮断薬ありの群は，β遮断薬なしの群に比べて運動中の心拍数が抑えられている（^P < 0.05, *P < 0.001, **P < 0.00001）

（文献1より改変）

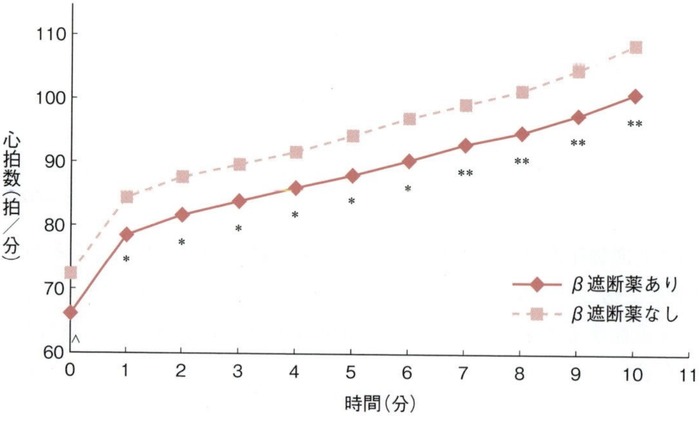

IV ― 運動療法

カルボーネン法による運動処方を行うとき，通常は係数に 0.4 〜 0.7 をかけますが，β遮断薬内服中の患者に用いる場合，このままの計算では目標心拍数が過負荷になる恐れがあるといわれています．自験例では，カルベジロール内服中の急性心筋梗塞患者へカルボーネン法を用いて運動処方をする際は k 係数を 0.45 〜 0.55 に設定すると，目標心拍数と AT 時心拍数に最も誤差なく近づけることができました．左室駆出率の良好なβ遮断薬内服中の虚血性心疾患患者における運動処方は最大心拍数の 80%，もしくは k 係数 0.6 をかけるのが理想的であるとの報告もあります[6]．k の値は心不全患者の NYHA クラスⅢでは 0.3 〜 0.4 がガイドライン上推奨されていることから，β遮断薬の有無に限らず心機能により異なります．

心拍数を調節する他の薬剤では

慢性心不全患者において，β遮断薬は心拍数の他に心筋に対して陰性変力作用をもっていますが，洞結節 If チャンネルを選択的にブロックするイバブラジンでは，AT 時や最大運動時の心拍数を低下させても運動耐容能に影響しないことが報告されています[4]．また，心収縮能のよい心房細動患者に対するカルシウム拮抗薬投与は，β遮断薬よりも運動耐容能改善によい結果をもたらしています[7]．

A

明石嘉浩

β遮断薬内服中の患者にはCPXによる運動処方を行うことが重要です．ただし，カルボーネン法により代用することも可能です．その際はかける係数を微妙に変える必要があります．β遮断薬の種類によっては心拍応答が異なる可能性がありますので，処方内容の確認も重要です．

Q62 ペースメーカで心拍数が固定されている場合，何を目安に運動を行えばよいですか？

目安となるよい指標がありません

房室ブロックに対してVVIペースメーカで心拍数を固定した患者は，現在ではあまりいないものと思われます．村松らは[1)]，完全房室ブロックに対して心拍数固定形のVVIペースメーカを植え込み，運動負荷試験で運動耐容能を観察していますが，酸素摂取量の増加は極めて不良です【図1】．この図をみただけでも，安全に運動を行える指標を提示するのは困難です．また，設定しているペーシングレートが既に嫌気性代謝閾値を超えている可能性があります．収縮期血圧と心拍数の二重積の変異点も指標にできません．軽度のレジスタンストレーニングは可能かもしれません．当院にて一時的ペースメーカ留置により固定レートの患者に対しては，病棟内トイレ歩行程度の廃用予防目的の活動量を維持するよう努めています．

CPXはペースメーカ設定を確認するのに重要です

2018年3月に改訂された日本循環器学会/日本心不全学会合同『急性・慢性心不全診療ガイドライン』[2)]の中で，デバイス植え込み後の心拍応答や至適プログラム決定のために心肺運動負荷試験がⅡaとして推奨されています．ペースメーカの設定ひとつで患者の運動耐容能は大きく変わります．両心室ペースメーカでは，房室伝導や

図1　修正ブルース法を用いたトレッドミル運動試験に伴う分時酸素摂取量（$\dot{V}O_2$）と分時換気量（$\dot{V}E$）の関係　（文献1より）

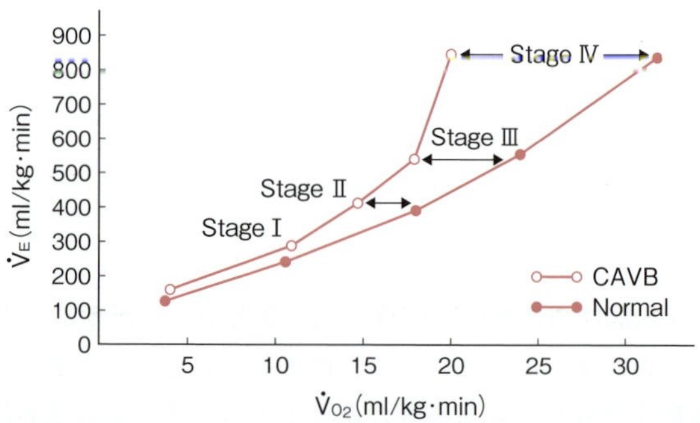

房室ブロック群（○：CAVB）ではStageⅡより$\dot{V}O_2$の増加に比し$\dot{V}E$の増加がより大きく，$\dot{V}E$・$\dot{V}O_2$の直線関係が失われはじめましたが，健常群（●：Normal）ではStageⅣまで$\dot{V}E$・$\dot{V}O_2$の直線関係が維持されています．

図2　洞結節機能不全の患者9人における嫌気的代謝閾値（AT）での運動強度と酸素摂取量の関係（文献3より）

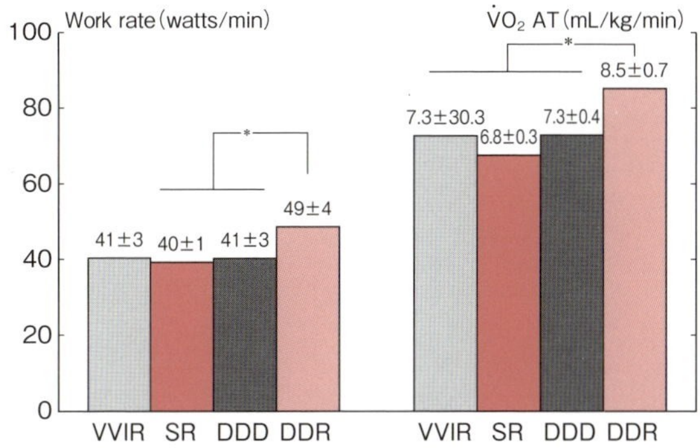

各患者は呼吸センサーペースメーカを用いて洞調律（SR），VVIR，DDDおよびDDDRペーシングモードで試験を受けています．ATはDDDRモードが他のものよりも大きく，VVIRモードとDDDモードではAT値に差がありませんでした．

両心室の収縮タイミング，ペーシング頻度により効果は大きく異なります．特に低心機能の場合はβ遮断薬を内服しているため，CPXによる酸素摂取量測定が正確な運動処方に大変有用です．

ペースメーカの設定を知っておきましょう

一世代前のペースメーカであれば，植え込み後にあまり脈拍を上げないようにと指導していましたが，今では運動耐容能を落とさないようなプログラミングの設定が重要です．VVIペースメーカは非生理的なペーシングであるため，より生理的に心房と心室をペーシングできるDDDペースメーカを用いることが推奨されています．VVIであっても心拍応答機能を補うプログラミングが存在しますので，この機能が付いているペースメーカであるかを把握する必要があります．DDDでなくとも，心拍応答機能の付いたVVI（VVIRと表現されることがあります）であれば，upper rateを適切に設定することで運動耐容能を損ねることはありません【図2】[3)]．高齢患者の場合は，洞機能不全を認める患者群においてのみ，よりDDDペースメーカがよいという結果ではありましたが，VVIもDDDと同等にQOLを改善させます[4)]．

A

明石嘉浩

固定レートに対する運動の目安は明らかでないのが実状です．ペースメーカ植え込み患者が運動負荷試験を行う場合は，どのようなペースメーカの設定か，徐脈に対して以外のペースメーカ機能の有無，設定レートとペーシング依存度などを理解しておく必要があります．

V. リスク管理

Q63 血圧や心拍数が高すぎると，なぜいけないのでしょうか？

心臓リハビリテーション中止基準のなかの血圧，心拍数

心臓リハビリテーションは，運動処方による適切な運動強度で施行する必要があります．日本循環器学会の『心血管疾患におけるリハビリテーションに関するガイドライン』[1)]には，各種疾患ごとの運動療法の中止基準が掲載されています．まず，心筋梗塞急性期のリハビリテーション負荷試験の判定基準には，胸痛，呼吸困難，動悸などの自覚症状が出現しないこと，それ以外に心拍数が 120 bpm 以上にならないこと，または 40 bpm 以上増加しないことと書かれています．さらに室内トイレ使用時までは 20 mmHg 以上の血圧上昇・低下がないこととされています．また，高橋[2)]は急性期に限らず積極的に運動療法を行わないほうがよい場合として，安静時脈拍数が連続的に 110 拍 / 分以上の場合，安静時血圧が収縮期 180 mmHg 以上，拡張期 110 mmHg 以上と述べています【表】．これは一般論であり，病態によってはさらに低めでコントロールすべき場合もあります．おおよその目安として心拍数が 110 ～ 120 bpm の場合，血圧が安静時から高いか，運動によって過剰に増加，低下する場合は運動を控えるべきです．

心臓の仕事量の指標としての血圧・心拍数

なぜ心疾患患者の運動療法では血圧や心拍数に注意を払わなければならないのでしょうか．これは，心拍数や収縮期血圧が交感神経の賦活状況をよく表すからです．心臓がどれくらい酸素を消費したか，すなわち心仕事量の簡便な指標として二重積（double product：DP）が有名です．この指標は心拍数（HR）と同時に測定した収縮

表　積極的に運動療法を行わないほうがよい場合　（文献 2 より）

- 安静時心拍数が連続的に 110 拍 / 分以上，または 50 拍 / 分以下（または個別設定範囲外）
- いつもと違うリズム異常を認める
- 安静時血圧が 180 mmHg 以上，または拡張期血圧が 110 mmHg 以上（または個別設定範囲外）
- めまい，冷や汗，吐き気などの低血圧症状がある
- 安静時から息切れなどの自覚症状がある
- 乏尿で体重増加がある
- 下腿や眼瞼に浮腫がある
- 疲労や倦怠感，骨関節系に痛みがある
- 過度の睡眠不足がある
- 薬を飲み忘れている
- 低血糖症状がある（冷汗，めまい，手足の震え，脱力感，異常な空腹感など）

図　虚血性心疾患と交感神経活性　（文献3より）

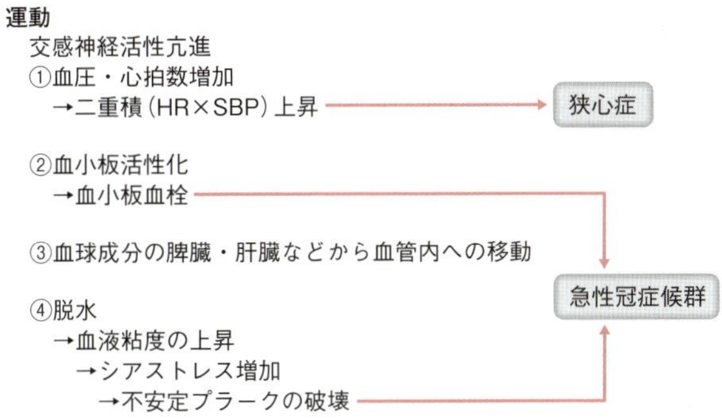

期血圧（SBP）の積となります．

二重積＝心拍数（bpm）×収縮期血圧（mmHg）

この値が高すぎると，心臓に対する負担が大きくなり，狭心症や急性冠症候群【図】，不整脈や心不全増悪の原因となります．また，大血管疾患，たとえば大動脈瘤や大動脈解離を有する患者においては血圧の管理がさらに厳しくなっており，注意する必要があります．前出の日本循環器学会のガイドライン[1)]を参照してください．

いつもは安静時脈拍数が正常な方が高い場合，発熱などの炎症，脱水，不眠を含めた精神的過緊張，心不全の増悪，心房細動や発作性上室頻拍などの頻脈性不整脈の出現などの病態に注意すべきです．このなかのいくつかは同時に収縮期血圧も増加させますので，さらに注意が必要です．このような状況で無理に運動療法を行うことは危険な合併症を誘発する場合があります．心臓リハビリテーションの現場でいつもより血圧や脈拍（心拍）数が高い場合は，安易に考えずに原因を検索するようにしてください．

また，たとえば心肺運動負荷試験で決定したATレベルの心拍数やカルボーネン法の運動強度でも血圧が高い場合は，そのまま行うのではなく降圧薬などで血圧をコントロールしてから運動を行うべきです．コントロールがつくまでは血圧を測定しながら，目標よりも低い運動強度で行うか，積極的な運動は行わないようにするべきです．

A

大宮一人

心拍数や血圧が高い状態で運動療法，心臓リハビリテーションを行うと心臓に対する負荷が過大になり，危険な場合があります．そういう場合は無理をせずに運動療法を休むことも必要です．原因を調べるとともに適切な心拍数，血圧のコントロールを心がけてください．

Q64 糖尿病に特有の合併症である糖尿病網膜症・腎症・神経障害は運動禁忌になりますか？

疾患の急性期，出血傾向がある状態での運動療法は禁忌です【表】

日常生活に関わる身体活動以外の体力の維持向上を目的とする動作を運動と定義した場合，疾患や外傷の急性期，出血傾向が認められる場合の運動は禁忌と考えるべきです．たとえば，急性の感染症，発症直後の心疾患や脳血管障害，熱感や腫脹，痛みのある運動器疾患などで，このような場合はそれぞれの症状の治療が最優先されます．

糖尿病に特有な合併症は，血糖コントロールの程度により症状が進行し，さらに糖尿病の罹病期間が延びるにしたがって重複して生じることに注意が必要です[1]．

増殖性網膜症の運動療法には注意しましょう

糖尿病網膜症では，眼底出血直後あるいは出血の可能性の高い増殖網膜症や増殖前網膜症，レーザー光凝固後３～６カ月以内の網膜症は運動が禁忌と考えられています．

その理由は運動により血圧が変動し，その機械的刺激により新生血管から硝子体出血が起こる可能性があるためです．したがって増殖性網膜症では，収縮期血圧が大幅に上昇するような有酸素運動・レジスタンストレーニングや頭位を下げる運動は眼圧を上げるため，さらに身体に衝撃が加わる運動（走る，跳ぶなど）は網膜出血のリスクを高めるため，運動は避けるべきです[2]．また低血糖が眼底出血の引き金になるため，高血糖と低血糖を繰り返す不安定な糖尿病のタイプでは，運動を制約する必要があります．

糖尿病性腎症の運動療法の考え方は大きく変化しています

以前は，運動により尿蛋白量が増加し，腎血流量（renal blood flow：RBF）や糸球体濾過量（glomerular filtration rate：GFR）が減少することから，腎症３B期（顕性腎症後期）以降の腎症（血清クレアチニン：男性 2.5 mg/dL 以上，女性 2.0 mg/dL 以上）では運動療法は禁忌と考えられていましたが，これらの変化は一時的で，さらに通常の有酸素運動では腎臓の血行動態に変化がないことが報告され[3]，現在では患者の状況に合わせながら運動療法を行うことが奨励されています．

糖尿病神経障害では自律神経をしっかり確認しましょう

糖尿病による自律神経障害は心血管系，消化器系，泌尿器系，発汗機能など自律神

表　運動療法を禁止したほうがよい糖尿病合併症

運動は禁忌	急性の感染症，出血傾向がある，発症直後の心疾患や脳血管障害，熱感や腫脹，痛みのあるとき
糖尿病網膜症	出血傾向のある増殖性網膜症 硝子体出血直後の増殖性網膜症 レーザー治療後 3 ～ 6 カ月以内
糖尿病性腎症	収縮期圧を 180 ～ 200 mmHg になるような運動は避ける 運動は許可するが高血圧，心不全，電解質異常などに注意して運動療法実施
糖尿病神経障害	起立性低血圧，心拍反応の異常のある場合は慎重に運動実施

図　糖尿病合併症発症の自然歴　（文献 5 より改変）

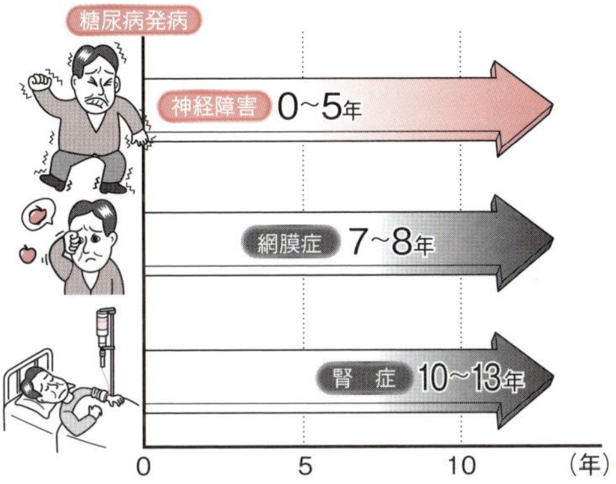

経の機能異常を示します．特に心血管系の異常として心拍反応の異常や起立性低血圧は無痛性心筋梗塞，あるいは致死性不整脈の発症リスクが高いことが知られ，予後不良の疾患と考えられています．心血管自律神経障害を合併した糖尿病患者では，合併していない患者に比べて死亡率の相対危険度は 2.14 倍高いことが報告されています[4]．運動を禁忌とする根拠はありませんが，このような患者では運動中の突然死も十分考慮し，自律神経検査や適切な運動負荷試験などを行う必要があります．

A

石黒友康

血糖コントロールの程度によりますが，糖尿病発症後約 5 年で神経障害が，約 8 年で網膜症が，約 10 年で腎症が発症しさらに約 15 年で腎不全となると考えられています．したがって糖尿病の病歴の長い患者では，これらの状態すべてに考慮しながら安全に運動を行う必要があります【図】．

Q65 空腹時血糖が 250 mg/dL 以上だとなぜ運動療法は禁忌になるのでしょうか?

空腹時血糖が高いということは，インスリン分泌量が不足していることを意味します

血糖値とは血中のブドウ糖濃度のことで，食事の量，内容などにより変化します．空腹時血糖とは文字どおり空腹時，絶食状態の血糖値で健常者では 80～110 mg/dL が正常値です．

食後血糖とは食事負荷後 2 時間後の血糖値で，正常では 140 mg/dL 未満にコントロールされています．血糖値を調節する代表的なホルモンがインスリンですが，臨床的に空腹時血糖を調節するのをインスリン基礎分泌，食後血糖を調節するのをインスリン追加分泌とよびます【図 1】.

図 1　インスリン分泌パターン

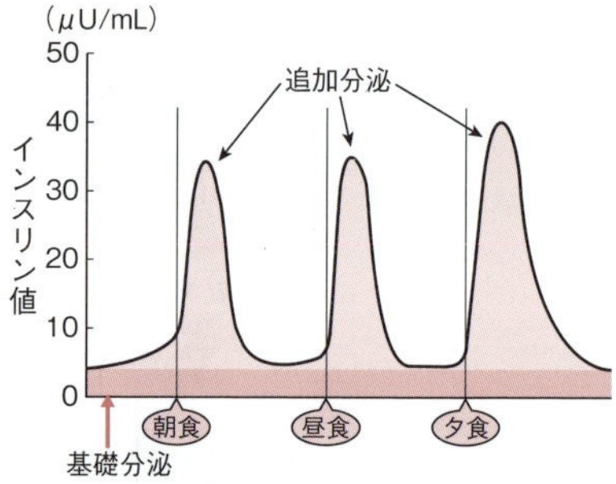

インスリン基礎分泌：空腹時血糖値を一定に保つために分泌されるインスリン
インスリン追加分泌：食後の血糖を制御するために分泌されるインスリン

2 型糖尿病の特徴は，空腹時血糖に比較して食後血糖が高値を示すことで，通常この場合はインスリンの過剰分泌により肥満を呈しインスリン抵抗性とよばれ，インスリン抵抗性–肥満–高血糖スパイラルを糖毒性とよびます．糖毒性が是正されないまま高血糖状態が続くと，インスリン分泌は低下し，徐々に空腹時の血糖が高い値を示すようになります．すなわち，空腹時の血糖値が高い値を示すということは，インスリン分泌の絶対量の不足を意味します

インスリンは糖を利用するホルモンです

インスリンは身体の中で血糖降下作用をもつ唯一のホルモンで，膵臓の β 細胞から分泌されます．インスリンはグルカゴンやカテコラミン，成長ホルモンなど血糖を上昇させる役割をもつホルモン（インスリン拮抗ホルモン）とともに，血糖値を一定の値に調節する役割をもちます．インスリンの役割は血糖値を降下（下げる）させることですが，詳しくいうと糖を下げるというよりブドウ糖を利用するといったほうが適切です[1,2]．したがって血糖値が高いということは，ブドウ糖を利用できないことを意味しており，このおもな要因はインスリン分泌量の低下もしくは欠如を意味します．

図2 インスリン欠乏時における運動時の血糖値の変化（文献2より改変）

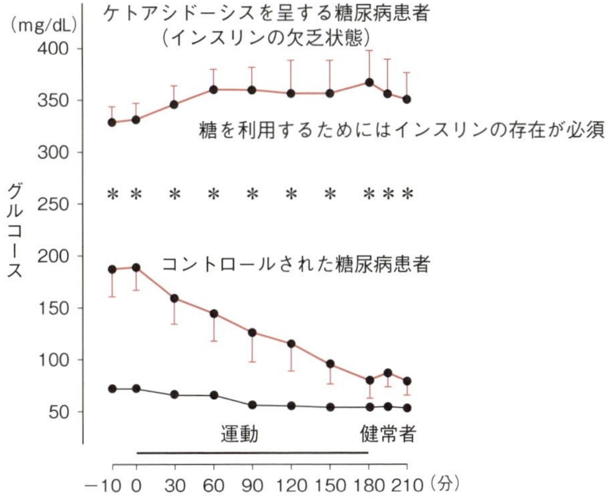

血糖コントロール不良時の運動は血糖値を上昇させます

血糖コントロールとは高血糖を改善して，血糖値をできるだけ正常な数値に近づけることをいいます．日本糖尿病学会のガイドラインでは随時血糖（食事の時間と関係なく測定した血糖値で空腹時とは異なる）250 ～ 300 mg/dL 以上の高度な代謝異常の場合は，インスリンなどによる薬物療法が優先されることが示されています[3]．空腹時血糖は食事などの負荷がない状態の血糖ですから，この値が 250 mg/dL 以上の場合は臨床的にインスリン分泌が枯渇した状態を意味し，この状況での運動はインスリン拮抗ホルモンの作用で血糖値が上昇し，血液が酸性になるケトアシドーシスに陥る危険があります．【図2】は血糖コントロールの程度と運動の関係を調査したものですが，血糖コントロールが不十分で，ケトアシドーシスを呈する患者では，運動により血糖は低下するどころか逆に上昇することが示されています[4]．

A

石黒友康

空腹時血糖が 250 mg/dL 以上が運動の禁忌になる理由は，インスリン分泌が欠乏状態にあるためです．インスリンは糖を利用するために必要なホルモンですから，インスリンの欠乏は糖の利用が制限されることを意味し，その状態で運動すると脂質の利用が異常に亢進しその結果ケトアシドーシスが惹起されます．

Q66

糖尿病患者で尿ケトン体が陽性の場合，なぜ運動療法が禁忌になるのでしょうか？

尿ケトン体陽性の糖尿病患者では運動療法が禁忌となります

糖尿病患者における尿ケトン体陽性は，インスリン不足により糖代謝が十分に行われず，代わりにたくさんの脂肪がエネルギー源として利用されていることを表しています【図】．つまり，糖尿病患者における尿ケトン体陽性は，糖尿病がコントロールされていない状態を意味します．糖を十分に利用できない状況にあるにもかかわらず，エネルギーを必要とする運動療法を行うと，さらに血中のケトン体濃度が上昇する恐れがあります．これが進行すると糖尿病ケトアシドーシスや糖尿病性昏睡などを引き起こし意識障害や死に至る危険性もあります．

図　ケトン体の生成　（文献 2 を一部改変）

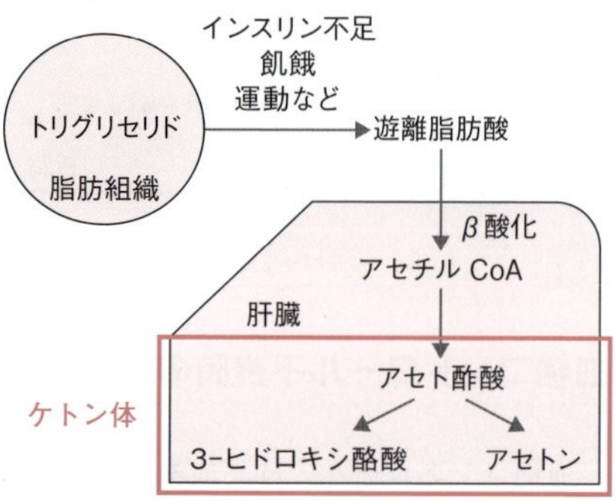

このように尿ケトン体陽性の糖尿病は治療が優先されるべき危険な状況であり，運動療法の前に，しっかりとした糖尿病治療を行う必要があります[1)]．

尿ケトン体陽性に関連して包括的心臓リハビリテーションとして知っておくべきこと

包括的心臓リハビリテーションとして重要なことを 2 つ挙げたいと思います．1 つは，事前に糖尿病が指摘されていない患者であっても注意が必要な病態に，ペットボトル症候群があります．これは，清涼飲料水の大量摂取などによる糖負荷が糖毒性を介し，高血糖と高ケトン（尿ケトン体陽性）をきたす病態です．糖尿病性昏睡となり得るもので危険ですので，夏季の脱水予防のためであっても糖を多く含むスポーツ飲料の過度の摂取を控えるように指示する必要があります．もう 1 つはシックデイ（sick day）です．シックデイとは，風邪などの感染症のため発熱がある，あるいは下痢・嘔吐など消化器症状のため食事ができないなどのことをいいます．このような日には，糖尿病の管理が良好な患者であったとしても，急に高血糖になり尿ケトン体陽性となることがあります．対処法として，運動療法を中止するとともに，シックデイでは糖尿病治療の調節が必要ですので，患者に担当医と相談するよう指示することを検討してください．

糖尿病を合併している場合は問診が重要です

糖尿病を合併している患者では，問診が重要です．糖尿病のコントロール状況を調べるだけでなく，低血糖症状の有無，低血糖が起こっているのであれば出現しやすい時間帯，あるいは内服薬やインスリン量に変更がないか，感染徴候・食欲・全身倦怠感などについて問診する必要があります．高齢者や糖尿病を他院で加療を受けている症例では，必要な情報が得られにくいので，さらに詳細に問診をするよう心がけてください．そして糖尿病治療中の患者の状態があやしいと感じるのであれば，運動療法を行う前に尿ケトン体を含む検査を行うことを他のスタッフとともに考えてください．

糖尿病でなくても尿ケトン体陽性となることがあります

尿ケトン陽性は糖尿病以外にも，感染や手術直後など強いストレスがかかっている状態，内分泌疾患（甲状腺機能亢進症など），極端な low carbon diet（低炭水化物食）のような過度のダイエットや，食思不振，アルコール多飲，嘔吐や下痢などで生じます【表】．これらの場合は，運動療法は期待するような効果を上げられず，むしろ状態を悪化させる可能性があります．特に心疾患を対象とした運動療法として望ましくない体内環境であることが考えられます．

表　血中ケトン体が増加する病態　（文献 2 より）

インスリン不足によるグルコース利用障害	糖尿病性ケトアシドーシス，1 型糖尿病，コントロール不良の 2 型糖尿病
糖・カロリー摂取障害	飢餓，超低カロリー減量，妊娠，嘔吐，アルコール多飲，循環不全
拮抗ホルモンの増加	甲状腺機能亢進症，褐色細胞腫，末端肥大症，Cushing 症候群，グルカゴノーマ，発熱，感染症，激しい運動，手術

A

高圓雅博，福間長知

糖尿病患者における尿ケトン体陽性は，糖尿病治療が十分でないことを意味します．そのような患者に運動療法を行うとさらに糖代謝が悪化することが考えられます．つまり運動療法を行うような状況でなく，糖尿病治療を優先すべき危険な状態と考えられますので，医師と相談することが必要です．

Q67 重度の大動脈弁狭窄症や重症の左室流出路狭窄患者では，なぜ運動療法が禁忌なのでしょうか？

運動療法は狭心症・心不全・失神・突然死の原因となることがあります

左室流出路障害は幅広い概念で，左心室から大動脈へ血液が拍出される経路に狭窄があり，大動脈への心拍出が障害される状態を指しますが，本項では代表的疾患である大動脈弁狭窄症と閉塞性肥大型心筋症の2つに絞って解説します．質問の重度の左室流出路障害では，狭窄部位で大きな圧較差が生じ，左室内圧が上昇し，左心室が血液を拍出するための酸素需要が増加します．しかし，左室の出口が狭いため十分な心拍出量が得られず，冠動脈の血流が十分でなく心筋虚血が生じやすくなります．病態が進行すると，左室心筋線維化・心筋障害を伴い左室収縮能の低下を引き起こします．このような状態で運動を行うと，さらに酸素需要が上昇し，狭心症症状，心不全や失神を起こすことがあります．失神のもう1つの機序として，左室流出路障害に伴う左室内圧の上昇が，左室心筋の機械受容器を刺激するため迷走神経反射が誘発され，結果として血管が拡張し血圧が低下することが知られています[1]．このように，高度の大動脈弁狭窄症と閉塞性肥大型心筋症の症例は，運動により最悪のケースとして突然死に至ることがあり，運動のリスクが高く，運動療法が禁忌とされています．

重度大動脈弁狭窄症について

大動脈弁狭窄症と肥大型心筋症は病態が異なるため，別々に考えることが必要です．大動脈弁狭窄症は，わが国の高齢化に伴って増加している疾患です．【図】は大動脈弁狭窄症の自然歴で，動脈硬化の進展などに伴い徐々に弁狭窄が進行しますが無症候で，狭窄が高度となったところで症状が出現し，その時点で既に平均生存期間が数年となっています．そのため，高度大動脈弁狭窄症では早期に大動脈弁置換術を行う必要があり，運動療法は禁忌であり，大動脈弁に対する治療が優先されます．

肥大型心筋症について

日本循環器学会のガイドライン[2]では，肥大型心筋症では，発症時期や突然死のリスクなどが症例ごとに異なり，競技スポーツは症状や左室流出路圧較差の有無にかかわらず，一部の軽いスポーツを除き禁止されていて，失神の既往や突然死の家族歴などリスクの高い場合は厳重に注意すべきとされています．また，安静時に左室内圧較差が小さくても，運動中あるいは運動直後に左室流出路狭窄が高度になって，失神や突然死に至ることがあるので，運動療法実施には注意する必要があります．

図　大動脈弁狭窄症の自然歴　（文献5より）

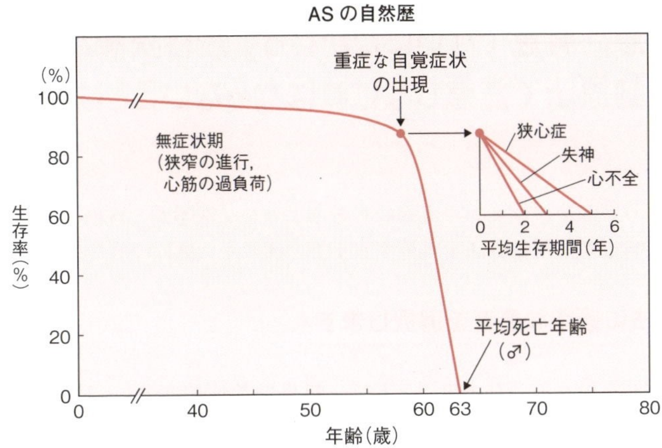

ただ現在，肥大型心筋症に対する運動療法の有用性を確認する大規模研究が進行中で，予備研究[3]では安全性と運動耐容能の改善が示されています．本試験の結果しだいでは，閉塞性肥大型心筋症に対する運動療法の適否に関するエビデンスが整う可能性があります．

重度左室流出路狭窄患者の治療とその後の運動療法について

重度の大動脈弁狭窄症では，薬物治療の効果は期待できず，大動脈弁置換術（AVR）や，経カテーテル的大動脈弁置換術（TAVI）などの侵襲的治療が根治的治療となります．一方，閉塞性肥大型心筋症に対しては，最初に薬物治療が試され，反応が不良で自覚症状がある場合にカテーテル治療（経皮的中隔心筋焼灼術：PTSMA）や手術が選択されます．治療後の運動療法については，大動脈弁狭窄症術後は他の問題がなければ積極的な心臓リハビリテーションが行われます．閉塞性肥大型心筋症は，根治的な治療法がないため，治療後も積極的な運動療法は推奨されませんが，高齢患者などではリスク管理のもとでADL改善を目的とした運動療法が必要な症例があります．

A

髙圓雅博，福間長知

重度左室流出路障害患者に対する運動療法は，突然死のリスクなどがあり禁忌です．治療後については，大動脈弁狭窄症術後で禁忌がなければ運動療法の対象となりますが，肥大型心筋症の場合は根治的治療がなく積極的な運動療法の対象とはなりません．

Q68 有意，有意でないにかかわらず残存狭窄がある場合，運動療法で注意しなければならないことは何でしょう？

心臓リハビリテーションの定義にもあるように「医学的な評価」と「運動処方」は重要な要素です．運動療法を実施するまでの流れを【図】に示します[1,2]．

運動療法に適切な患者を選択します

運動療法を行う前の基本事項として，対象患者が運動療法の対象疾患（虚血性心疾患，末梢動脈疾患，大動脈疾患，慢性心不全，開心術）かどうか確認します．さらに自他覚症状（肺疾患や整形外科疾患も含む），既往歴，家族歴，生活習慣，冠危険因子などの基本情報を収集します．さらに心電図，心エコー，X線写真，血液など各種検査も併せて，運動療法の禁忌事項がないか確認します【表】．運動負荷試験の禁忌を示します[1]が，運動療法の禁忌もほぼこれに準じます．

運動中の合併症リスクの層別化を行います

同じ運動でも，対象が異なればリスクも異なります．運動中リスクを層別化した表を『心血管疾患におけるリハビリテーションに関するガイドライン』（2012年改訂版）[1]で参照できます．年齢，性別，冠危険因子，NYHA分類，虚血，弁膜症，心筋症など病態の安定性，また運動耐容能や運動時の心拍応答などから，リスクをクラスA～Dまで分類します．クラスAは健常者で制限や監視はありません．心疾患に対する運動療法はクラスB（安定した心血管疾患を有し，激しい運動でも合併症の危険性が低い）ないしC（運動中に心血管合併症を伴う中から高リスクの患者）に分類され，各々監視レベルに差があります．クラスDは不安定な状態で運動療法は薦められません．

適切に運動処方を作成します

不適切な処方で過負荷にならぬよう注意が必要です．たとえ有意狭窄でなくてもプラークラプチャーから急性冠症候群をきたしたり，交感神経の亢進から不整脈が誘発されることがあるので注意が必要です．また負荷量や種類を変更した場合には虚血が誘発されていないか心電図を含めて再評価を適宜行います．運動処方は画一的なものになりがちですが，患者の個別性にも配慮した処方を柔軟に行うことが大切です．

図　リスク層別化から運動処方，運動療法，再評価の流れ　（文献 1, 2 から一部抜粋，修正）

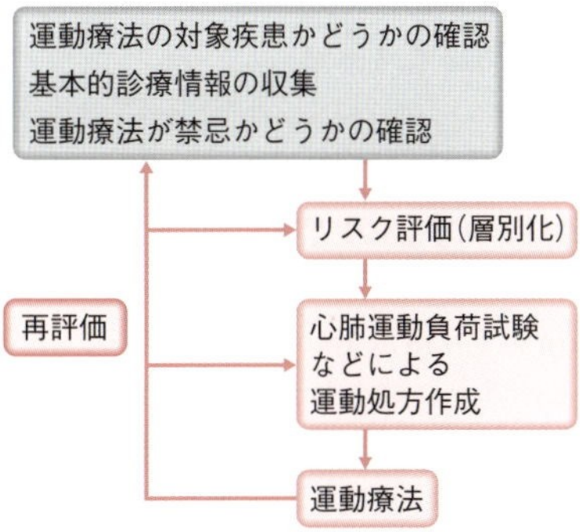

運動療法に必要な基本情報

自覚症状
既往歴（心，肺，整形外科疾患など）
家族歴
生活習慣（運動，食事，飲酒，喫煙）
冠危険因子
心電図，心エコー，X 線写真，血液検査
社会的問題など

リスク層別化に必要な情報

冠動脈疾患の安定性
弁膜症，心筋症などの重症度
心不全の自覚症状（NYHA）
運動耐容能（6 METs）の有無
血圧，不整脈，特に運動時の心拍応答
心エコー（EF30%）

表　運動負荷試験の禁忌　（文献 4 より）

絶対禁忌	1. 2 日以内の急性心筋梗塞 2. 内科治療により安定していない不安定狭心症 3. 自覚症状または血行動態異常の原因となるコントロール不良の不整脈 4. 症候性の高度大動脈弁狭窄症 5. コントロール不良の症候性心不全 6. 急性の肺塞栓または肺梗塞 7. 急性の心筋炎または心膜炎 8. 急性大動脈解離 9. 意思疎通の行えない精神疾患
相対禁忌	1. 左冠動脈主幹部の狭窄 2. 中等度の狭窄性弁膜症 3. 電解質異常 4. 重症高血圧* 5. 頻脈性不整脈または徐脈性不整脈 6. 肥大型心筋症またはその他の流出路狭窄 7. 運動負荷が十分行えないような精神的または身体的障害 8. 高度房室ブロック

＊ 原則として収縮期血圧＞200 mmHg，または拡張期血圧＞110 mmHg，あるいはその両方とすることが推奨されている

A

岡　岳文

残存狭窄がある場合は，運動療法を安全かつ効果的に実施するためにリスクの層別化を行い，適切な運動処方を作成します．適宜再評価を行いフィードバックします．

Q69 大動脈瘤がある場合，運動療法で注意しなければならないことは？

大動脈瘤は他の動脈硬化性疾患を合併しやすいのです

大動脈瘤は全周性または限局性に大動脈径が 1.5 倍以上に拡大したもの，すなわち胸部大動脈で 45 mm，腹部大動脈で 30 mm 以上に拡大したものをさします．大動脈瘤は大動脈の「炎症」および炎症から惹起される動脈硬化が関係していると考えられ，男性，年齢（60 歳以上），喫煙歴，高血圧，家族歴などの瘤悪化のリスクは全身の動脈硬化のリスクと重なります．腹部大動脈瘤患者の 45.7％に冠動脈疾患が合併したという報告[1]があります．

大動脈瘤術前に対する運動療法

大動脈瘤は経過とともに拡大し，瘤径が大きいほど拡大率も大きく破裂の危険が高まります【表 1】[2]．瘤径は CT で評価し，胸部で 50 ～ 60 mm，腹部で 50 mm に拡大すると手術を検討します．前述未満でも半年に 5 mm 以上の拡大がみられる場合は手術を検討します．術前の安定した症例に対して，血圧を監視しつつ，呼吸機能の強化を図る目的で術前からトレーニングを行うことは妥当であるとされています[3]．血圧が上昇する「いきむ」動作を含むようなトレーニングは避けるべきであり，血圧，症状が不安定な場合は運動療法を中止します．腹圧がかかる動作は避け，便秘にならないようにします．

表 1　腹部大動脈瘤の破裂率　（文献 2 より）

腹部大動脈瘤最大径（cm）	破裂率（％ / 年）
＜ 4	0
4 ～ 5	0.5 ～ 5
5 ～ 6	3 ～ 15
6 ～ 7	10 ～ 20
7 ～ 8	20 ～ 40
＞ 8	30 ～ 50

表 2　動脈瘤術後の運動療法時に注意すべき症状

- 一般的事項：創部感染，穿刺部出血（ステントグラフト後）
- 動脈硬化として脳梗塞，虚血性心疾患，末梢動脈疾患
- 嗄声，嚥下障害（弓部瘤の反回神経麻痺）
- 対麻痺（胸腹部瘤，AdamKiewicz 動脈の虚血）
- コレステロール塞栓症による下肢血色不良（blue toe）
- 腸管虚血によるイレウス
- 殿筋跛行（内腸骨動脈虚血）

大動脈瘤術後に対する運動療法

大動脈瘤の手術には，瘤の部位や形態，身体状態などを考慮して人工血管置換術とステントグラフト内挿術が選択されます．開胸手術や緊急手術では術後のリハビリテーションが遅延することがありますが，腹部大動脈瘤の手術待機例は早期からのプログラムに基づいた運動療法が可能です．

術後のリハビリテーションの効果としては身体機能の改善による在院日数の短縮，術後合併症（感染，肺炎，胸水貯留，せん妄）などの発生率の低下，早期社会復帰，生命予後，QOL 改善も期待されます[3)]．術後に特に気をつけることは血圧コントロールです．術後の ADL をアップする場合，安静時（負荷前）130 mmHg 未満，負荷後 150 mmHg 未満を目安とした有酸素運動を行います．【表 2】に術後リハビリテーション時に注意する点を挙げておきます．動脈瘤に特有な問題としては胸部（弓部）瘤の反回神経麻痺による嗄声や嚥下障害，胸腹部瘤の対麻痺，腸管虚血によるイレウス，内腸骨動脈虚血による殿筋跛行，末梢塞栓としてのコレステロール塞栓症などがあります．

A

岡　岳文

大動脈瘤がある場合は，運動療法は安静時（負荷前）130 mmHg 未満，負荷後 150 mmHg 未満を目安とし，有酸素運動を中心に行います．

Q70 心機能が低下しているときに運動療法で注意しなければいけないことは？

心疾患・心機能低下（心不全）の簡易評価には NYHA 分類があります【表】.

しかし，一言に心機能低下といっても病態は多様なので，左室機能の低下（左室駆出率の低下）なのか，形態的な異常があるのか（機械的・構造的心疾患）の情報を把握することが必要です．また安定した状態なのか（慢性心不全），あるいは急性増悪の状態なのか（急性心不全）を見極める必要があり，前者が一般的な運動療法の適応となります．構造的心疾患（structural heart disease：SHD）とは，虚血性心疾患とは異なり，弁膜症など心臓の構造的な 異常に起因する器質的心疾患のことです．

心機能低下の原因が，虚血性心疾患（心筋梗塞），高血圧性心疾患（HHD）および拡張型心筋症等による慢性的な左室機能低下である場合

①病態評価（重症度）に基づく最適な治療，②運動負荷試験・運動耐容能の測定による嫌気性代謝閾値（AT）の決定，③ AT を目安にした運動処方，④効果の評価と症状，浮腫・体重増加，脳性ナトリウム利尿ペプチド（BNP），心機能などのモニタリングが必要です．

虚血性心疾患では，適切な治療下でも労作性狭心症（心筋虚血）が残存し，その閾値が AT より低い負荷である場合は，虚血を起こす 10 拍以下の心拍数で運動を行います．しかしながら，病状は毎回同じではないので，症状に変化がないかなど，患者の病状をその都度確認することが必要です．

心機能低下の原因が，心臓弁膜症や先天性心疾患等の構造的心疾患である場合

弁膜症などの構造的な心機能低下の場合は，外科手術やカテーテル手術の適応がないかをまず検討します．手術的適応がある場合は，可能な限りそれを優先します（特に大動脈弁狭窄などの狭窄性の病変）．手術ができない場合あるいは軽症の場合は，病状を悪化させない程度の運動を病態の変化（症状，浮腫・体重増加，BNP 増加など）に注意を払いながら施行することになります．ただし，重症の大動脈弁狭窄で，手術などができない場合は，一般的に運動療法の適応にはなりません．

心機能低下例では，不整脈を併発している場合があるので，不整脈に関する問診をしっかり行うことが大切です．問診の内容は，動悸（頻拍），それに伴うめまい，失神の既往などです．そのような症候が，特に運動に伴ってみられる場合は，医師に相談しましょう（Q71 参照）【図】.

表　NYHA (New York Heart Association，ニューヨーク心臓協会) の定めた分類

NYHA Ⅰ度：	心疾患があるが症状はなく，通常の日常生活は制限されないもの．
NYHA Ⅱ度：	心疾患患者で日常生活が軽度から中等度に制限されるもの．安静時には無症状だが，普通の行動で疲労・動悸・呼吸困難・狭心痛を生じる．
NYHA Ⅲ度：	心疾患患者で日常生活が高度に制限されるもの．安静時は無症状だが，平地の歩行や日常生活以下の労作によっても症状が生じる．
NYHA Ⅳ度：	心疾患患者で非常に軽度の活動でも何らかの症状を生ずる．安静時においても心不全・狭心症症状を生ずることもある．

図　ATを求める方法と運動処方

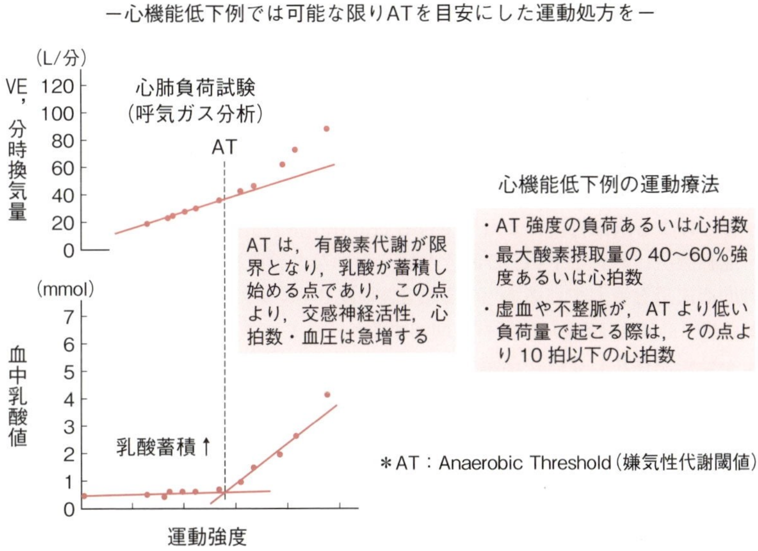

＊AT：Anaerobic Threshold (嫌気性代謝閾値)

A

沖田孝一

心機能低下例の運動療法の前には，原則的に心肺運動負荷試験（CPX）を行ってください．しかしながら，心機能低下が急性に起こっていることもあり，さらに心機能低下の原因には，左室の機能的な低下の場合と機械的・構造的異常による障害の場合があるため，区別して扱う必要があります．慢性的な左室機能低下の場合は，可能な限りCPXを施行し，ATに基づいた運動療法を行うことが理想的です．

Q71 不整脈がある患者の運動療法で注意しなければいけないことは?

不整脈には，無害なものから致死的なものまであることをまず知る必要があります．運動時によくみられるものは，心室性期外収縮（premature ventricular contraction：PVC），心房性期外収縮（premature atrial contraction：PAC），発作性心房性頻拍（paroxysmal atrial tachycardia：PAT）ですが，まれに心室頻拍などもみられます．

心室性期外収縮

心室性期外収縮（PVC）は，学校健診・職場健診を含めて最もよくみられる不整脈ですが，ほとんどが無害です．【表】にPVCの重症度分類を示します．グレード5に関しては，心室細動を発生する危険性があり，専門医への相談が必要です．これは，ボールなどによる胸部打撲によって生じるcommotio cordis（心臓震盪）と同じ機序です．

運動療法におけるPVCの留意点は，失神などの既往・家族歴の有無の他に，①器質的心疾患を有しているか（心臓超音波検査でチェック），②運動負荷試験において運動強度（心臓への負荷）に伴って増加するか，そして③24時間心電図にてさらに重症な不整脈が存在しないかを調べることです．器質的心疾患を有する場合は，重症度・心機能に応じて負荷量を加減し，万が一肥大型心筋症や不整脈源性右室心筋症などの致死性不整脈・突然死に関わる異常が判明した際は，運動療法の前に，専門的な評価・加療，場合によっては植込み型除細動器も必要となることがあります．一方，失神などの既往がなく①～③の問題がなければ，競技も含めて運動を制限する必要はありません．

表　PVCの重症度分類（Lown分類）

グレード0	心室性期外収縮がみられないもの
グレード1	単発かつ一源性心室期外収縮が1時間に30個未満
グレード2	単発かつ一源性で1分間に1個以上，もしくは1時間に30個以上
グレード3	多源性で2カ所（二種類）以上から発生する心室性期外収縮
グレード4a	2回連続して発生する心室性期外収縮
グレード4b	3回以上連続して発生する心室性期外収縮
グレード5	T波の上に期外収縮が重なるR on T型の心室性期外収縮

発作性心房性頻拍・発作性心房細動

実際の臨床現場において，運動中に不整脈発作を起こす患者がいますが，比較的多いのは，心房性期外収縮の単発，short run（3連発以上），あるいは30秒以内の非持続性の発作性心房性頻拍です．ほとんどは非持続性のものですが，仮に心拍数が180拍/分以上になっても，運動によって静脈還流量が増加しているので，めまいや血圧低下を呈することも少なく，心電図モニターがなければ気づかれないことも多いものです．また，運動後に速やかに治まるので，臨床上問題にならないことがほとんどです．運動誘発性の発作性心房細動も同様で，自覚症状さえはっきりしないこともあります．ただし，まれに運動後長時間治まらない場合もあり，抗凝固薬が投与されていない例では脳梗塞のリスクが，高い心拍数が続く例では心不全のリスクがありますので，薬物治療を考慮する必要があります．

潜在性の催不整脈疾患

WPW症候群などの早期興奮症候群（preexcitation syndrome）は，心電図所見のみで頻拍発作がなければ，運動制限の必要はありません．労作時・安静時にかかわらず発作がある場合は，カテーテル治療などの根治療法を試みるべきかと思われます．

QT延長症候群の一部に，運動誘発性にQT延長が顕性化する型がありますので，失神歴や家族歴（遺伝性が明らかな疾患群もある）を把握する必要があります．

心室頻拍・細動

心室頻拍・細動を有する患者は，まず薬物，カテーテルおよび植込み型除細動器（implantable cardioverter defibrillator：ICD）を含めたしかるべき治療を優先し，原則的には民間フィットネス施設ではなく，病院において運動療法を行うべきかと思います．

まれな疾患に，カテコラミン誘発性多型性心室頻拍（catecholaminergic polymorphic ventricular tachycardia：CPVT）があります．この患者は，身体的，感情的ストレスを契機に失神や心停止をきたすため，運動療法は専門医との連携下で行うことが必要です．

A

沖田孝一

運動中に発生しない不整脈であれば，心機能と運動耐容能に準じた運動療法の施行で問題ありません．特にWPW症候群や発作性上室性頻拍は，運動時に発作がなければ，運動療法に支障はありません．一方，運動による心拍増加および心臓への負担の増加（心仕事量増加）に伴って不整脈が誘発される場合，発作性心房細動や発作性心房性頻拍の発生あるいは心機能低下例などで心室性期外収縮が増加するときは，その症候が起こる10心拍前の心拍数以内で運動を行うようにします．不整脈は患者の体調により発作の閾値が変化するときもあるので，「いつもの負荷だから大丈夫」と過信することなく，常に患者の症状に注意し，可能ならば心電図をモニターするなどの監視も必要です．

Q72 腎機能が低下しているときに運動療法で注意しなければならないことは？

腎機能が低下していても，過度の安静は不要です

腎臓は身体の状態を正常に保つ重要な役割をもつ臓器です．「心腎連関」や「腎肝連関」などとよばれるように臓器同士をつなぐ要であり，その機能低下が全身状態に及んでいる場合は，状態が回復するまで運動は避けるべきであり，医師と相談して介入時期を検討しましょう．また，慢性的に持続する腎機能障害は慢性腎臓病（chronic kidney disease：CKD）とよばれ，心血管疾患の重大な危険因子として認識されています．従来は，腎機能低下の患者が運動をすると尿蛋白や腎機能の悪化を招くという懸念の指摘がされていました．その理由として，腎血流量が運動強度や心拍数などと逆相関し，激しい運動時には50～75％も低下することが知られており，強すぎる運動は腎機能障害のさらなる悪化を招くことが危惧されていました[1]．しかしながら，不必要な安静は，腎機能低下患者にとって，廃用症候群やQOLの低下，合併症の進行を招くなど，不利益となり得ます．CKD患者においても，身体活動の低下は心血管疾患による死亡のリスク因子であり，身体活動量の維持や，個々に応じた運動療法が重要です．

CKD患者への運動指導は腎機能に応じた運動強度の設定が重要です

CKD患者の運動には問題がないとする報告の多くは，中等度の運動強度（5.0～6.0 METs程度）での検討であり，これ以上の運動強度に関してはエビデンスがなく，また，急性増悪しているCKDや，ネフローゼ症候群など高度蛋白尿を合併するCKDでの運動の是非に関してもエビデンスはありません．したがって，安定したCKD患者では，心肺機能に問題のない範囲での定期的な運動が推奨されています[1]．

日本腎臓学会から発表された『エビデンスに基づくCKD診療ガイドライン2013』[2]によると，運動がCKDの発症・進展に影響を与えるかは明らかではないとされており，致死的なイベント（不整脈や虚血性心疾患，突然死）に関与する可能性もあり，運動を指導する場合には，個々の患者の身体機能や循環器系のリスクを定期的に評価することが望ましいとされています．よって，運動前には心肺運動負荷試験と運動処方が推奨されますが，そのような評価が難しい場合には，CKD患者の腎機能（GFR）に応じた重症度分類における腎機能ステージごとの運動負荷の目安を参考にしましょう**【表】**[3]．

運動中の脱水は，腎機能の悪化を招くリスクがあるので注意が必要です．また，高血圧は機能低下した腎臓にさらなる負担をかけるため，CKD患者の血圧コントロー

表　CKD の重症度分類とステージごとの運動強度の目安

CKD ステージ	GFR 区分 (mL/分/1.73 m^2)	運動強度	運動例
G1	≧ 90	5〜6 METs 以下	速歩，水泳，バドミントン
G2	60 〜 89		
G3a	45 〜 59	4〜5 METs 以下	ラジオ体操，卓球，ゴルフ
G3b	30 〜 44		
G4	15 〜 29	3〜4 METs 以下	太極拳，自転車エルゴメータ (30 watt)
G5	＜15		

〔日本腎臓学会・他：医師・コメディカルのための慢性腎臓病　生活・食事指導マニュアル．東京医学社，2015，pp57-61．https://cdn.jsn.or.jp/guideline/pdf/H26_Life_Diet_guidance_manual.pdf（2017 年 12 月 7 日）〕

ルは腎機能保護のために重要であり，保存期 CKD 患者では，運動負荷量を血圧 130/80 mmHg 未満に調整し[3]，運動後は翌日まで疲労が残らないよう患者の能力に応じた指導を行いましょう．

A

勝木達夫，酒井有紀，池田拓史

腎機能が低下している CKD 合併の患者に運動は禁忌ではないという考えが一般的になってきました．ただし，運動療法の負荷量は中等度程度を超える指導は避けましょう．CKD の重症度を知り，ステージに応じた運動・活動を指導することが必要です．

Q73 肝機能が低下しているときに運動療法で注意しなければならないことは？

病態や肝予備能など肝機能の状態を理解して運動療法を進めることが大切です

肝臓の障害は急性肝炎と慢性肝炎に大きく分けられます．

急性肝炎は何らかの原因により肝臓に急性炎症を引き起こす病態であり，倦怠感，食欲不振，黄疸などの症状が起こります．特に黄疸が出現するような場合では安静が治療の原則であり，安静臥床により肝血流の増加を促し，肝障害の治癒を目指します．このため，急性肝炎の活動性の高い時期では運動療法は控えるほうがよいと思われます．

一方，慢性肝炎は肝臓で慢性的な炎症が続くことにより，徐々に肝機能の低下をきたす病態です．初期は無症状ですが，進行すると肝硬変へと進展し，肝不全症状が出現します．肝不全症状としては黄疸や浮腫，腹水による腹部膨満，肝性脳症による意識障害などがあります．また，食道静脈瘤の破裂による吐下血を認めることもあります．

肝硬変における肝予備能の程度を判断する基準として，チャイルド・ピュー（Child-Pugh）分類**【表】**があります．Child-Pugh 分類 Grade A は代償期肝硬変，Child-Pugh 分類 Grade B ～ C は非代償期肝硬変と診断されます．黄疸，腹水，肝性脳症などの肝不全の症状がみられる非代償期肝硬変（Child-Pugh 分類 Grade B ～ C）では原則的に積極的な運動療法を行わないほうがよい病態と考えられます[1～3]．しかし，肝硬変患者では骨格筋減少量は年率 2.2% とされ，肝予備能の増悪に伴い筋肉量の減少も顕著になると報告されていますので[4]，可能な範囲で筋力維持に努めましょう．

一方で慢性肝炎～代償期肝硬変（Child-Pugh 分類 Grade A）の時期であれば安全に運動療法が行えるものと思います．代償期肝硬変の場合は有酸素運動（たとえば 1 回 30 分，週 3 回の散歩）が推奨されています[5]．

表　Child-Pugh 分類

項目＼ポイント	1点	2点	3点
肝性脳症	ない	軽度（Ⅰ・Ⅱ）	昏睡（Ⅲ以上）
腹水	ない	軽度	中等度以上
血清ビリルビン値（mg/dL） （胆汁うっ滞）	＜2.0 （＜4.0）	2.0～3.0 （4.0～10.0）	＞3.0 （＞10.0）
血清アルブミン値（g/dL）	＞3.5	2.8～3.5	＜2.8
プロトロンビン活性値（%） （INR）	＞70 （＜1.7）	40～70 （1.7～2.3）	＜40 （＞2.3）

grade A：5～6点，grade B：7～9点，grade C：10～15点
（日本肝臓学会編：慢性肝炎・肝硬変の診療ガイド 2016．文光堂，p68，2016.）

非アルコール性脂肪性肝疾患に対しては運動療法が有効と考えられます

肝機能が低下する原因としてはウイルス性肝疾患や自己免疫性肝疾患，アルコール性肝障害，非アルコール性脂肪性肝疾患（nonalcoholic fatty liver disease：NAFLD）などがあります．NAFLDのなかでも非アルコール性脂肪肝炎（nonalcoholic steatohepatitis：NASH）はインスリン抵抗性を基盤とし，糖尿病や脂質異常症，高血圧などのメタボリックシンドロームと関連することが知られています．NAFLD患者に週3～4回，30～60分の有酸素運動を4～12週間実施したところ，体重減少を伴わなくても肝脂肪化の改善を認めたと報告されています[6,7]．NAFLD/NASHの病態改善に運動療法が有効と考えられており，嫌気性代謝閾値（anaerobics threshold：AT）レベルの有酸素運動と筋力トレーニングを行うことで，インスリン抵抗性や肝脂肪蓄積が改善し，肝機能障害の進行が予防されると考えられます．

A

勝木達夫，酒井有紀，池田拓史

急性肝炎や非代償期肝硬変では積極的な運動療法は勧められません．一方で安定期の慢性肝炎～代償期肝硬変では病状に応じて運動療法を進めていきましょう．特にNAFLD/NASHに対しては運動療法が病態の改善に有効であり，積極的に取り入れていくとよいでしょう．

Q74 ペースメーカが入っているときの運動療法で注意することは？

ペースメーカの代表的なモードDDDとVVI，レートレスポンス（RR）機能については覚えておきます

よく使われる2つのモード（DDD，VVI）について理解しておく必要があります．

VVI 60では1秒以上自己脈が出ないならひとつ心室ペーシングを入れます．心房は感知しなくてもよい，心房細動で用いられる設定です．DDDとは心房と心室両方で感知とペースを行い，洞不全や房室ブロック症例に用います．RR機能は体動を感知する加速度センサー（最多．植込み型除細動器（ICD），両室ペーシング機能付き植込み型除細動器（CRTD）ではこれがほとんど），分時換気量センサーなどで身体活動をモニターし設定レートを変えることで心拍数を調整するものです．運動療法の現場で注意しておきたいこととしては運動時に自己心拍応答が得られない患者（変時性不全）の場合，RR機能を用いる案を提案すること，また，微に入った話になりますがエルゴメータを用いて負荷する場合，歩行負荷と異なり加速度センサーによるRR機能は（ペースメーカ本体がほとんど動かないので）十分機能しないことがあり，その場合歩行などの負荷に変えて評価します．洞不全や徐脈性心房細動での植え込み，またQ75で述べる心不全患者のICD植込み患者においても変時性不全を認めることが多く，RR機能が有効です【図】．またこのような症例で心拍数による運動処方をするとうまくいかないことが多いので，Borg指数などを用いるとよいと思います．

手術記録やペースメーカ手帳，デバイスチェック時のレポートには，デバイスの種類，設定（AAI，VVI，DDD，DDDRなど），lower rateローワーレート（設定レート），upper tracking rateアッパートラッキングレート（後述），upper sensor rateアッパーセンサーレート（RR機能の上限のレート），頻拍治療設定（ICD，CRTDでは心室頻拍VTや心室細動Vf治療ゾーン）などが記録されているので確認してください．

植込み側の上肢の運動制限は解除して退院させましょう

Q75の植込み型除細動器植え込み後の心臓リハビリテーションにも共通しますが，通常，植え込み後約1週間は上肢の挙上は90°くらいまでとしていることが多く，退院のころに制限を解除することが多いです．高齢，抗血小板や抗凝固薬を飲んだまま手術する例も多く，術後血腫には十分注意します．上肢の安静期間については血腫などの状況で変わるので植え込み主治医と相談しますが，長期間の制限を指示すると肩関節拘縮につながります．患者によっては退院後も動かさないほうがよいと思っていることがよくあるので注意しましょう．

図　レートレスポンス機能オン・オフによる心拍応答の変化

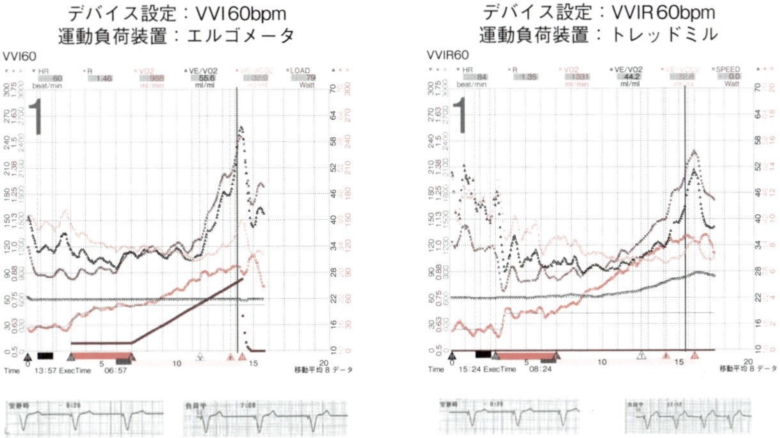

安静時
心拍数：60bpm
両室ペーシング

運動負荷 80watt 時
心拍数：60bpm
両室ペーシング

安静時
心拍数：60bpm
両室ペーシング

運動負荷 4.6km/h・
勾配 13.8％
心拍数：60bpm
両室ペーシング

60 歳代，心不全，両心室ペースメーカで RR 機能の有無の CPX.
左は安静時から運動負荷終了時まで終始心拍数は 60 bpm で変時性不全を認め RR（VVIR 60 bpm）に設定変更．トレッドミルで CPX 再検（右図）．安静時心拍数 60 bpm から peak 時心拍数 85 bpm まで心拍数の上昇を認めている．Peak VO_2 も 16.4 → 22.0（mL/kg/ 分）へ上昇した．

若年の房室ブロックでの植え込みにおいてはアッパートラッキングレート（upper tracking rate：UTR）にも注意します

完全 AV ブロックなどで比較的若年の方に DDD ペースメーカを植え込みする場合，運動時の脈拍の上限 UTR は DDD 60/130 の設定なら 130 までとなります．これは心房の P 波を感知して心室ペーシングを追随する上限レートになります．通常，植え込み時には 60/130 程度の設定が多く，若年者だと運動時の心拍数が不足することがありますので設定調整が必要となります．これは両心室ペースメーカにも同じことがいえますのでご記憶ください．

A

白石裕一

ペースメーカ植込み患者の多くは変時性不全をもち，運動時に心拍応答が悪くなります．ペースメーカの適切な設定を行うことで運動耐容能の改善につながる場合があります．運動療法の現場からの情報として主治医に伝えましょう．

Q75 植込み型除細動器が入っているときの運動療法で注意することは?

植込み型除細動器植込み患者の多くは低心機能の心不全患者

Cohnらは，心不全では運動耐容能低下と心機能低下，不整脈の3つの要因が交絡しながら心臓突然死と関連すると報告しました．突然死の発生を未然に防ぐことは生命予後の改善にきわめて重要であり[1]，植込み型除細動器（implantable cardioverter-defibrillator：ICD）は最も有効な治療法のひとつです【図】．

ICDの適応として心室細動VF，心室頻拍（VT）の二次予防のほか，低左心機能の冠動脈疾患か拡張型心筋症を背景としたNYHAⅡ～Ⅲの心不全が挙げられている[2]ため，ICD植込み患者の多くは心不全に対する心臓リハビリテーションの適応があります．また，Isaksenらは ICD植込み患者における心臓リハビリテーションの効果として運動耐容能，血管内皮機能の改善，不安やうつの軽減効果について報告しています[3]．

図　ペースメーカ，植込み型除細動器模式図

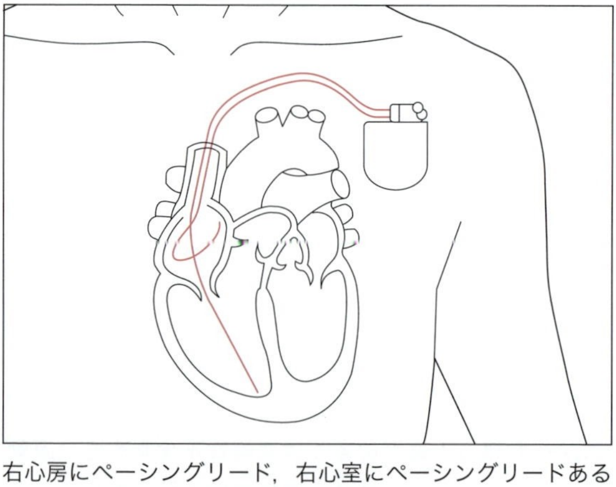

右心房にペーシングリード，右心室にペーシングリードあるいはショックコイルリードを留置する．

心不全や不整脈の状態を把握してから運動療法を始めます

低心機能の心不全患者が多いため，運動療法の適応について確認するとともに不整脈の管理状況を主治医に確認してリスク評価をすることが大切です．運動誘発性の心室性不整脈など交感神経系の賦活に伴う不整脈の悪化には十分注意を払います．運動療法や心肺運動負荷試験（CPX）施行時には頻拍治療域（心室頻拍 VT ゾーン，心室細動ゾーン Vf ゾーン）まで心拍数が上昇するような運動負荷は避けます．

特に，心房細動例では，運動中に心拍数の急峻な上昇を認めることがあるため注意します．

ICD 植込み患者の CPX

CPX は，心機能の評価や運動処方決定，植込みデバイスの至適プログラムの決定にも役に立ちます[4,5]．

通常，デバイスの設定は植込み時（安静臥床時）の状態をみながら行われますので，運動時の状態を想定した適切なプログラム調整が行われていません．変時性不全の評価や運動誘発性の不整脈の有無，両室ペーシング不全の有無などの情報が得られます．

デバイス内のモニタリング機能を活用しましょう

ICD の多くには心不全悪化をモニタリングする胸郭インピーダンスや，身体活動量を知る機能がついています．心不全の悪化の早期発見や運動療法のアドヒアランス評価にも有効です．ぜひ外来リハビリテーションの現場で活用しましょう．

A

白石裕一

ICD 植込み患者の多くは低心機能の心不全患者であり，心臓リハビリテーションのよい適応です．心不全や不整脈に注意しながらデバイスの最適な設定を調整し，運動療法を行っていきます．

Q76

超高齢者に運動療法を行う場合，どんなことに注意が必要ですか？

病気に罹らず，健康であると思っていても，ヒトは常に生理的に老化が進んでおり（加齢変化），そこにさまざまな疾患を併発します（病的老化）．高齢者に，安全で適切な運動処方を行うためには，老化の正しい知識と個々の疾患における高齢者への対応を理解しておく必要があります【表 1】．運動療法においては，呼吸循環器系，運動器系のリスクを把握し，その対応や予防法を習得しておく必要があります【表 2】．さらに薬物に関する高齢者特有の事情も知っておくべきです．

加齢変化

呼吸筋の筋力低下により肺活量が低下し，胸郭の可動性，ガス交換能や肺の防御機構が低下します．そのため運動後の回復に要する時間が長くなります．循環器系では，安静時心拍出量の低下，ストレスに対する反応性の低下，血圧上昇傾向，末梢血管抵抗の増大がみられます．運動により不整脈が出現しやすく，運動前後，運動中のモニタリングは必要です．筋骨格系は，加齢に伴い，関節や腱が硬くなり筋肉の柔軟性が低下するため，腱や関節の損傷につながりやすくなります．また筋力低下，平衡機能低下，多剤服用により転倒リスクが高まることに加え，骨粗鬆症により骨強度が低下し，骨折しやすくなります．

機能低下の特徴として，臓器予備力の低下，ホメオスタシス維持能力低下，防衛反応力低下，回復力低下，適応力低下，理解力低下などがみられます．

薬剤の影響

多剤服薬していることが多く，運動に対して脈拍が増加しなかったり，通常とは異なる反応を示すことがあります．また腎機能が低下しており，血中濃度が高くなりやすく，腎機能をさらに悪化させていることがあります．

表 1　高齢者の特徴　（文献 1 を参考に作成）

① 複数の疾患や障害を有する（重複障害）
② 症状が非典型的である
③ 予備力が小さく，慢性化しやすい
④ 急変や重篤化をきたしやすい
⑤ 予後が社会的要因に大きく影響される
⑥ 薬物に対する反応が若年者と異なる
⑦ 水・電解質の異常をきたしやすい
⑧ 精神症状を起こしやすい
⑨ 機能障害につながりやすい
⑩ 加齢速度や有病の個人差が大きい

表2　高齢者にお勧めの運動療法　(文献3より和訳引用)

	有酸素運動	レジスタンストレーニング	柔軟性
頻度	中等度の強度：5日/週以上 高強度：3日/週以上 中等度と高強度の混合：3～5日/週	2日/週以上	2日/週以上
強度	10段階の身体運動レベルで． 中等度の強度：5～6 高強度：7～8	初心者は低強度（1-RMの40～50%）から開始し，徐々に強くし，中から高強度（1-RMの60～80%），あるいは10段階評価で中強度（5～6）から高強度（7～8）にする．	筋肉の伸張を感じ，やや辛さを感じる程度にストレッチする．
時間	30分/日（150分/週）から開始．60分/日（250～300分/週）まで増やす．	主要な筋肉群を含む8-10回の運動，それぞれに1セット8～12回，1日1～3セット．	それぞれのストレッチは30～60秒保持．
運動様式	整形外科的に強いストレスをかけない歩行，水中運動とサイクルエルゴメータなどの運動は，体重負荷に対する耐性が限られている人に有利である．	進歩的な重量訓練プログラムまたは体重負荷の体操，階段の登り，および主要な筋肉群を使用する他の強化活動．	速い動きではなく，各筋肉群をゆっくりとしたストレッチで終わる運動で，柔軟性を維持または向上させる運動．

入院関連機能障害（HAT）

直接運動障害をきたさない肺炎，心不全，腎不全といった疾患で入院した場合でも，入院後の不必要な安静と消耗性疾患により，筋肉量の減少や歩行障害，嚥下機能の低下がみられ，身体機能やADLが低下します．高齢者では多くの疾患が併存していることが多く，予備力も低下しています（糖尿病，高血圧，脂質異常症，虚血性心疾患，脳血管障害，白内障，難聴など）．また，不慣れな入院環境により，せん妄や不穏行動を起こして転倒の危険性が生じ，それに対して身体拘束をせざるを得ないこともあります．

A

小山照幸

準備体操を十分に行い，運動はゆっくり進め，ゆっくり終えることが重要です．突然の運動休止は危険であるため，整理体操を行い，十分な回復時間をとることが大切です．運動強度は個人の運動習慣や現在の疾患の状態によって決め，ゆっくりと増加させ，決して無理をしてはいけません．有酸素運動としては自転車エルゴメータが安全です．

Q77 肥満患者の運動療法での注意点を教えてください

診 断

肥満とは脂肪細胞が過剰に蓄積した状態であり，日本肥満学会ではBMI＝体重kg/(身長 m)^2 で25以上を「肥満」としています．肥満と判定され，糖尿病，脂質異常症，高血圧，高尿酸血症，虚血性心疾患，脳梗塞，脂肪肝，月経異常，変形性関節症，睡眠時無呼吸症候群などの肥満に関連する健康障害がある場合，減量対象の「肥満症」と診断されます．原因のひとつである食行動異常には，発育環境，心理状態，精神疾患の合併などがあり，身体面だけでなく精神面のケアも重要です．医師だけでなく，看護師，薬剤師，栄養士，理学療法士，健康運動指導士など各専門職がチームとなって連携し，多方面から忍耐強く，末長くつきあうことが重要です．

治療の原則（食事療法と運動療法の併用）

【食事療法】

減量のための極端な食事制限は，身体活動性を低下させるだけでなく，筋肉を主とする除脂肪体重の減少となります．1日の総エネルギー量は，理想体重× 30 kcal/日で，推定される消費エネルギー量よりも500～1,000 kcal少ない摂取エネルギー量で1,000 kcalを下回らない範囲で栄養素的にバランスがとれた食事が好ましいといえます．

【運動療法の意義（体脂肪の除去）】

適切な運動を行うと，安静時代謝率を高め，体蛋白の喪失を防ぎ，脂肪が効率的に燃焼するようになります．有酸素運動は，十分な酸素供給によりミトコンドリア内のTCA回路で，糖や遊離脂肪酸を燃焼させ，大量のATPを産生することができ，インスリン感受性も増大します．レジスタンストレーニングは，筋力，筋持久力を増強し，柔軟性を高め，インスリン抵抗性や耐糖能を改善させ，基礎代謝を高めます．息ごらえは血圧を上昇させるので，軽い負荷でリズミカルに行います．

【運動療法に伴う障害や事故の予防（メディカルチェック）】

肥満度が強くなると，気道圧迫による閉塞性睡眠時無呼吸症候群をきたしたり，低酸素血症，多血症などを伴い，不整脈や突然死を起こすことがあります．また冠動脈疾患の合併も多く，運動開始前に運動負荷試験を実施し，心筋虚血，不整脈の有無をチェックし，さらに可能であれば呼気ガス分析を行って適切な運動処方【表1】に基づいて運動するべきです【表2】.

表1　運動処方

①　日常の身体活動性を高める（活動量計を携帯し，1日1万歩以上歩く）
②　運動処方
・ストレッチを含んだ準備運動と整理運動
・運動強度：最大酸素摂取量の40～70%の有酸素運動
・1日消費エネルギーの約10%前後（約300 kcal）の運動から開始し，徐々に増加させる
・筋力トレーニング（レジスタンストレーニング）：強度は徐々に増やすようにする．関節周囲の筋力強化やストレッチ運動を指導する．自転車や水中歩行など重力の荷重を緩和する運動，足に合ったシューズの使用，土の上での歩行など，関節へ過度の負担をかけないように注意する

表2　過体重・肥満者にお勧めの運動療法　（文献3より和訳引用）

	有酸素運動	レジスタンストレーニング	柔軟性
頻度	5日/週以上	2～3日/週	2～3日/週以上
強度	中強度の運動（酸素摂取量予備あるいは心拍数予備能の40～59%）から開始し，さらに健康効果を高めるために，より強い強度の運動（酸素摂取量予備あるいは心拍数予備能の60%以上）を行う．	1-RMの60～70% 筋力と筋量を増強するために徐々に増加させる．	筋肉の伸張を感じるか，やや不快さを感じるくらいにストレッチする．
時間	30分/日（150分/週）から開始し，60分/日（250～300分/週）まで増やす．	主要な筋それぞれに1セット8～12回，1日2～4セット．	それぞれのストレッチは10～30秒保持し，2～4回繰り返す．
運動様式	長くリズミカルな大筋群の運動（ウォーキング，サイクリング，水泳）	抵抗訓練マシンまたは重錘なしで	静的，動的，あるいは固有受容性神経筋促通法

A

小山照幸

最初は低～中強度の運動から開始し，運動に慣れたら強度を上げます．有酸素運動を主体とし，レジスタンストレーニング，ストレッチングなどを併用し，30～60分間ほぼ毎日行います．本人が楽しいと感じる種目をみつけ，習慣化しましょう．活動量計を付け，日常生活においても階段を利用したり，早歩きをするように指導します．

Q78 カテコラミンが持続投与されている患者の運動療法で注意することは？

運動療法の可否は，INTERMACS profile を利用するとわかりやすくなります

『心血管疾患におけるリハビリテーションに関するガイドライン（2012 年改訂版）』[1]によると，NYHA Ⅳ度または静注強心薬投与中の心不全患者における運動療法は相対的禁忌とされています．しかし NYHA Ⅳ度はかなり幅がある概念であり，INTERMACS profile レベルでは 1〜6 に分類されます【表】．INTERMACS profile レベル 3，すなわちカテコラミン投与で循環動態が安定している状態では運動療法の適応になることがあります．カテコラミン少量〜中等量，24 時間以内に増量がなく，バイタルサインが安定し，低拍出量症候群やうっ血所見がないことが前提です．呼吸困難感，身体所見や心電図波形に注意すれば，リハビリテーションを安全に施行することができます．そのためには鎮静スケールは −2 ≦ RASS ≦ 1 で管理され，患者が介入に耐えられるかの評価も必要です．具体的にはベッド上で四肢の屈伸運動や軽い抵抗運動から開始し，足踏み，つま先上げ，踵上げ運動やベッドサイドでの立位練習など徐々に負荷を上げていきます．

表　INTERMACS profile, J-MACS profile, NYHA 分類

レベル	INTERMACS profile	J-MACS profile	NYHA
1	Critical cardiogenic shock	重度の心原性ショック	Ⅳ
2	Progressive decline	進行性の衰弱	
3	Stable but inotrope dependent	安定した強心薬依存	
4	Resting symptoms	安静時症状	
5	Exertion intolerant	運動不耐容	
6	Exertion limited	軽労作可能状態	
7	Advanced NYHA Ⅲ	安定状態	Ⅲ

カテコラミン持続投与患者を対象とした運動療法のエビデンス

集中治療室入室後早期から，せん妄や身体機能の低下が始まります．重症患者では増悪する傾向があり，それぞれICU Acquired Delirium（ICU-AD）やICU Acquired Weakness（ICU-AW）とよばれています．それらを予防し改善させるためにはICU内から早期離床に取り組む体制が必要です．その手法としてABCDEバンドルが提唱され，その“E”がEarly mobility and Exercise“早期離床や早期からの運動”にあたります．確実に介入するためにはtransdisciplinary team model（相互乗り入れチームモデル）の手法を用いて“culture of mobilization”（早期離床と早期からの運動文化）を根付かせることが重要です．『集中治療における早期リハビリテーション～根拠に基づくエキスパートコンセンサス～』[2]に最新のエビデンスが集約されています．

現時点で，カテコラミン持続投与患者の運動療法に関する大規模研究は存在しません．パイロットスタディではありますが，心臓移植待機患者を対象にしたカテコラミン投与患者へのエルゴメータを用いた運動療法の前向き研究では6分間歩行試験や最大吸気圧の改善が報告されています[3]．

カテコラミンから離脱できない重症例では運動療法ができません

高用量のカテコラミン（ドパミン＞10 μg/kg/min，ノルアドレナリン＞0.1 μg/kg/min）では運動療法の絶対禁忌になります．離床プログラムが進められない重症例では，プログラムを少しでも進められるように血行動態安定化に向けた薬物療法の強化や和温療法の併用，および非薬物治療（心臓再同期療法，僧帽弁形成術，補助人工心臓など）の適応について検討します[4]．運動療法の禁忌であっても，廃用予防の観点を常に意識して管理することが求められます．

A

石田岳史

INTERMACS profile レベル3であるか否かを評価します．禁忌でなければ，ベッド上で四肢の屈伸運動や軽い抵抗運動，足踏みやベッドサイドでの立位練習を試みます．バイタルサインやBorg指数に注意し心不全徴候がない範囲内で運動療法を実施します．またチーム内で“culture of mobilization”を共有することで安全性も高まります．

Q79

β遮断薬増量など，投薬内容が変更されたときに気をつけることは？

心拍数や血圧の低下に注意が必要です

β遮断薬の効果はクラスエフェクトではありません．米国心臓病学会 / 米国心臓病協会や欧州心臓病学会のガイドラインで推奨され，かつわが国で承認されているβ遮断薬はビソプロロールとカルベジロールの２種類のみです[1)]．ビソプロロールはカルベジロールに比して心拍数の低下作用が強く，心房細動におけるレートコントロールの第一選択薬としても用いられています．ジギタリスやベラパミルなど陰性変時作用を有する薬剤との併用やフレイルをきたしている高齢者では，過度の心拍数・血圧の低下を招き，めまい，ふらつきや強い疲労感などを呈することがあり注意が必要です．

カルベジロールはα遮断作用も有しており，末梢血管抵抗を軽減させることで心保護作用を発揮します．心拍数低下作用は軽度であり，徐脈傾向の心不全患者にも投与することが可能です．

心不全徴候に注意が必要です

心不全患者にβ遮断薬を投与する場合，ごく少量から開始し段階的に漸増することが原則です．たとえば，カルベジロールの場合は 1.25 mg から開始し，１～２週間間隔で，2.5 mg，5 mg，7.5 mg，10 mg と増量します．増量時には自覚症状やバイタルサインをチェックし，体重増加，心拡大の増悪や BNP 上昇などがないことを確認します．適宜心エコー図検査の結果を参考にしながら増量の可否を慎重に判断します．１日量が５～10 mg に達すれば，さらに認容性を確認し，可能であれば 20 mg まで増量します．MOCHA 試験の結果から用量依存的に心機能と予後改善効果があることがわかっていますが，用量依存的に副作用も増加するため注意が必要です．

運動能力や糖代謝への影響に注意します

β遮断薬は用量依存的に心拍数を低下させます．よってカルボーネン法の計算式のように心拍数を用いた運動強度設定はできません．Borg 指数の自覚的運動強度や嫌気性代謝閾値（AT）などを用いて運動強度を設定します．また，運動負荷試験の際も最大心拍数を参考に負荷試験を行うと過負荷になり注意しなければなりません．

さらに，糖代謝への影響も指摘されており糖尿病患者には注意が必要です．交感神経β受容体がブロックされると，相対的にα作用が増強し，膵β細胞からインスリン

図　カルベジロールとメトプロロールの HbA1c に与える影響　（文献 2 より）

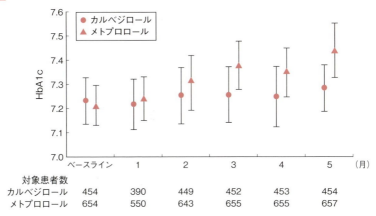

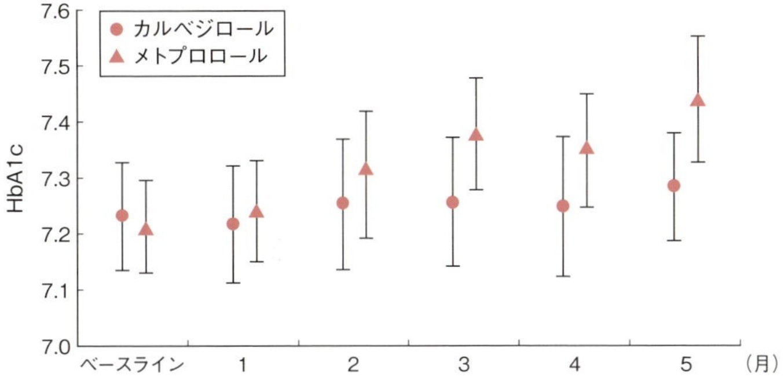

対象患者数						
カルベジロール	454	390	449	452	453	454
メトプロロール	654	550	643	655	655	657

分泌が抑制され血糖値が上昇します．一方，低血糖時に出現する動悸や振戦などの症状は交感神経活性亢進に伴うものなので，これらの警告症状が出現しづらくなります．しかし，すべてのβ遮断薬が代謝系に悪影響を及ぼすわけではなく，α受容体遮断作用を併せもつカルベジロールは影響が少ないといわれています【図】[2)]．

しかし，カルベジロールはビソプロロールに比してβ1 選択性が乏しく，β2 受容体にも作用していまい喘息には禁忌です．

一方，ビソプロロールは現在市販されているβ遮断薬の中で最も高いβ1 選択性を有しており，適応があれば喘息や慢性閉塞性肺疾患（COPD）患者にも注意深く投与することが可能です[3)]．よって，ビソプロロールとカルベジロールは症例ごとに使い分けることが必要です．

A

石田岳史

β遮断薬が増量されたときは徐脈，心不全徴候や運動耐容能に注意することが必要です．ビソプロロールはカルベジロールよりも徐脈になりやすい傾向があります．またビソプロロールは血糖値が上昇しやすい傾向がありますので糖尿病患者には注意が必要です．薬剤の使い分けが重要です．

Q80 貧血があるときに運動療法で注意しなければならないことは？

通常の運動で易疲労感，めまい，たちくらみ等を自覚するようになった場合，原因として貧血を考える必要があります

Fickの法則は酸素摂取量＝心拍出量×動脈血－混合静脈血酸素含有量較差です．心臓リハビリテーションを行っている患者は心不全，虚血性心疾患，心臓手術後などにより心拍出量増加が制限されている病態です．さらに貧血は動脈血－混合静脈血酸素含有量較差増大による運動筋への酸素摂取を制限させてしまうため，酸素摂取量が低下します．すなわち心疾患患者に貧血が合併すると容易に運動療法が制限され，不全心であれば過負荷が非代償性の心不全をきたし易疲労感，たちくらみ等の症状を呈するようになります．

貧血の是正のためには原因を考えます

貧血は以下のような機序が考えられます．

①体液過剰による見かけ上の貧血：心不全の病態が体液過剰によるものであれば，見かけ上の貧血のため，利尿剤，強心剤等による体重減少，すなわち体内の循環血液量が適正化されれば，ヘモグロビン値も正常化するため貧血の治療は不要です．

②赤血球の絶対数低下：心臓リハビリテーションの患者の多くは抗血小板薬，抗血栓薬等，出血を副作用とする内服薬を服用しており，消化管出血等による貧血も考えられます．検査としては血液検査（ヘモグロビン，フェリチン，鉄），便潜血検査を行い，必要に応じて胃カメラ，大腸ファイバーによる検査で出血源を検索する必要があります．出血が原因で血行動態が破綻していれば輸血を行います．緊急性がない貧血であれば，まずは経口の鉄剤投与を開始し，改善がなければ経静脈的に鉄剤投与を行います．

③その他の原因：心不全患者では慢性的な炎症による消化管での鉄吸収障害が貧血の原因となります．また薬物の副作用，カルベジロールによるエリスロポエチン分泌抑制，アンジオテンシン変換酵素阻害薬やアンジオテンシンⅡ受容体拮抗薬による造血幹細胞の機能抑制なども原因となります．合併する腎機能障害とエリスロポエチン産生能の低下が関与している貧血もあるため，原因薬剤の中止，エリスロポエチン刺激薬による治療が必要となります．これまで数多くの臨床試験で，輸血，鉄剤（経口，経静脈），エリスロポエチン刺激薬といった治療法が試されていますが，生命予後を改善するというデータがないのが現状であり，2017年に改訂された『急性・慢性心不全診療ガイドライン』でもこれらの治療はClass Ⅱb またはClass Ⅲとなっていま

表　心不全に合併する貧血に対する治療の推奨とエビデンスレベル

	推奨クラス	エビデンスレベル	Minds 推奨グレード	Minds エビデンス分類
赤血球輸血 過度の貧血が心不全を悪化させており，輸血で改善が期待される例	IIb	C	C1	V
経口鉄剤	III	B	D	II
ESA	III	B	D	II

日本循環器学会・他．日本循環器学会 / 日本心不全学会合同ガイドライン：急性・慢性心不全診療ガイドライン（2017 年改訂版）．http://www.asas.or.jp/jhfs/pdf/topics20180323.pdf（2018 年 4 月 20 日閲覧）

す[2)]．治療開始の目安や目標値等についてはガイドラインに明記されていませんが，臨床上ヘモグロビン 9 ～ 10 g/dL を目標に治療を開始するのが妥当と考えます．

貧血の原因や心不全の悪化の有無を考え，運動内容の変更を検討する必要があります

①のような循環血液量の増加を疑う病態での運動については，心不全悪化による貧血である可能性があるため，運動継続により心不全がさらに悪化する可能性があります．そのため運動は相対的禁忌であり，心不全が改善し貧血が改善するまでは低負荷の運動に変更するか，一時リハビリテーションを中止する必要があります．

②③は，①のような体液過剰ではありませんが，貧血の程度によっては心不全悪化の可能性もあります．心不全の悪化がなければ自覚症状や心拍数，血圧などをモニタしながら運動療法は継続可能ですが，貧血が改善するまでは低負荷の運動に変更することが望ましいでしょう．

A

齋藤博則

通常の運動で易疲労感，めまい，たちくらみ等を自覚するようになった場合，原因として貧血を考える必要があります．貧血の原因を精査し，心不全の悪化がないか検討し，心不全の有無やその程度により，運動療法の一時中止，あるいは低負荷運動療法への変更が必要です．

Q81 運動中止を判断するために，どの程度の体重増加に注意すべきでしょうか?

3日間で2 kg以上の体重増加には注意が必要です

2017年に改訂された『急性・慢性心不全診療ガイドライン』では，3日間で2 kg以上の体重増加，浮腫，呼吸困難等，心不全増悪の症状や徴候があれば，医療機関への受診を勧めています[2)]．心臓リハビリテーションスタッフは主治医，かかりつけ医と体重の変化を常に共有し，体重増加が心臓病の悪化に関与しているか評価を行う必要があります．

心不全の運動療法と疾病管理【図】

運動療法開始前の問診時に患者を注意深く観察します．「なんとなく元気がない，顔色が悪い」などの軽微な変化から異常を発見することができます．自覚症状（息切れ，易疲労感，胸部不快感），他覚症状（発作性夜間呼吸困難／起座呼吸，経静脈の怒張，3音の聴取，下肢の浮腫，湿性ラ音），心拍数や呼吸回数，および血圧，不整脈の有無等を確認し運動可能かどうか判断します．心不全の増悪が疑われ，運動続行が危険と判断したら主治医へ報告します．血液検査でBNP値，胸部X線で心拡大や間質性肺水腫の有無を確認します．運動前に心不全悪化徴候なしと判断して運動療法を開始しても，運動中の症状や，血圧，心拍数，不整脈等の観察は怠らず，異常があれば即座に運動を中止し主治医へ報告しましょう．

心不全の悪化があった場合

運動療法を中止しなければならない病態には，不安定狭心症，心不全の増悪，致死性不整脈などがあります．心不全悪化と判断されれば原因として過労，水分・塩分の過量摂取，自己判断による利尿剤中止などがないか問診を行い，内服薬の変更，運動療法の中止や運動量減量を行います．

体重増加による心不全の悪化所見がない場合

運動療法の禁忌はなく，むしろ塩分・食事制限，栄養指導が遵守できていないことがあります．その場合は栄養指導の再指導を行い，運動療法を継続します．

図　外来心臓リハビリテーションにおける心不全の運動療法と疾病管理

（週 1～3 回の外来心臓リハビリテーション）

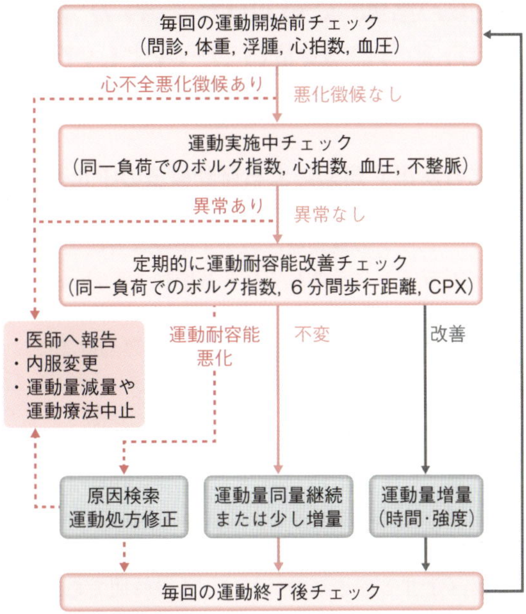

CPX：心肺運動負荷試験

（後藤葉一：慢性心不全の疾病管理プログラムとしての外来心臓リハビリテーションをどう構築し運営するか？ Heart View，18：520-527，2014 より改変）

A

齋藤博則

3 日間で 2 kg 以上の体重増加を認めたら，体重増加による心不全の増悪がないかを確認します．運動療法前に自他覚症状やバイタルサイン，心電図モニターで評価し，心不全の増悪を疑えば，主治医へ連絡を行い，血液検査，胸部 X 線，心電図検査等も行い，運動可能かどうかを判断します．

Q82 低強度の運動でも血圧上昇が著明な患者には，どのように対応したらよいでしょうか？

ガイドラインに各疾患や病期による運動療法の中止基準が示されています

心臓リハビリテーションの運動療法の中止基準は各疾患や病期によって異なります．わが国のガイドラインに示されている基準は【表1】およびQ93を参照してください．

ただ，ガイドラインでは現在のところ，心不全の運動療法において中止基準が明確に示されていません．また各疾患もおおよそ急性期から回復期にかけての中止基準が中心と考えられます．このため当院では，特殊な例は除き，各疾患すべてに共通して，急性期から回復期は【表2】のような中止基準を設けて運動療法を行っています．

回復期から維持期における血圧に関しての運動療法中止基準は，わが国のガイドラインでは，血圧上昇を特に増悪因子とする疾患（大動脈疾患，高血圧性心疾患など）を除くと，異常な血圧上昇でなければ可能ということになります．ただ，前述のような血圧上昇を増悪因子とする疾患においては，この時期であっても表2のような厳しめの中止基準がよいかもしれません．

表1　大血管疾患および不整脈における運動療法中止基準

大血管疾患リハビリテーション進行の中止基準 [2]	不整脈患者の運動トレーニングの中止基準（Lown分類2度以上の心室不整脈） [3]
①炎症 発熱37.5℃以上 炎症所見（CRPの急性増悪期） ②不整脈 重症不整脈の出現 頻脈性心房細動の場合は医師と相談する ③貧血 Hb8.0 g/dL以下への急性増悪 無輸血手術の場合はHb7.0 g/dL台であれば医師と相談 ④酸素化 SpO_2の低下（酸素吸入中も92%以下，運動誘発性低下4%以上） ⑤血圧 離床期には安静時収縮期血圧100 mmHg以下，140 mmHg以上 離床時の収縮期血圧の30 mmHg以上の低下 運動前収縮期血圧100 mmHg以下，160 mmHg以上 ⑥虚血性心電図変化，心拍数120 bpm以上	①心室頻拍（3連発以上） ② R on Tの心室期外収縮 ③頻発する単一源性心室期外収縮（30%以上） ④頻発する多源性の心室期外収縮（30%以上） ⑤2連発（1分間に2回以上） （「急性心筋梗塞に対する急性期リハビリテーション負荷試験の判定基準」と「心臓血管外科術後の運動負荷試験の判定基準（ステップアップの基準）」はQ93を参照）

V　リスク管理

表2　運動療法実施・負荷クリア基準

リハビリテーション前	項目	リハビリテーション直後
90 mmHg 以上，140 mmHg 以下	収縮期血圧	20 mmHg 以上の上昇，低下がないかつ，80 mmHg 以上 160 mmHg 以下
100 拍 / 分以下	脈拍	40 拍 / 分以上の上昇がないかつ，120 拍 / 分以下
SpO_2 93% 以上かつ，呼吸回数 25 回/分未満	呼吸	SpO_2 93% 以上かつ，呼吸回数 25 回/分未満
前日より PVC の増加がない	心電図	3 連以上の PVC が出現しないかつ，新たな心房細動の出現がない
胸痛，呼吸困難感，疲労感，動悸がない	自覚症状	「ややきつい」（Borg 13）と表現する自覚症状がない
著明な末梢冷感，皮膚湿潤，息切れがない	他覚所見	同左
前日より 1 kg 以上の増加がない	体重	—
X 線写真・聴診上胸水増加・肺うっ血の明らかな増強がない	検査	—
前回 BNP 値より 100 pg/mL 以上の増加がない		

可能な限り血圧が上昇しにくい運動を指導しましょう

運動をすると，一時的に血圧は上昇します．しかし，適切な運動を続けていると，血圧が下がってくることもあります．

心臓リハビリテーションの運動療法の基本は有酸素運動とレジスタンストレーニングです．血圧の上昇しやすい患者では全身を使う動的運動でかつ有酸素運動の指導が中心となります．レジスタンストレーニングは低強度とし，運動時間を短くして，適宜インターバル休憩をとりながら，それを繰り返して行うなど工夫が必要です．

主治医と対応を相談しましょう

主治医が認識しているのは，安静時血圧がほとんどです．低強度　の運動でも血圧が上昇することがわかれば，降圧薬の調整を行うことも考慮します．このため，個々の患者に応じた中止の目安について，主治医と共通の認識をもち，どうしても介入が必要な場合にはその利点とリスクを患者やその家族に説明し，同意を得ておくことが必要です．

A

谷口良司

低負荷の運動でも血圧上昇が著明な患者への対応は非常に難しいものです．そのような患者に対しては個々に血圧上昇の許容範囲を主治医と相談し，血圧が上昇しにくい運動内容で運動療法を行いましょう．

Q83 発熱があっても運動療法を行ってよいのでしょうか？

発熱があれば，積極的に運動療法を実施してはいけません

発熱しているときは，身体を休ませることが大切です．無理に身体を動かすと，体力をさらに失うことになり，症状の悪化につながります．また，ウイルス性心筋炎などを発症し急変する危険性もありますから，発熱時はもちろん，解熱後も数日は安静が必要です．

わが国のガイドラインでも発熱時の積極的な運動療法は推奨していません【表】[1, 2]．

平熱を含め，普段の状態を把握しましょう

高齢の患者は加齢とともに熱産生が弱まり，体温調節機能も低下してきているため，体温を維持する力が弱くなり，体温が低くなる傾向があります．微熱とされている37℃程度の体温でも，発熱しているのと同様に活性がなくなる場合があります．あらかじめ平熱など普段の状態を把握しておくことも大切です．

表　リハビリテーション中止基準

1. 積極的なリハビリテーションを実施しない場合
   ①安静時脈拍 40/分以下または 120/分以上
   ②安静時収縮期血圧 70 mmHg 以下または 200 mmHg 以上
   ③安静時拡張期血圧 120 mmHg 以上
   ④労作性狭心症の方
   ⑤心房細動のある方で著しい徐脈または頻脈がある場合
   ⑥心筋梗塞発症直後で循環動態が不良な場合
   ⑦著しい不整脈がある場合
   ⑧安静時胸痛がある場合
   ⑨リハビリテーション実施前にすでに動悸・息切れ・胸痛のある場合
   ⑩座位でめまい，冷や汗，嘔気などがある場合
   ⑪安静時体温が 38 度以上
   ⑫安静時酸素飽和度（SpO_2）90% 以下

（日本リハビリテーション医学会診療ガイドライン委員会：リハビリテーション医療における安全管理・推進のためのガイドライン．p6，医歯薬出版，2006 より抜粋）

早期に発熱などの異常を発見するために，視診，触診を大切にしましょう

特に高齢の患者は身体の変化があっても自覚症状を訴えないことが少なくありません．また，入院中でない限り，いや入院中であっても，心臓リハビリテーションの運動療法の前の問診で必ず体温を測るとは限りません．

一方問診時には，患者の表情などを含めた視診や，脈をみるために身体に触れたときの体表温，乾燥や湿潤の程度，浮腫の有無，末梢循環の状態などを触診することにより，発熱を含めた患者の異常に気づくことがあります．全身状態を把握するために問診，視診，触診などは重要ですので，その技術を普段から身につけるようにしましょう．

A

谷口良司

発熱があれば，運動療法を積極的に実施してはいけません．心臓リハビリテーションを行うにあたって，普段からいつもとの違いに注意し，さらにそれを見つける手段として，問診や視診，触診などの技術を身につけることが大切です．

Q84 心電図監視は発症後（手術後），いつまで続けなければならないのでしょうか？

運動療法中の不整脈発生の頻度はどのくらいでしょうか？

運動療法中の不整脈単独の発生率についての報告はなく，致死的不整脈を含む重篤な心事故の発生率について，1998年に外来患者対象ですが，292,254患者・時間の運動療法で5例の重篤な心血管事故（3例の非致死的な心筋梗塞，2例の心停止）が発症し1例が死亡したと報告されています[1)]．また2014年に全国の心臓リハビリテーション施設での検討で，運動中および運動後24時間以内の，急性心筋梗塞などの心事故や脳血管障害，重篤な整形外科的障害の発生率は3.13/10万患者・時間と報告[2)]され，頻度は高いものではありません．心臓手術後に多い心房細動の発生率は，冠動脈バイパス術後の16～40%，弁膜症術後で33～49%，冠動脈バイパスと弁膜症の同時手術では36～63%程度で，術後5日以内，特に3日以内に発生することが多いと報告されています[3)]．2015年には経皮的大動脈弁置換術6日後の不整脈の報告例もあります[4)]．

患者のリスクの評価は？

心臓病患者に運動療法をするためにリスクを評価する必要があります．米国心臓協会（AHA）はリスクの層別化基準を発表し心臓病患者を4段階に分け，心電図監視についても検討しています．このうち身体活動を制限すべき人（クラスD）を除き，外見上健康な人（クラスA）は監視の必要はなく，心血管疾患はあるが安定しており，激しい運動による合併症発生のリスクも低いが外見上健康な人よりはやや高い人（クラスB）は，トレーニング開始後6～12回目までのリハビリテーション時に心電図監視を勧めています．また運動中の心合併症のリスクが中等度から高度である人で，自分自身で身体活動強度を調整できず，または推奨された身体活動レベルを理解できない人（クラスC）は，安全性が確立するまで通常は13回目以降のリハビリテーション時にも心電図監視を勧めています【表】[5)]．

表　リスクの層別化と心電図監視　（文献5より）

	内容	心電図監視
クラスA	外見上健康な者	不要
クラスB	心血管疾患はあるが，安定しており，激しい運動による合併症発生のリスクも低いが，外見上健康な人よりはやや高い人	トレーニングの開始早期，通常は6～12回は有用
クラスC	運動中の心合併症のリスクが中等度から高度である人で，自分自身で身体活動強度を調整できず，または推奨された身体活動レベルを理解できない人	安全性が確立するまで，通常は12回以上実施
クラスD	身体活動を制限すべき不安定な疾患	運動は推奨されない

心電図監視の中止基準はありますか？

心電図監視中止に関する検討は検索できませんでした．冠動脈バイパス術後クリニカルパスに術後2～3日目まで心電図監視を組み込んでいる施設もあるようです[1)]．また不整脈に対するアブレーション後では退院まで心電図監視をしている施設が多いようです．その他に院内で基準を定めている施設もあります[6)]が，実際はクラスB,Cの患者が対象となり，可能であれば退院まで心電図監視をしている施設が多くあります．術後症例は多くがクラスBで，当院では病棟歩行が150～200 m可能になった術後約1週間程度で院内フリーとし，リハビリテーション室まで歩行していますが，術後から安定し問題となるような不整脈を認めない症例では，リハビリテーション室での2回目以降の有酸素運動では心電図監視を必ずしもしていない場合もあります．

A

福田幸人

術後の心電図監視期間は患者のリスクにより判断すべきですが，最短でも5～6日間は行ったほうが安全です．また症例によっては自覚症状と乖離があるため，担当医と中止時期を相談することも必要です．心電図監視のない症例でも異常を感じたら必ず心電図をモニタリングするようにしましょう．

Q85 開胸手術後の胸骨圧迫は行ってもよいのでしょうか？

開胸手術後の心停止はどれくらいの頻度で起こるのでしょうか

開心術後の心停止は，心室細動などの不整脈の他にタンポナーデ，多量出血による循環血液量減少，心筋梗塞，緊張性気胸などが原因と考えられます．開胸手術後心停止の発生頻度は年間250,000例の心臓手術例で発生率は0.7～2.9%と報告されています[1]．運動療法施行中における致死的合併症の発生率は，わが国の心臓リハビリテーション施行136施設から，0.26回/100,000患者・時間と報告されています．また心停止の発生時期は，冠動脈バイパス手術および大動脈弁手術後の心停止の約30%が術後24時間以内に発症し，翌日以降は約10%と徐々に減少していました[2]．わが国からも，4年間の心臓手術1,353例中心停止は31例で，術後24時間以内が11例，術後24時間以降1週間以内が12例，術後1週間以降が11例と報告されています[3]．

開胸手術後の胸骨圧迫の問題点は何でしょう

一般的な胸骨圧迫後には，肋骨骨折や胸骨骨折などが21～65%に発生したとの報告や[4]，心損傷は心挫傷1.3%，心筋裂傷0.1%程度という報告もあります[5]．しかし胸骨正中切開後早期では，胸骨切開断端や胸骨固定用ワイヤーによる右室挫傷や出血，組織損傷の他に人工弁縫合不全や冠動脈バイパスグラフト損傷などの危険性が指摘されています．

胸骨正中切開術後の心肺蘇生法についてのガイドライン

日本蘇生協議会の『JRC蘇生ガイドライン2015』[6]の「心臓手術後の心停止」では，集中治療室（ICU）での心停止では胸骨再切開を考慮すべきとし，緊急の胸骨再切開準備中も胸骨圧迫を躊躇すべきではないとし，除細動と胸骨圧迫のどちらを優先するか記載はありません．『AHA心肺蘇生と救急心血管系治療のためのガイドライン2015』[7]では，除細動前の1.5～3分の胸骨圧迫は，自動体外式除細動器（AED）による除細動と比べ予後に差がないとしていますが，AEDによるリズム解析の準備が整うまで胸骨圧迫を実施すべきとされています．『欧州蘇生協議会のガイドライン』[8]や『欧州胸部外科学会ガイドライン』[9]では，ICUのように常にモニターされた環境では胸骨圧迫前に無脈性心室頻拍/心室細動なら3回連続の除細動，心停止なら体外式ペーシングをただちに施行し，反応がない場合は胸骨圧迫を開始し再開胸を

図 1　携帯型侵襲式体外型心臓ペースメーカ（モード部）

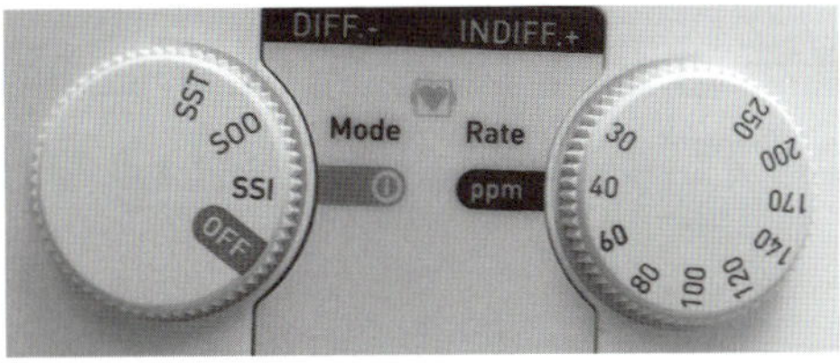

VVI モードでバックアップとする場合が多いが，シングルチェンバー型では機種によって SSI と表示されているものもある．

図 2　開胸手術後心停止のフローチャート　（文献 9 より作成）

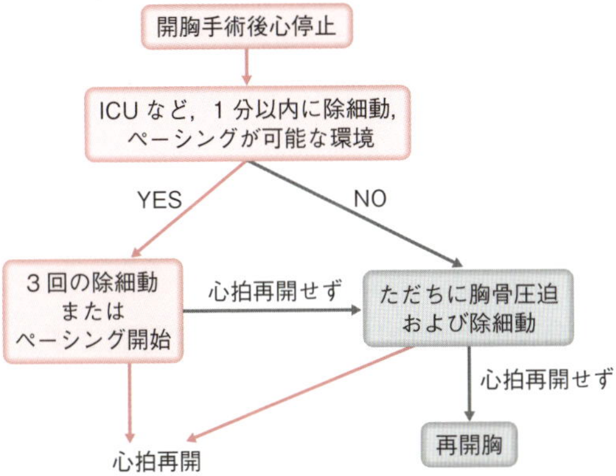

行うことを推奨しています．米国クリティカルケア看護学会などもこのガイドラインを標準としているようです．体外式ペースメーカは術中に心外膜リードを右室または右房右室に縫着し，急な徐脈や心停止に対応します．自己脈があっても心筋リードで VVI モードの 40 ～ 60 拍のバックアップをしていることが多くあります【図 1】．しかし心外膜リードは術後 4 日目程度から閾値が上昇しペーシング不全が起こるので注意が必要です．

A

福田幸人

ICU での心停止は，1 分以内に除細動やペーシングを行い，心拍再開しない場合はただちに胸骨圧迫を開始することが推奨されてきています．けれども，このような環境以外ではただちに胸骨圧迫を開始すべきです【図 2】．また運動療法前に体外ペースメーカの装着，モードなどをチェックすることは必須です．

Q86 運動療法は必ず嫌気性代謝閾値以下で行わなければならないのでしょうか?

安全性を担保するためには，嫌気性代謝閾値（AT）以下の強度で行うことが望ましいです

『心血管疾患におけるリハビリテーションに関するガイドライン』[1)]では，AT レベルの運動強度による有酸素運動が一般的に推奨されています．このような個人の運動能力および病態に応じた運動処方による運動療法は，運動中の心事故や他の有害事象の発生を増さないとされ，安全性が確立されているので，心肺運動負荷試験による AT の判定が不可欠です．また，逆に運動強度があまり低いと十分な効果が得られない可能性があるため，AT レベルの強度が望ましいです．安全性と効果の両面から AT レベルの運動強度による有酸素運動が論理的に理解されやすく，わが国での心臓リハビリテーションの普及に大きな役割を果たしてきました．

AT を超える運動強度も病態によっては設定可能です

心臓リハビリテーションプログラムは国際的にさまざまなモデルで実践されており，運動強度についても一律ではありません[2)]．欧州心臓病学会，米国心血管肺リハビリテーション学会，カナダ心臓リハビリテーション学会による心臓リハビリテーションにおける有酸素運動強度評価と運動処方に関するガイドライン[3)]では，**【表】**のように疾病やデバイス治療ごとの運動強度設定をエビデンスに基づいて提示しています．この**【表】**の運動強度「軽度～中等度」が AT 以下に，「中等度～強度」が AT から RC（呼吸性代償の開始点）に，「強度～極強度」が RC 以上に相当します．加えて，トレーニング様式は「軽度～中等度」，「中等度～強度」が持続的トレーニング，「強度～極強度」以上がインターバル・トレーニングとされています．左室補助人工心臓装着患者に対する運動強度は AT 以下の強度で持続的トレーニングを，残存虚血のない慢性冠動脈疾患に対する運動強度は極強度以上ですが，インターバル・トレーニングを行うことになります．このように，個々の病態を理解していれば，生理学的効果を上げるために運動強度の設定を変更することも可能ですが，十分な注意が必要です．

表　エビデンスに基づく運動強度　（文献2より改変）

	軽度〜中等度	中等度〜強度	強度〜極強度	極強度以上
安定狭心症	○1	○1	○1	
慢性冠動脈疾患（残存虚血なし）	○	○	○	○
経皮的冠動脈形成術	○	○	○	
ペースメーカ	○	○		
植込み型除細動器	○	○		
慢性心房細動	○2	○2		
冠動脈バイパス術	○	○	○	
弁修復・置換	○	○		
慢性心不全	○	○	○	
左室補助人工心臓	○			
心臓移植	○2	○2	○2	

1：虚血閾値未満，2：心拍数による指標困難（変時作用の影響）

高強度インターバル・トレーニングについても検討されています

冠動脈疾患患者にATを超える高負荷と低負荷を交互に繰り返す高強度インターバル・トレーニングを4週間以上実施すると中強度インターバル・トレーニングよりも最高酸素摂取量が改善し，安静時心拍数と体重が減少することがメタ・アナリシス[4)]で示されています．また，持続的有酸素トレーニングよりも高強度インターバル・トレーニングで最高酸素摂取量が著明に改善し，血管内皮機能が改善するものの，アドヒアランスに問題がある[5)]とされています．これらの改善機序や臨床的妥当性はまだ不明とされており，今後の検討が待たれます．

A

松尾善美

安全性と効果の両面からATレベルの運動強度による有酸素運動が推奨されますが，病態を勘案してATを超える運動強度で効果的に運動療法を実施することも可能です．その際，運動様式と安全性について考慮する必要があります．

Q87 運動療法中は心電図以外に何をモニタリングすればよいでしょうか?

血圧，自覚的運動強度，自覚症状は必ずモニタリングしましょう

心拍数，血圧は運動療法の前後で必ずチェックします．高リスク群，心不全の運動療法開始期には，運動中も心電図や血圧に加え，SpO_2 のモニターも必要です．血圧，自覚的運動強度，自覚症状は運動療法中のみならず，運動療法前後も継時的にモニタリングすべきです．酸素化能をチェックしたければ，経皮的酸素飽和度も加えてモニタリングするとよいでしょう．自覚的運動強度には，6～20 で段階づけられ，10 倍すると心拍数と近似する Borg 指数を通常は使用します．「胸はどうですか？」，「足はどうですか？」と胸部と下肢に分けて測定すると胸部症状と末梢疲労のどちらが強いかを把握できます．運動に対する正常な心血行反応を理解することでモニタリングしているデータを解釈できます．なお，狭心痛，呼吸困難，失神，ふらつき，下肢の痛みといった自覚症状はそれ自体のみならず，収縮期血圧の上昇不良ないし進行性低下や 225 mmHg 以上の異常な上昇といった血圧や心電図のモニタリングデータならびにチアノーゼ，顔面蒼白，冷汗，運動失調といった他覚的な臨床所見との整合性も

図　モニタリング用記録用紙

月　　日	HR	BP	BORG		異常所見など
			C	L	
安静時					
warm up 終了時					
コメント					

月　　日	HR	BP	BORG		異常所見など
			C	L	
安静時					
warm up 終了時					
コメント					

表　リスク層別化とモニタリング　（文献2より改変）

	状態	活動	人的監視	心電図・血圧モニタリング
クラスA	健康人	制限なし	不要	不要
クラスB	低リスク者（NYHA I・II，＞6 METs）	運動処方による個別化を要する	初期は必要（ACLS認証ありの医療スタッフ）	初期は必要
クラスC	中〜高リスク者（NYHA III・IV，＜6 METs）	運動処方による個別化を要する	安全が確立するまで必要	安全が確立するまで必要
クラスD	活動制限をすべき病状の不安定な者	原則としてすべての活動を制限	−	−

確認しましょう．【図】のような用紙に記録するとよいでしょう．

リスク層別化を実施するとクラスにより実施基準に準じてモニタリングを行うことができます

【表】に示すように，リスク層別化ではクラスごとの活動水準および心電図・血圧のモニタリングについて示されています[2)]ので参考にしてください．

モニタリング中に観察すべきポイントを見逃さないでください

観察すべきチェックポイントは，ウォーミングアップ開始時，有酸素トレーニング開始時，クーリングダウン開始時など運動負荷強度が変化するタイミングです[3)]．なお，心事故はウォーミングアップやクーリングダウンで多発していますので，十分注意してください．

A

松尾善美

心拍数，血圧，自覚的運動強度，自覚症状は，運動療法中のみならず，運動療法前後もモニタリングすべきです．心事故はウォーミングアップやクーリングダウンで多発していますので，十分注意してください．

Q88 嫌気性代謝閾値以上の運動や労作をしてはダメですか？

心疾患患者における運動や労作の許容範囲を知りましょう

実施する運動や労作の強度は心疾患の重症度を考慮して決定されるべきですので，心疾患患者における運動許容範囲は，個別に設定する必要があります．

運動や労作の絶対的強度は，さまざまな運動や労作を施行した際の酸素摂取量のデータに基づき予測され，安静座位における酸素摂取量を 1 MET（3.5 mL/kg/ 分）とし，METs で表記されています[1)]．

運動や労作の許容範囲は，運動や労作における一般的な強度と，それを実施する個人の運動耐容能と心疾患の重症度との関係から決定されています．『心疾患患者の学校，職域，スポーツにおける運動許容条件に関するガイドライン（2008 年改訂版）』[2)]

表 1　冠動脈疾患患者におけるリスク分類

軽度リスク	中等度リスク	高度リスク
症状が安定し，以下に示す臨床所見をすべて満たすもの	症状が安定し，以下に示す臨床所見のいずれかに該当する者	症状が不安定な者，及び以下に示す臨床所見のいずれかに該当する者
1. NYHA 心機能分類 I 度	1. NYHA 心機能分類 II 度	1. NYHA 心機能分類 III～IV 度
2. 症候限界運動負荷試験において狭心痛を認めず，虚血性 ST 変化及び重篤な不整脈を認めない	2. 症候限界運動負荷試験において 5 METs 以下で狭心痛や虚血性 ST 変化及び心室頻拍などの重篤な不整脈を認めない	2. 症候限界運動負荷試験において 5 METs 以下で，狭心痛や虚血性 ST 変化及び心室頻拍などの重篤な不整脈を認める
3. 運動耐容能が 10 METs 以上	3. 運動耐容能が 5 METs 以上，10 METs 未満	3. 運動耐容能が 5 METs 未満
4. 左室駆出率が 60%以上	4. 左室駆出率が 40 % 以上，60%未満	4. 左室駆出率が 40%未満
5. 心不全症状がない	5. 日常生活での心不全症状はないが，胸部 X 線写真にて心胸郭比が 55%以上，または軽度の肺うっ血の所見を認める	5. 日常生活で心不全症状を有する
	6. 脳性利尿ペプチド（BNP）が基準範囲以上，100 pg/mL 未満	6. 脳性利尿ペプチド（BNP）が 100 pg/mL 以上
		7. 左冠動脈主幹部に 50%以上及び他の主要血管に 75%以上の有意病変を有する
		8. 心停止の既往

〔日本循環器学会・他：心疾患患者の学校，職域，スポーツにおける運動許容条件に関するガイドライン（2008 年改訂版）．http://www.j-circ.or.jp/guideline/pdf/JCS2008_nagashima_h.pdf（2018 年 4 月 1 日閲覧）〕

表 2　冠動脈疾患患者における労働・運動許容条件

強度（METs）	軽い（3 METs 未満）	中等度（3.0〜6.0 METs）	強い（6.1 METs 以上）
低リスク	すべて許容	すべて許容	条件付き許容*1
中等度リスク	すべて許容	条件付き許容*2	条件付き許容*3
高リスク	条件付き許容*3	条件付き許容*4	禁忌

注 1：等尺性労働強度が中等度以上である場合には労働強度を一段階軽いものとする
注 2：等尺性運動強度が中等度以上である場合には運動強度を二段階軽いものとする
*1　運動負荷試験で安全が確認された強度以下であればすべて許容
*2　運動耐容能の 60%以下で，かつ虚血徴候が出現しない強度であれば許容
*3　運動耐容能または虚血徴候出現の 60%以下の強度であれば競技を除き許容
*4　専門医の管理下において許可された労働のみ許容
〔日本循環器学会・他：心疾患患者の学校，職域，スポーツにおける運動許容条件に関するガイドライン（2008 年改訂版）．http://www.j-circ.or.jp/guideline/pdf/JCS2008_nagashima_h.pdf（2018 年 4 月 1 日閲覧）〕

では，運動許容条件として適合するには，各種の運動や労作を自覚的運動強度 13 以下で行えることを基準としています．また心肺運動負荷試験では，嫌気性代謝閾値（anaerobic threshold：AT）を求めることができ，AT は原疾患の種類によらず心疾患患者の運動強度の上限の目安とされています[2)]．AT レベル以下の運動は嫌気性代謝の加わる前の有酸素運動のレベルですので，心疾患患者において安全かつ有効に施行できます[3)]．通常はランプ負荷試験で決定した AT 時の心拍数か，その 1 分前の仕事率を採用します．当然のことですが，AT 以下のレベルで血圧の過度な上昇や心筋虚血所見，および危険な不整脈が出現した場合などでは，運動許容範囲はその強度以下となります．このように，AT を測定すれば，運動や労作で可能な運動強度を推定することができますので，可能な限り心肺運動負荷試験を行うほうがよいです．一方で，運動や労作における一般的な強度[1)]は推定値であることから，個々の患者においてはあてはまらないこともあり得るため，許容強度は個々の患者の状態も考慮して最終決定すべきです[2)]．また，中等度以上のリスクをもつ心疾患患者においては，荷物を持っての歩行やしゃがみ動作など，血圧が顕著に上昇するいわゆる静的要素が強い労作は避けるべきとされています[2)]．多くの患者において，8 時間労働での平均的エネルギー消費が最大 METs の 50% 以下であれば許可できます[4)]．ちなみに，現代における大抵の仕事は 3 METs 以下に収まるとされています[4)]．代表的な心疾患である冠動脈疾患患者における労働・運動を前提としたリスク分類【表 1】と冠動脈疾患患者における労働・運動許容条件【表 2】も頭に入れておきましょう[2)]．

A

西　功，小池　朗

運動や労作の許容範囲は，運動や労作における一般的な強度と，それを実施する個人の運動耐容能と心疾患の重症度との関係から決められています．AT は心疾患患者の運動強度の上限の目安とされており，AT 以上の運動や労作は好ましいとはいえません．

Q89 運動療法中はどんな不整脈が問題になりますか?

運動負荷試験の禁忌事項

運動負荷試験の絶対的禁忌として，血行動態の悪化を伴うコントロール不能な不整脈が，相対的禁忌として，心室レートがコントロール不能な頻脈性不整脈，後天性の高度または完全房室ブロックがあります[1].

運動負荷試験の中止基準

運動負荷試験の中止基準における絶対適応として，運動時の心拍出量の正常な維持に支障をきたす持続性心室頻拍または他の不整脈(2度または3度房室ブロックを含む)，相対適応としては，悪化したり，あるいは血行動態の安定性に支障をきたす可能性のある，持続性心室頻拍以外の不整脈（多源性期外収縮，心室期外収縮3連発，上室頻拍，徐脈性不整脈など）と，ただちに心室頻拍との鑑別ができない脚ブロックの出現があります[1].

運動トレーニングの中止基準

『心血管疾患におけるリハビリテーションに関するガイドライン（2012年改訂版)』では，運動トレーニングの中止基準として，Lown分類2度以上の心室性不整脈〔①心室頻拍（3連発以上)，②R on Tの心室期外収縮，③頻発する単一源性心室期外収縮（30%以上)，④頻発する多源性の心室期外収縮（30%以上)，⑤2連発（1分間に2回以上)〕を挙げています[2].

入院および外来患者の心臓リハビリテーションの臨床的適応と禁忌

入院および外来患者の心臓リハビリテーションの禁忌のうち，不整脈に関するものとしては，未治療の心房性または心室性不整脈，未治療の洞性頻脈（> 120 bpm)，3度房室ブロックがあります[3].

ガイドラインなどに記載されている運動負荷試験や運動トレーニングの不整脈に関する禁忌事項や中止基準を箇条書きにし，また，その対応案を示しました【表】. 最近では，不整脈を有するか，またはそのリスクが高い患者における運動療法の有用性も散見されます[4].『心血管疾患におけるリハビリテーションに関するガイドライン(2012年改訂版)』[2]においても，クラスⅡa'として，「心房細動やペースメーカ・植込

表　運動中に出現しうる不整脈とそれへの対応

運動中に心拍出量の正常な維持ができない，すなわち血行動態異常の原因となる不整脈が運動療法中に生じると問題

持続性心室頻拍，心室細動	➡	直ちに運動を停止し，医師に報告．自動体外式除細動器（AED）使用
MobitzⅡ型の2度房室ブロックまたは3度房室ブロック	➡	直ちに運動を停止し，医師に報告
非持続性心室頻拍（3連発以上） 頻発する多源性の心室期外収縮（30％以上） 上室頻拍，新規心房細動・粗動 徐脈性不整脈 心室頻拍と鑑別できない脚ブロックの出現 1分間に2回以上出現する心室期外収縮の2連発 頻発する単一源性心室期外収縮（30％以上） R on Tの心室期外収縮など	➡	直ちに運動を一時停止し，医師に報告，運動再開について検討

み型除細動器については，QOLの拡大には好ましいので，運動療法を検討するべきである」と記載されています．一方，運動中止基準に該当するような心室性不整脈は，運動療法を施行すべきではない（クラスⅢ）とされています．しかしながら，同ガイドライン[2)]における植込み型除細動器または両室ペーシング機能付き植込み型除細動器装着後患者の項目では，運動耐容能改善およびQOL改善を目的とした運動療法の実施は，クラスⅠであり[2)]，悪性不整脈による突然死に対して予防器機を既に装着している患者における不整脈に関する禁忌事項や中止基準は，より寛容であってもよいと思われます．

A

西　功，小池　朗

運動療法は，必ずしも医師の監視下で行うわけではなく，持続性心室頻拍や2または3度の房室ブロックのみならず，Lown分類2度以上の心室性不整脈の出現や，心房細動，上室頻拍および徐脈性不整脈の出現も中止基準に挙げられています．

Q90 運動中の心電図をみるポイントには不整脈以外にどんなことがありますか?

ST 低下と上昇に注目しましょう

運動中の心電図のST 低下は心内膜下の虚血を意味します．ST 低下は，J点（QRS波形の終点・T波との接合部分）から60～80 msec（1.5～2 mm）後方で評価します【図1】[1]．冠動脈の責任血管によらず，Ⅱ/Ⅲ/aVF/V4-6 誘導で，T波の終わりとP波の始まりをつなぐTPラインもしくはP波の終わりとQRS波形の始まりをつなぐPQラインを基線としたときに，基線よりも0.1 mV（1 mm）以上の低下を認める場合に，有意なST 低下と判定します．ST 低下のパターンが上昇型のときは虚血性の可能性は低く，水平型・下降型のST 低下を認めた場合には心内膜下の虚血の存在が疑われます【図2】.

ST 上昇は貫壁性の心筋虚血を意味します．ST 上昇の誘導から虚血部位・責任冠動脈を推定することが可能です【表】．冠攣縮や冠動脈の高度狭窄を有する症例で運動によりST 上昇が生じることがあります．ST 上昇は，J点で評価し，0.1 mV（1 mm）以上の上昇を認めかつ60 msec 後方でも持続している場合に，有意なST 上昇と判定します[1]．ST 上昇を認めたら，すみやかな治療が必要です．

ST 評価にあたっての注意点

ST 低下の評価にあたって，左室肥大・ジギタリス服用患者・女性[2]では偽陽性が多いこと，左脚ブロック・心室ペーシング調律の症例ではST 変化で虚血評価はできないことを知っておく必要があります．これらの症例の心筋虚血の評価は，心電図ではなく別の方法（心筋シンチグラフィー・冠動脈カテーテル検査など）で行う必要があります．心筋梗塞後で安静時より梗塞部位のST 上昇を認める症例では，運動によりさら

図1 J点の評価

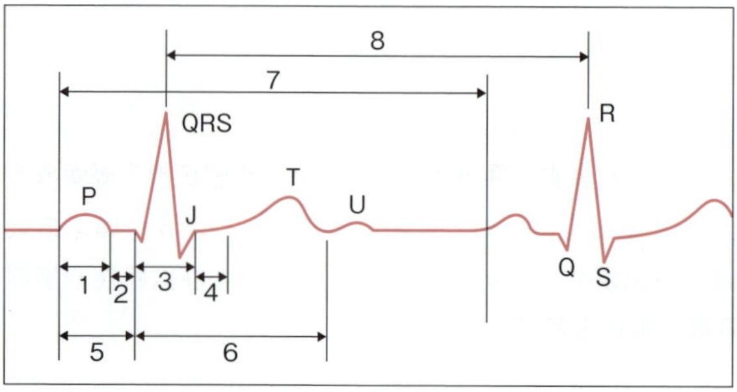

1＝P 波の幅
2＝PR セグメント
3＝QRS 間隔
4＝ST セグメント
5＝PQ 間隔
6＝QT 間隔
7＝PP 間隔
8＝RR 間隔
J＝J 点

V―リスク管理

図2　運動中のST低下のパターン

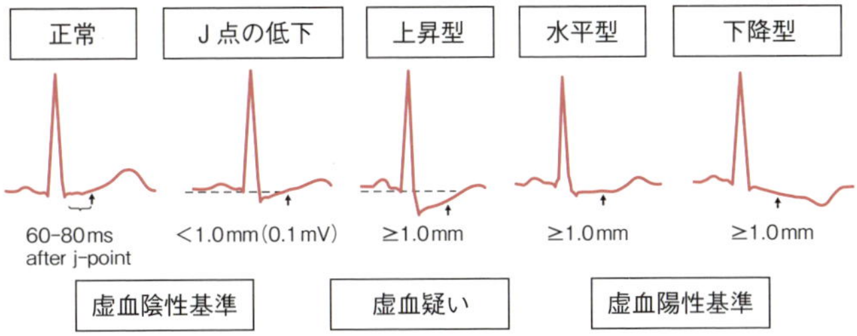

表　ST上昇と虚血部位・責任冠動脈

ST上昇を認める誘導	虚血部位	責任冠動脈（代表的なもの）
I，aVL，V5，V6	側壁	左回旋枝
II，III，aVF	下壁	右冠動脈
V1，V2，V3，V4	（心室中隔）前壁	左前下降枝

この組み合わせのなかの2つ以上でST上昇を認めるときに有意なST上昇と判定する

にST上昇を認めることがありますが，多くの場合は心筋虚血ではなく壁運動異常を意味します[3)]．ST変化を評価する際には，自覚症状と併せて評価することが重要です．

QRS幅・T波などその他の波形変化について

運動中のQRS幅の延長や新たな脚ブロックの存在は，必ずしも心筋虚血を意味しません．このような変化は心筋症など何らかの原因により刺激伝導系の機能が低下している症例で認められます．しかし，ST変化の評価はできなくなってしまうため，運動は中止したほうが安全です．運動中あるいは運動後にT波の陽転化や陰転化を認めることがありますが，非特異的変化であり，症状がなければ経過観察とします．

A

小笹寧子

リハビリテーション中は12誘導心電図ではなくモニター心電図が装着される場合が一般的です．モニター心電図の目的は心拍数・不整脈を評価することであり，波形の変化の評価はよほど極端なものでなければ困難です．不整脈以外の運動時の波形変化を評価するには，12誘導心電図の評価が必要となります．最近では12誘導心電図波形を表示できる12誘導モニター心電図も出てきました．通常のモニター心電図よりも高価で，装着にも手間がかかりますが，リハビリテーション中に不整脈だけでなく心電図の波形変化を観察したい場合には有用と考えられます．

Q91 心疾患患者がよく服用する薬の副作用について教えてください

抗血小板薬や抗凝固薬服用中の出血

心疾患患者は，しばしば抗血小板薬や抗凝固薬といった抗血栓薬を服用しています．1種類だけではなく，2種類以上の抗血小板薬を服用している場合や，抗血小板薬と抗凝固薬の併用療法が行われている場合もしばしばあります．抗血栓薬を服用中の患者では，軽度の摩擦や打撲のみでも皮下血腫や筋肉内血腫を生じやすいだけでなく，消化管出血・血尿や頭蓋内出血などの重篤な出血を生じる場合があります[1)]．消化管出血や頭蓋内出血は見た目では診断できませんが，抗血栓薬を服用中の患者で顔色が悪い（貧血様），ふらつき・認知機能低下があるなどの異常があれば見過ごさず，出血性合併症の可能性を考慮してすぐに専門医を受診するように指示する必要があります．

利尿薬服用中の脱水症・電解質異常

心不全患者ではループ利尿薬やトルバプタンなどの利尿薬を複数服用していることが多くあります．これらの利尿薬を服用中の患者では，普段は問題なく服用できていても，夏場暑いときや，食欲低下・下痢などで水分が十分に摂れなかった際に，高度の脱水症・電解質異常を生じ入院加療が必要となる場合がしばしばあります．特に高齢者では意識レベルが低下するまで気づかずに過ごしていることも多いため，リハビリテーションの際に利尿薬を服用中の患者で脱水症の所見（心拍数上昇・血圧低下・皮膚ツルゴール低下・舌乾燥などの身体所見および食欲不振や倦怠感などの症状）を認めたら，飲水を促すだけでなく，薬剤調整・補液などの処置の必要性について検討する必要があります．

レニン・アンギオテンシン・アルドステロン（RAA）系阻害薬服用中の高カリウム血症

降圧薬・心保護薬であるRAA系阻害薬を服用中の心疾患患者ではしばしば高カリウム血症が認められます[2)]．多くのケースで腎機能の悪化を伴っています．高カリウム血症は徐脈を生じさせ，心停止・突然死のリスクもあります．徐脈による症状が出現するまでは無症状のことが多いのですが，血清カリウム値を定期的にモニターすることにより早期発見が可能となります．

表　心疾患患者がよく服用する薬の副作用（発生頻度の多いもの）

薬剤	副作用	緊急性
抗血栓薬（抗血小板薬・抗凝固薬）	皮下血腫・筋肉内血腫・歯肉出血	低
	消化管出血・血尿・頭蓋内出血	高
利尿薬	脱水症・電解質異常	高
RAA 系阻害薬	高カリウム血症・腎機能低下	高
β遮断薬・抗不整脈薬	徐脈性不整脈	中
ジギタリス	ジギタリス中毒（食欲不振・徐脈・黄視）	中
アミオダロン	甲状腺機能異常・間質性肺炎・味覚異常	中
降圧薬（種類にかかわらず）	低血圧・ふらつき	中
すべての薬剤	薬剤性肝機能障害・薬疹	中

β遮断薬・抗不整脈薬服用中の徐脈性不整脈

β遮断薬・抗不整脈薬には陰性変時作用があり，運動中の心拍数上昇を抑制するだけでなく，安静時にも徐脈性不整脈を生じさせることがしばしばあります．高度の徐脈の場合はふらつき・めまい・失神，さらには息切れやむくみなどの心不全症状が出現します．リハビリテーション中に徐脈を認めたら，すみやかに主治医に報告し，薬剤調整の必要性について検討する必要があります．

A

小笹寧子

心疾患患者では 10 種類以上の多剤併用療法が行われていることが多いのが現状です[3]．薬剤の種類が増えるほど，副作用の発現頻度は増加します．早期発見と対応を要する緊急性の高い副作用には特に注意が必要です【表】．運動などの負荷がかかると副作用の症状が発現しやすいため，リハビリテーションは副作用を早期発見できる絶好のチャンスです．患者がリハビリテーション中に何らかの異常を訴えた場合は，原疾患の悪化以外に薬剤の副作用の可能性を念頭におき，すみやかに担当医に報告するなどの対応をとることが重要です．

Q92 心臓リハビリテーションへのやる気の出ない患者にどのように対応したらよいですか？

心臓リハビリテーションにやる気の出ない原因を考えましょう

【表】に，やる気の出ない原因を考えるチェックリストを示します．患者自身が難聴・認知症・高次脳機能障害・精神疾患・うつ状態であれば，通常どおりに心臓リハビリテーション（以下心リハ）の目的・方法・効果を説明しても十分な理解は得られません．まず，これらの状態でないかを判断し，各患者に合った方法・手段で説明することが重要です．

また，病気への理解・治療方針についての理解・心リハの重要性への理解が十分でない場合には，心リハの進行が滞る要因ともなりますので，施行中に患者の理解度を確認し，繰り返し説明することが大切です．

病気になった自分を患者自身が受け入れられているか，家族の協力が得られているか，心リハの効果が実感できているかも重要です．

整形外科疾患・脳血管疾患後の麻痺・神経筋肉疾患や，他の疾患の悪化は心リハへのやる気が出ない原因になりますので，継続して観察することが大事です．

心臓リハビリテーションの目的・方法・効果の説明のコツ

心リハの目的は，疾病の回復だけでなく，危険因子の管理・予後改善を目指すことであり，運動療法・生活指導・食事指導・服薬指導・カウンセリングなど包括的な指導を行っていきます．担当する各職種が，それぞれの立場から，具体的に，何重にも行うのが効果的です．患者の多くは，急に発症した病気のために精神的に衝撃を受け，自分の身体に自信を失ったり，病気という現実を受け入れ難かったりしています．精神的なサポートをしながら丁寧に説明していくことが大事です．また，心リハを受けている他の患者の存在も，患者のやる気の向上につながることを経験します．

心臓リハビリテーションプログラムの工夫と進行状況の説明のコツ

プログラムの内容が実行困難だったり，患者にとって興味・魅力のないものではないか検討が必要です．患者の意思を尊重し，個々の患者に合わせた個別対応が重要です．整形外科疾患，脳血管疾患，神経・筋肉疾患の合併患者では，患者個人の運動能に合わせたフレキシブルなプログラムが効果的です．筋力低下の患者では，筋肉トレーニングを適切に併用することがリハの進行を円滑にします．

患者に進行状況を定期的に説明することは重要です．特に入院中では，ベッドサイ

表　心臓リハビリテーションにやる気の出ない原因を考えるチェックリスト

1. 難聴はないか
2. 認知症はないか
3. 高次脳機能障害はないか
4. 精神疾患，うつ状態はないか
5. 病気について理解できているか
6. 治療方針について理解できているか
7. 治療における心臓リハビリテーションの重要性を理解できているか
8. 病気になった自分を受け入れできているか
9. 家族の協力が得られているか
10. 整形外科的疾患，脳血管疾患，神経・筋疾患はないか
11. 他の疾患の悪化はないか
12. 心臓リハビリテーションの効果が実感できているか

ドに，心リハの進行状況が患者自身にも一目でわかる進行表があると患者の励みになります．

A

池田こずえ

患者は本当にやる気がないのでしょうか？　スタッフが心臓リハビリテーションの目的・手段・効果をきちんと説明できていないのではないでしょうか．リハビリテーションプログラムが実行困難だったり，患者にとって興味・魅力のない内容ではないでしょうか．進行状況をきちんと説明することは，患者のやる気の向上につながります．

Q93 運動負荷をかけすぎたと判断する指標について教えてください

運動療法中や直後に認められる，運動負荷かけすぎの指標は

運動負荷の中止基準は，すなわち負荷のかけすぎの指標となります．【表1】に，一般的な運動負荷の中止基準を示します．狭心痛，呼吸困難，失神，めまい，ふらつき，下肢疼痛（跛行）などの症状，チアノーゼ，顔面蒼白，冷汗，運動失調などの徴候，収縮期血圧の上昇不良ないし進行性低下，異常な血圧上昇，虚血性の心電図変化や，危険な不整脈【表2】が，主な指標です．また，急性心筋梗塞の急性期【表3】，

表1 運動負荷の中止基準

1. 症状	狭心痛，呼吸困難，失神，めまい，ふらつき，下肢疼痛（跛行）
2. 兆候	チアノーゼ，顔面蒼白，冷汗，運動失調
3. 血圧	収縮期血圧の上昇不良ないし進行性低下，異常な血圧上昇（225 mmHg 以上）
4. 心電図	明らかな虚血性 ST-T 変化，調律異常（著明な頻脈ないし徐脈，心室性頻拍，頻発する不整脈，心房細動，R on T，心室性期外収縮など），Ⅱ～Ⅲ度の房室ブロック

〔日本循環器学会：心血管疾患におけるリハビリテーションに関するガイドライン（2012 年改訂版）．http://www.j-circ.or.jp/guideline/pdf/JCS2012_nohara_h.pdf（2018 年 4 月 1 日閲覧）〕

表2 運動トレーニングの中止基準（Lown 分類 2 度以上の心室不整脈）

（文献 2 より）

1. 心室頻拍（3 連発以上）
2. R on T の心室期外収縮
3. 頻発する単一源性心室期外収縮（30% 以上）
4. 頻発する多源性の心室期外収縮（30% 以上）
5. 2 連発（1 分間に 2 回以上）

表3 急性心筋梗塞に対する急性期リハビリテーション負荷試験の判定基準

1. 胸痛，呼吸困難，動悸などの自覚症状が出現しないこと
2. 心拍数が 120 bpm 以上にならないこと，または 40 bpm 以上増加しないこと
3. 危険な不整脈が出現しないこと
4. 心電図上 1 mm 以上の虚血性 ST 低下，または著明な ST 上昇がないこと
5. 室内トイレ使用時までは 20 mmHg 以上の収縮期血圧上昇・低下がないこと（ただし 2 週間以上経過した場合は血圧に関する基準は設けない）

負荷試験に不合格の場合は，薬物追加などの対策を実施したのち，翌日に再度同じ負荷試験を行う．
〔日本循環器学会：心血管疾患におけるリハビリテーションに関するガイドライン（2012 年改訂版）．http://www.j-circ.or.jp/guideline/pdf/JCS2012_nohara_h.pdf（2018 年 4 月 1 日閲覧）〕

表 4　運動負荷試験の判定基準（ステップアップの基準）

1. 胸痛，強い息切れ，強い疲労感（Borg 指数＞13），めまい，ふらつき，下肢痛がない
2. 他覚的にチアノーゼ，顔面蒼白，冷汗が認められない
3. 頻呼吸（30 回 / 分以上）を認めない
4. 運動による不整脈の増加や心房細動へのリズム変化がない
5. 運動による虚血性心電図変化がない
6. 運動による過度の血圧変化がない
7. 運動で心拍数が 30 bpm 以上増加しない
8. 運動により酸素飽和度が 90% 以下に低下しない

〔日本循環器学会：心血管疾患におけるリハビリテーションに関するガイドライン（2012 年改訂版）．http://www.j-circ.or.jp/guideline/pdf/JCS2012_nohara_h.pdf（2018 年 4 月 1 日閲覧）〕

表 5　運動負荷量が過大であることを示唆する指標

1. 自覚症状（倦怠感持続，前日の疲労感の残存，同一負荷量における Borg 指数の 2 以上の上昇）
2. 体重増加傾向（1 週間で 2 kg 以上増加）[4]
3. 心拍数増加傾向（安静時または同一負荷量における心拍数の 10 bpm 以上の上昇）
4. 血中 BNP 上昇傾向（前回よりも 100 pg/mL 以上の上昇）

〔日本循環器学会：心血管疾患におけるリハビリテーションに関するガイドライン（2012 年改訂版）．http://www.j-circ.or.jp/guideline/pdf/JCS2012_nohara_h.pdf（2018 年 4 月 1 日閲覧）〕

心臓外科手術後【表 4】，大血管疾患急性期[1,3]では，それぞれの病態に合わせた指標が設けられています．血圧や心電図のモニター以上に，自覚症状や徴候が，運動負荷かけすぎの重要なサインであることが少なくありません．

運動療法継続中に運動時以外でも認められる，運動負荷かけすぎの指標は

【表 5】に示す指標は，心不全患者に限らず，急性期・亜急性期・回復期・維持期を通して，運動時以外に認められる運動負荷かけすぎの指標として有用です．

自覚症状としては，運動終了 1 時間後にも疲労感が残存する場合，運動当日の不眠および運動翌日の起床時にも疲労感がある場合は，いずれも過負荷の可能性があると考えられます．体重増加・心拍数増加・血中脳性ナトリウム利尿ペプチド（BNP）上昇傾向は心不全の徴候ですが，過負荷の可能性を検討する必要があります．また，体重が標準体重を超して減少し続けるときも，過負荷の可能性があります．

A

池田こずえ

運動療法中は，狭心痛，呼吸困難，失神，めまい，ふらつき，下肢疼痛（跛行），チアノーゼ，顔面蒼白，冷汗，運動失調，収縮期血圧の上昇不良ないし進行性低下，異常な血圧上昇，虚血性の心電図変化や，危険な不整脈などが，運動負荷かけすぎの指標です．また，運動時以外では，倦怠感持続，不眠，前日の疲労感の残存，体重増加や減少，心拍数増加，BNP 上昇などが運動負荷かけすぎを疑う指標です．

Ⅵ. 指　導

Q94 心肺運動負荷試験の結果を生活指導に活かすコツを教えてください

心肺運動負荷試験（CPX）の結果を生活指導に活かすには

心肺運動負荷試験（cardio pulmonary exersise test：CPX）は，心疾患患者の生命予後の予測や至適運動強度の決定に有用です[1)]．そして，結果を丹念に読み解くことで，患者の生活指導に活かすこともできます．米国心臓病協会（AHA）の医師向けのCPXガイドラインでは，心疾患患者の生活活動の指針を示す際にCPX結果を活用することを推奨しています[2)]．ただし，CPX結果を個別の生活指導に活かすためには，数あるパラメーターのなかから取捨選択し，その相互関係を読み解く必要があります．ここでは，CPX結果を生活指導に活かすためのもう一歩踏み込んだ読み解き方を解説します．

低体力や息切れの原因を読み解きましょう

患者のなかには，退院しても日常生活で体力不足や息切れが遷延し，不安を抱えている人が少なくありません．そのような患者には，低体力や息切れの原因を特定し生活上の注意点を示すと，見通しがついて不安が軽減することがあります．

【図】は，前述の米国心臓病協会（AHA）のガイドラインから抜粋した，息切れの原因となる障害が示すCPX指標の異常パターンです（一部改変）[2)]．**【図】**で明らかなように，低体力や息切れのおもな原因が心臓なのか，肺なのか，それとも骨格筋なのかで，CPX指標は特異的なパターンを示します．多くの患者が自身の低体力や息切れの原因は心臓にあると思い込んでいます．しかし，原因が骨格筋の機能障害であれば，心臓リハビリテーションに前向きに取り組むことで改善が期待できます．一方，一回拍出量増加不良によって息切れが生じているのであれば注意が必要です．運動療法の不適応（non-responder）かもしれません．日常生活を含め，運動負荷には細心の注意が必要です．

就労に必要な体力は？

社会復帰の見通しをつける際に役に立つのは，嫌気性代謝閾値（AT）です．『心疾患患者の学校，職域，スポーツにおける運動許容条件に関するガイドライン』[3)]では，疾患の種類によらずATはほとんどすべての心疾患の運動強度の上限の目安としてよいとしています．したがって，AT時のMETsを算出すれば，日常生活や就労時における身体活動の作業強度**【表】**と照らし合わせて，「現在の体力でどこまで許容されるのか？」や「将来どこまで体力を高めればよいのか？」を具体的に示すことができます．

図　息切れの原因となる障害が示す CPX 指標の異常パターン（文献 2 を改変）

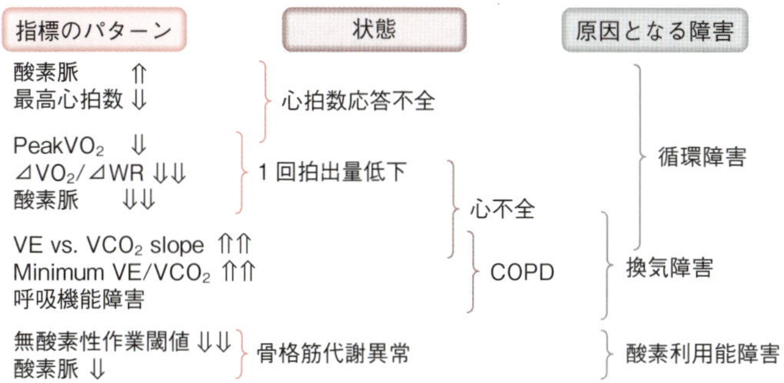

表　日常生活や就労時における身体活動の作業強度（文献 3 を改変）

仕事	METs	仕事	METs
一般事務仕事	1.5 〜 2.0	家庭内仕事	
大工仕事	4.0 〜 5.0	料理，皿洗い	2.5 〜 3.0
農業（シャベル仕事）	5.0	掃除（電気掃除機）	2.5 〜 3.0
旋盤作業	1.5 〜 2.0	アイロンかけ	1.5 〜 2.0
石工	4.0	床磨き	4.5
理容業	1.75 〜 2.0	窓拭き	4.0
医師（家庭医）	1.5 〜 2.5	洗濯物干し	2.5 〜 3.0
郵便配達	7.0 〜 10.0	家具の移動	4.0
教師	2.0	車運転（市街地）	2.5
ペンキ塗り	4.5	平地歩行	2.4 〜 2.9
自動車修理	3.5 〜 4.5	シャワー	3.4

生活指導の主役は患者です

CPX は心疾患の構造や運動時の循環および代謝の様子を可視化して患者に伝えられるツールです．CPX 結果を患者の目前で読み解くことで，患者は自己の疾患や体力に関する理解を深め，自分事として生活指導の場に臨むようになります．CPX 結果を上手に活用することで，患者に生活指導の主役になってもらいましょう．

A

佐藤真治

CPX の結果を生活指導に活かすポイントは以下のとおりです．①最高酸素摂取量と AT 値から現状の体力と許容される運動・作業強度を示す，② CPX 指標の相互関係から低体力や息切れの原因を示す，③患者のニーズを叶えるための体力目標を示し，プランをともに立案する．

Q95 どのような状態になったら有酸素運動の運動負荷量を増してよいと指導してよいのでしょうか？

強度は心拍数を目安に増やしていきます

運動療法を進めていくと身体が適応し体力が向上するので，段階的に運動負荷量（強度×時間×頻度）を上げる必要があります．ただ，何を目安にどのタイミングで上げればよいのかは迷うところです．

始めに，強度を上げる際のポイントを解説します．ズバリ，そのポイントは心拍数です．運動療法の成果により心機能が高まれば，同一強度の一回拍出量は高まり，相対的に心拍数は低くなります．そこで，有酸素運動中の心拍数を1週間ごとに平均し，前週に比べて下がっている徴候が認められたら，処方された心拍数の範囲を目指して強度を上げることを検討してもよいでしょう．ここで，気をつけたいのは血圧です．心臓の仕事量は二重積（収縮期血圧×心拍数）と比例します．心拍数を目安に運動強度を上げることで，収縮血圧が著しく高まる例では過負荷になることがありますから，注意してください．

高リスク患者では時間を小刻みに伸ばす

時間を延ばすタイミングは，患者のリスクの重さによって異なります．【表1】は，米国スポーツ医学会（ACSM）が勧める低リスクの心疾患患者向けの運動負荷量の高

表1　低リスク患者に対する有酸素運動の運動負荷量の高め方

ステージ	週	運動頻度（回／週）	運動強度	運動時間（分）
初期段階	1	3	AT	15～20
	2	3～4	AT	20～25
	3	3～4	AT	20～25
	4	3～4	AT	25～30
回復期	5～7	3～4	AT	25～30
	8～10	3～4	AT	30～35
	11～13	3～4	AT	30～35
	14～16	3～5	AT	30～35
	17～20	3～5	AT	35～40
	21～24	3～5	AT	35～40
維持期	24+	3～5	適宜	20～60

AT：嫌気性代謝閾値

表2　高リスク患者に対する間欠的運動の運動負荷量の高め方

最高酸素摂取量＞4 METs				
週	運動強度	運動負荷の時間（分）	休息の時間（分）	繰り返し回数
1	AT	3〜5	3〜5	3〜4
2	AT	7〜10	2〜3	3
3	AT	10〜15	適宜	2
4	AT	15〜20	適宜	2
最高酸素摂取量＜4 METs				
週	運動強度	運動負荷の時間（分）	休息の時間（分）	繰り返し回数
1	AT	3〜5	3〜5	3〜4
2	AT	5〜7	3〜5	3
3	AT	7〜10	3〜5	3
4	AT	10〜15	2〜3	2
5	AT	12〜20	2	2

AT：嫌気性代謝閾値

め方の1例です（一部改変）．日本の実情に合わせて運動強度は嫌気性代謝閾値（AT）に変更しました（原文は％心拍予備能）．表のように，運動療法開始直後は1〜2週ごとに，回復期は2〜3週ごとに5分ずつ運動時間を延ばすことが勧められています[1)]．

高リスクの患者には，よりきめの細かい配慮が必要です．【表2】は，米国スポーツ医学会が勧める高リスク患者向けの時間の延ばし方の例です（強度はATに改変，原文は％最高酸素摂取量）．プログラムが最高酸素摂取量の高低によってさらに分けられていること，運動の形態として間欠的運動（休憩を挟みながら行う有酸素運動）を用いていることが特徴です．【表1, 2】のように，高リスク患者では低リスク患者と比べて，より小刻みに時間を延ばしてくことが勧められています．高リスク患者が訴える疲労感や不安感に対する配慮，腎臓など運動中に血液灌流が低下する臓器を保護する必要性の表れだと考えられます．また，高リスクの患者には時間を延ばす際，自覚的な疲労感や不安感，血液検査の結果や浮腫の様子などを観察することが大切です．裏を返せば，以上の徴候がクリアされたら有酸素運動の時間延長を検討してもよいでしょう．

A

佐藤真治

強度は心拍数を目安に高めます．処方された心拍数の範囲を維持するよう週ごとに調整しましょう．時間はリスクの大きさによって延長の仕方が異なります．低リスク患者であれば最長40分として2〜3週ごとに5分ずつ延ばすとよいでしょう．高リスク患者では自覚的な疲労感や不安感，血液検査の結果や浮腫の様子などを観察しながら慎重に運動時間を延長しましょう．

Q96 心不全患者はどんな気持ちになりやすく，どうサポートしたらよいのか教えてください

命を脅かされる経験が及ぼす影響

「心臓」の病気と聞くと，命が脅かされるというイメージが浮かびやすく，そのショックや動揺から医療スタッフが伝えようとした情報が正確に伝わらないことがあります．具体的には，死への恐怖感からや，「夜寝たら目が覚めないのではないか」と不安になり眠れなくなってしまうこと，昨日までと変わらないはずなのに急に「違う身体になってしまった」と落ち込んでしまうこと，またさまざまな制限から自信や意欲をなくしたり，逆に実感が湧かず医療スタッフからの情報を軽視してしまうこともあります．このように病気の受け止め方は，その人のパーソナリティや環境などによりさまざまです．

またこれらの複雑な感情は，日常生活の些細な出来事に影響され，揺れ動きやすく不安定であり，悪循環してしまうことも少なくありません．このような状況であっても，医療スタッフに早めに相談することにより，孤独感を軽減し，視野を狭めすぎず，問題解決策につながりやすくなります．特に心臓リハビリテーションなどで多職種がサポートする環境では相談しやすく，早期介入が可能です．連携の際，患者の了承を得ながら患者の情報をある程度スタッフ間で情報共有することが，よりよいサポートにつながります．

見えない不安からの堂々巡りを防ぐ

心不全の治療は，患者にとって「はじめて」の経験であるとともに，自覚症状の程度や進行に個人差が大きく，悪化と改善を繰り返しながら進行していくため，「先が読みにくい」病気です．さらに近年，悪い予後を正確に伝えられた場合，患者のQOLが低下する可能性が高いことも報告されています．

先が見えないことからくる漠然とした不安を高めないために，「今」という現実に目を向け，「できること・できたこと」など可能性のあるプラスの側面に目を向けられるようサポートが重要です．また気持ちに余裕がないときに選択したり，決断することは大きなストレスになるばかりでなく，その人にとって正しい選択ができないことも少なくありません．したがってスタッフが寄り添い，一緒に最善の方法を探す姿勢もよりよいサポートにつながります．特に高年齢では一度に多くの説明を受けても情報が頭に残りにくく，勘違いしてしまうこともあります．このため大事な情報は，角度を変えて少しずつ繰り返し説明することが必要です．

図　Type-D の 2 つの特徴

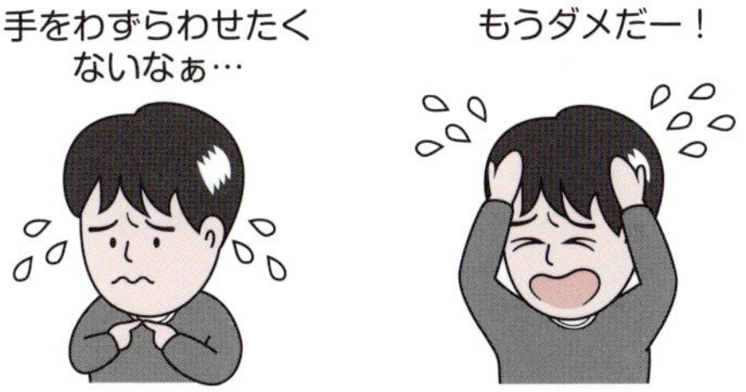

人づきあいが苦手（Social Inhibition）	ネガティブさ（Negative Affectivity）
内向的で会話が得意ではない	ものごとを悪いほうに考えやすいタイプ

心疾患と Type D

心臓・血管疾患に影響するパーソナリティ傾向として，近年 Type D が注目されています[1]．Type-D は，ネガティブ感情性（Negative Affectivity：NA）と社会的抑制（Social Inhibition：SI）の 2 つの要素がともに高得点の場合に判定されるものであり，抑うつ症状や不安感の高さとの関連も指摘されています[2]【図】.

Type D に該当した場合，その患者は悪いほうに考えやすく，1 人で抱え込みやすい傾向があると推測することができます．したがってできるだけスタッフ側から声をかけ，視野を広げるなど積極的なコミュニケーションの機会や話せる雰気作りを目指すことがよりよい支援につながります.

A

長谷川恵美子

命が脅かされる経験は，恐怖感，孤独感を高め，自信，意欲を低下させます．落ち込みや不安感を制御するために，堂々巡りしやすい不確定な未来や，変えられない過去ではなく，「今」，「できること」に目を向けること，また Type-D を意識し，医療スタッフのほうから適宜，声をかけることも重要です.

Q97 心臓病によって引き起こされる抑うつ症状をどのようにサポートしたらよいですか?

落ち込みのメカニズムと病状に影響を与える抑うつ症状

抑うつ感は，何かを失ったときに表れやすい症状です．このため健康状態の悪化に伴い体力的に自信をなくしやすく，食事や運動制限により自由にならないことが増えやすい心不全患者には表れやすい感情のひとつです．一方，心不全でみられる，易疲労感，エネルギーの低下，不眠，体重の増減，記憶・集中力の低下などの症状は，「うつ病」から引き起こされる症状でもあり，どちらの病気からも表れる症状であるため，抑うつ状態が見逃されがちです．このため心不全だから前述のような症状があっても当然だと軽視され，症状への対応が遅くなってしまうこともあります．

しかし心不全をはじめ循環器疾患ではうつ状態を併発することが多く，特に心不全では重症度が高いほどその傾向が高まること，また心不全で抑うつ状態を併発すると，心死亡率も高くなることが報告されています．さらにうつ状態になると，日常の活動への関心や意欲も低下し，不眠症状や体重の変化を伴う食欲の変化などを引き起こし，心不全のアドヒアランスにも大きく影響するといわれています．この状態が長引けば治療やリハビリテーションにも前向きに取り組みづらく，病状によっては自殺のリスクも高まります．このため米国心臓協会（AHA）でも抑うつ状態のスクリーニングおよび早期介入が推奨されています．

抑うつ症状をどう判断し対応するのか

抑うつ症状は，直接本人に聞くこともできますが，落ち込みなどの感情は感じ方やその表現に個人差が大きく，専門外のスタッフが実際の臨床現場で言葉を選びながら丁寧に聞き出し，判断することは容易ではありません．そこで活用できるのが，スクリーニング（質問紙による心理検査）です．うつ状態について国際的に最もよく使われているものが，PHQ–9（Patient Health Questionnaire 9，【巻末表】）です．

PHQ–9 の評価点の合計が 10 点を超えた場合はうつ病が疑われます．またそうでなくても希死念慮が確認された場合は何らかの対応が求められます．いずれの場合も決してそのままにせず，丁寧に話を聞き，患者や家族の負担にならないよう配慮しながら専門医療スタッフにつなぐことが望ましいでしょう．またうつ状態は，ある程度変化しやすいものであるため，一度の検査結果で決めつけることなく，回答時点と比べ症状に変化（特に悪いほうへの）がないのか，診療やリハビリテーションのなかで時折声をかけることも，うつ病を予防する大事なサポートです．

軽度の抑うつ状態は，運動習慣，サポートの強化などで改善することもあります．

しかし，認知行動療法などの心理療法も有効であり，心理療法を利用したほうが再発しにくいともいわれています．さらに中等度以上の抑うつ状態の場合には，SSRI（選択的セロトニン再取り込み阻害薬）などの併用が推奨されています．しかしこれらの服薬は循環器系に影響するものも多く慎重な使用が望まれます．また，循環器疾患患者は既に複数の薬を服薬していることも多く，服薬治療を望まない場合も少なくありません．過度に患者や家族を不安にさせないよう落ちついて話を聞きながら，患者が納得して取り組める治療方法が選べるよう温かくサポートすることが重要です．

うつ病予防のために精神・心理のスタッフがいなくてもできること

心不全では，病状や症状に意識が向けられやすく，実際よりも症状が強く感じられてしまうことが多くあります．気持ちに余裕のないときには，悪い面ばかりが目に留まりやすく，想像以上に病状を悲観してしまう可能性もあります．専門スタッフがいなくてもできる「うつ病予防対策」として情報提供があります．①心臓や血管の病気にかかると抑うつ症状が表れやすいけれども改善できるものであること，②今何ができ，どこに相談すればよいのか，③これらの症状は多くの人が経験するものであり，精神科医や心理師に相談することで改善する可能性が高いこと，という3つの情報を得るだけでも，孤独感・絶望感がやわらぎます．このように行き詰まりにくくなることで患者とその家族が問題解決に向けて動きやすく，早期介入につながります．情報提供は，その内容が書かれたパンフレット【図】などを渡すだけでも可能ですし，それを渡す機会は患者にとって医療スタッフと話す大事なきっかけともなります．さらに心臓リハビリテーションなどの一環として簡単なリラクセーション方法などのスキルを身につけるだけでも，不眠症状や不安感を軽減させることができます．

図　パンフレット

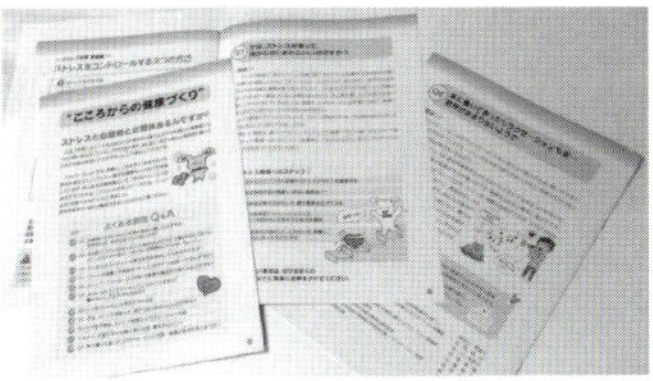

このように視野が狭くなったときに，複数の選択肢のなかから医療スタッフとともに，患者本人に最も合う治療方法を選択できたという経験は，患者の孤立感や不安感をやわらげ，ストレスを軽減させる重要な因子であるとともに，患者のみならず家族との信頼感を高め改善意欲を引き出します．

A

長谷川恵美子

抑うつ症状は心不全患者の病状やQOLに影響を与えるとともに，心不全そのものの症状に隠されやすい症状です．スクリーニングや情報提供によるコミュニケーションの確保，そして患者自身が最善の治療法を選択できたと感じられる経験は，孤立感や不安感を軽減しうつ病の予防につながるサポートです．

Q98 サルコペニアの栄養療法について教えてください

リハビリテーションを行うためはエネルギー補充が不可欠です

サルコペニアは筋量と筋力の減少であり，原因には加齢（原発性）の他に低活動や低栄養・侵襲により発症する医原性（二次性）サルコペニアがあります[1]．予防と治療はリハビリテーションにて行われますが，エネルギー不足の状態では筋肉の消耗をもたらします．エネルギー不足の環境では摂取した蛋白質は体温として代謝（異化）されてしまい，筋量増加（同化）に至りません【図】．蛋白質の構成成分である窒素1 gが体蛋白質へ同化するためには炭水化物と脂質のエネルギーが150 kcal程度必要だからです．食欲低下や活動性の低下が持続する場合は，早期に食事内容を見直して原因を明らかにします．

図　蛋白質合成に必要なエネルギー

NPC/N比＝非蛋白エネルギー(kcal)÷窒素量(g)

非蛋白エネルギー＝糖質(g)×4kcal+脂質(g)×9kcal
窒素量＝蛋白質(g)÷6.25

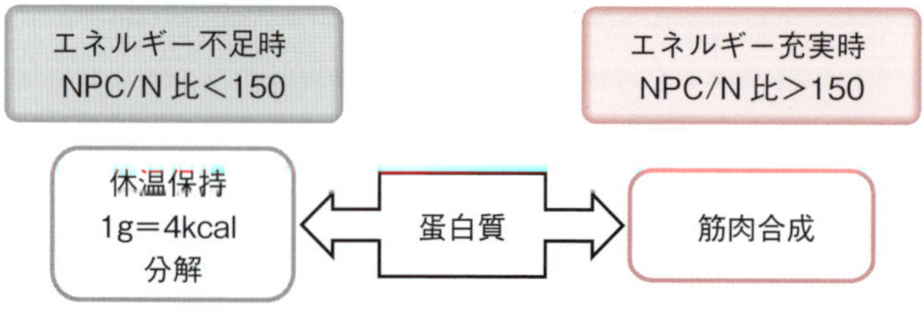

効率よく蛋白質合成を行うための最適なNPC/N比
慢性期 150〜200　　侵襲期 80〜120

減塩食の開始時は食欲が低下しますので修正が必要です

高齢者や糖尿病患者は神経障害のため味覚閾値が変化し，塩分を感じにくい状態にあります[2)]．減塩食の開始時期は薄味に不慣れであり「まずい」と感じますが，4～5日経過すると慣れてきます．減塩により米飯や麺類の摂取量が抑制され体重減少をきたす場合と，単に塩分摂取量が減少し浮腫が軽減している場合があります．またレコードダイエットが有効なように，食事記録行動は摂取量を控える行動変化を招きます．食事記録を求めるだけで摂取量を控える傾向があることを理解しましょう．高齢独居者のように食事準備の支援が困難な場合，面談を継続し食事内容と栄養の評価を行うことがサルコペニア予防策です．食欲不振時には塩分負荷が奏功する場合もありますが，あくまでも一時的と考えましょう．

蛋白質摂取には乳製品や栄養補助食品の追加が便利です

日本人の食事摂取基準では高齢者（70歳以上）の蛋白質推奨量は成人より多く1.06 g/kg体重/日ですが，サルコペニアに陥っている場合は不足する可能性があります．蛋白質は1.1～1.6 g/標準体重/日，エネルギーは28～35 kcal/標準体重/日で計画して体格変化を定期的に観察しながら徐々に調整します．肉や魚・豆腐・卵・乳製品などの蛋白源は脂質含有が多くエネルギーを確保できるのですが，調味料が増えて塩分摂取量が増加します．良質な蛋白質を補うためには，乳製品や栄養補助食品の利用が便利です．近年では栄養補助食品がコンビニエンスストアでも購入でき，減塩をしながらエネルギーや蛋白質不足を補うことが可能です．単調な風味で飽きやすいため取り扱いに慣れた管理栄養士のアドバイスがあると長く飲み続けられます．また原発性サルコペニア患者に対してリハビリテーション後に分岐鎖アミノ酸含有栄養補助食品の摂取が筋量保持に有効との報告があります．特にロイシンはmTOR（mammalian target of rapamycin）を刺激し蛋白合成を刺激することで知られますが[3)]，腎機能や脂質代謝・血糖・嚥下機能への影響を確認しながら行うことが必要です．

A

松元紀子

エネルギーの確保を優先します．急激な減塩食は食欲低下を招きやすいので時間をかけながら進めます．低栄養時には乳製品や栄養補助食品の併用も有効ですが，エネルギー不足時には活動量を調整して筋肉消耗を防止することも検討しましょう．

Q99 虚血性心疾患患者の食事指導のポイントを教えてください

適切な体重管理と運動が必要であることについて理解を促し，肥満があれば減量します

虚血性心疾患（狭心症・心筋梗塞）の患者の治療目標は突然死や心不全の回避です．再発予防のためにはスタチンやβ遮断薬，アンジオテンシン変換酵素（ACE）阻害薬・アンジオテンシンⅡ受容体拮抗薬（ARB），抗血小板薬が有効です．また，脂肪細胞が大型化するとTNF-α・アンジオテンシノーゲン・PAI-1などのサイトカインを分泌し，血管内炎症を惹起し動脈硬化が促進されるため減量が最も有効です．数kgの減量でもインスリン抵抗性が是正され脂質代謝・脂肪肝・血糖値・尿酸値・血圧が改善します．

患者の体格を評価し肥満を認めた場合は適正体重まで減量します．1日の生活と食事内容の聞き取りを行うなかで過剰エネルギーの原因がみつかります．夕食～夜食のエネルギー過剰が肥満の原因である場合が多く，介入の大きなポイントです．

体重変化をグラフ化させて栄養指導の際に持参させるとより効果的です．減量と血液検査の改善や血圧の変化について解説し，食生活の振り返りそのものが動機づけを強化します．当院では浮腫や筋肉量低下の有無を確認するためにBIA法で身体組成を測定し，栄養評価も同時に行います．

エネルギー制限内で多価不飽和脂肪酸（特にEPA）の摂取強化が有効です

『動脈硬化性疾患予防ガイドライン2017年版』によると，二次予防ではLDLコレステロール値は100 mg/dL未満，急性冠症候群や慢性腎臓病，糖尿病合併例においてはLDLコレステロールを70 mg/dL未満が管理目標となりました[1]．総コレステロールの制限（200 mg/dL）と飽和脂肪酸の適正化（エネルギー摂取量の4.5～7%未満），n-3系多価不飽和脂肪酸を増やすエイコサペンタエン酸＋ドコサヘキサエン酸を1 g/日以上にします．そのためには蛋白質性食品や脂肪性食品（おかずとなる食品）は脂肪の少ないものを選び，蛋白質エネルギーは15～20%に抑える必要があります．近年健康によいとされ特定油脂の過剰摂取や主食抜きの健康法が流行していますが，食塩と脂質エネルギー過剰に偏りやすくなります．また脂肪酸摂取内容は食材により差がありメニューや調理技術の相談も必要です【表】[2]．

表　おもな魚 100 g あたりの DHA・EPA 含有量
（文献 2 より作成）

魚の種類	DHA（mg）	EPA（mg）
黒まぐろ（トロ）	1,400	120
黒まぐろ（赤身）	27	50
ぶり	940	230
さんま	850	1,600
いわし	780	870
さば	690	970
鯛（養殖）	520	780
初かつお	24	600
戻りかつお	400	890
あじ	300	570

アルコール・ソフトドリンク・菓子などの嗜好品は分量を決めます

アルコールやソフトドリンク・菓子の摂取は単純糖質の過剰摂取につながり，超低比重リポ蛋白（VLDL）や中性脂肪の上昇と HDL コレステロールの低下を認めます．飲酒は夕食時から就寝直前まで長時間かけて高エネルギー・高塩分食を摂取することになり減量の妨げとなるほか，尿酸の合成を促し排泄を阻害して尿酸値を増加させます．

ソフトドリンク 500 mL には果糖・砂糖・異性化糖（果糖ブドウ糖液糖）が 50 g 以上，スポーツドリンクでも 25 g 含まれています．果糖は代謝上アデノシン三リン酸（ATP）を分解し尿酸値を上昇させる働きがあり，ソフトドリンクを飲用する習慣のある患者の尿酸値が高くなるとの報告があります[3)]．

A

松元紀子

虚血性心疾患患者の治療には内因性脂質異常の改善が有効ですが，患者は無自覚のまま過ごしています．合併症を同時に改善できる経済的な治療であることを理解させましょう．体重記録をもとにカウンセリングを繰り返し，減量効果を明確に解説するのがコツです．

Q100 心不全の食事について，外食・中食の工夫点や，減塩食をおいしく食べるポイントは？

塩分制限について

【塩分制限の必要性と実際】

心不全の増悪や再入院を予防する目的の中心的な指導に塩分制限があります．塩分を過剰に摂取すると細胞外（血中）のナトリウムが増加し，血管内の浸透圧は高まります．すると補給した水分は浸透圧が高い血管内に引き込まれ，血液量は増加します．1 g の塩分摂取は 200 ～ 300 mL の体液を増加させるとされています[1)]．これにより前負荷は増大し，心不全の増悪を招きます．また，ナトリウムは血管平滑筋に作用し直接的に血管を収縮させます．こうしたことから慢性心不全患者の減塩目標は 1 日 6 g 未満とされています．さらに重症心不全ではより厳格な塩分制限が必要とされています．しかし平均塩分摂取量が依然 10 g を超える日本人において，6 g 未満の塩分制限でも厳守するのは困難であるのが現状です．また，高齢者では過度の塩分制限が食欲を低下させ栄養不良に陥る可能性も考えられます．これらのことから患者の実情に合った栄養相談が必要とされ，手軽に実施できる食べ方や味付けの工夫が求められます．

【外食・中食も食べ方を工夫することで塩分摂取量を減らすことができます】

単身世帯の増加やライフスタイルの変化，食の多様化に伴い外食や中食は食生活に確実に浸透しています．平成 27 年国民健康・栄養調査において 20 歳以上の女性の約 30%，男性に至っては 40%以上が外食および中食を定期的に利用していると報告されています[3)]．外食，中食の利用に関してはバランスを考え主食・主菜・副菜の揃った定食や幕の内弁当などを勧めますが，それらの塩分量は 1 食で 1 日分の摂取量に迫る物もあるため注意が必要です【表 1】[4)]．具体的には箸休めとして添えられた漬け物や佃煮などの摂取を控えるよう説明します．これらの塩分量は小皿 1 杯で約 2 g にも及ぶため少量でも塩分摂取量を減らすことができます．また付属の調味料は内容を確認し，塩分の多い物は残す癖を付けます【表 2】[5)]．うどんやラーメンなどの麺類は汁だけで約 4 ～ 5 g の塩分が含まれていることから汁は飲み干さないように説明します．

風味やほどよい刺激を利用した食べ方の提案が減塩につながります

天然だしの材料になる昆布にはグルタミン酸，鰹節にはイノシン酸，干し椎茸にはグアニル酸が含まれ，これらは素材のおいしさを引き出し味に奥深さを与えます．香辛料には唐辛子，コショウ，わさびなどがありますが，カレー風味が合う料理にはカレーパウダーを使うのもお勧めです．カレーパウダー 6 g（大さじ 1）に対する塩分量

表1　外食・中食の塩分量の目安　（文献4より）

外食メニュー 定食・他	塩分量	外食メニュー　麺類	塩分量	中食　コンビニ	塩分量	中食　ファストフード	塩分量
サバの味噌煮定食	6.7 g	塩ラーメン	6.9 g	おでん6種	7.9 g	マルゲリータピザM	5.6 g
鶏の照り焼き定食	6.1 g	タンメン	6.4 g	幕の内弁当	3.8 g	牛丼	3.8 g
天ぷら定食	5.9 g	みそラーメン	6.3 g	中華丼	3.4 g	ハム野菜サンド	3.2 g
ギョーザ定食	4.1 g	醤油ラーメン	6.0 g	唐揚げ弁当	3.3 g	テリヤキバーガー	2.4 g
ビーフカレー	3.9 g	きつねうどん	5.8 g	ミックスサンド	1.8 g	フライドチキン1個	1.7 g
親子丼	3.8 g	かけそば	4.6 g	鮭おにぎり	1.4 g	ハンバーガー	1.5 g

表2　調味料の塩分含有量　（文献5より）　小さじ1杯量

調味料	塩分量	調味料	塩分量
うす口醤油	1.0 g	ノンオイルドレッシング	0.4 g
濃い口醤油	0.9 g	フレンチドレッシング	0.2 g
減塩醤油	0.5 g	ゴマドレッシング	0.1 g
ウスターソース	0.5 g	チリソース	0.2 g
中濃ソース	0.3 g	トマトケチャップ	0.2 g
濃厚ソース	0.8 g	マヨネーズ	0.1 g

は0.01 g程度とほぼ塩分を含みません．その他，酸味であるお酢や，柚子・すだちなどの柑橘類は清涼感に加え食材の味を引き立て食べやすくし，香味野菜であるネギやシソ，生姜やパクチーは風味やアクセントをもたらします．これらの食材を上手に利用することで，減塩食で感じる“物足りなさ”を改善できるでしょう[6)]．

A

横澤尊代

食事のバランスを考慮し定食や幕の内弁当など副菜の多い食事を摂取する際には，少量で塩分量の多い漬け物や佃煮を残すことで容易に塩分を控えることができます．天然だしや香辛料，酸味料，香味野菜を上手に利用し味に深みやメリハリをつけることで，減塩食もおいしく摂取できます．

Q101 入浴や夫婦生活の指導のポイントを教えてください

入浴に伴う血行動態の変化

入浴中は，温熱作用による血管の拡張や血行の促進により，組織への酸素供給が増加します．また，水中では水圧により下腿の筋肉から静脈血を心臓に戻す下肢ポンプ作用が高まるため心臓への静脈血が増え，心拍出量は増加します【図a】[1,2]．その一方で，胸腹部は水圧により圧迫されることから横隔膜が挙上し，心臓や肺の血流が抑えられ，心臓の負担は増加することが考えられます．収縮期血圧は，浴槽に浸かった直後に上昇しますがその後は徐々に低下し，4～5分経過したところでは入浴前に比べ数パーセントから数十パーセントの低下がみられます【図b】[2]．さらに，脱衣所や浴室の室温の低下，高い湯温，浴槽から出るときの急激な起立は，血圧を大きく変動させ，さらに高齢者においては自律神経系の反応が低下しているため著しい変化をきたすことが考えられます．高い湯温や長時間の入浴は，発汗による血液量の減少や血液凝固の亢進状態から脳梗塞や心筋梗塞をきたす可能性も高まります．

図 高齢者の入浴時の血圧の経時的変化（文献2を参考に作成）

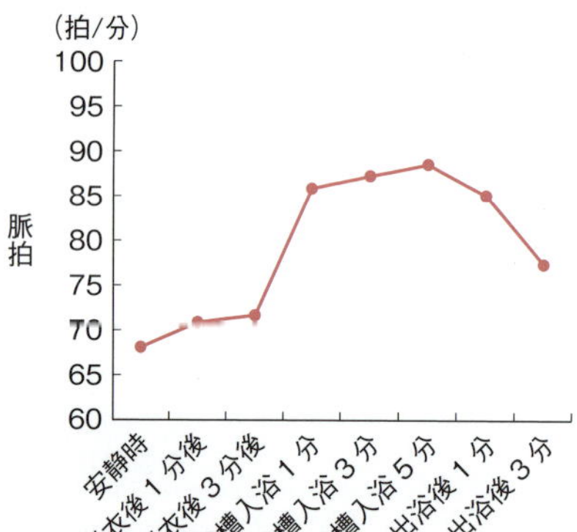

a 高齢者の入浴時の脈拍変化

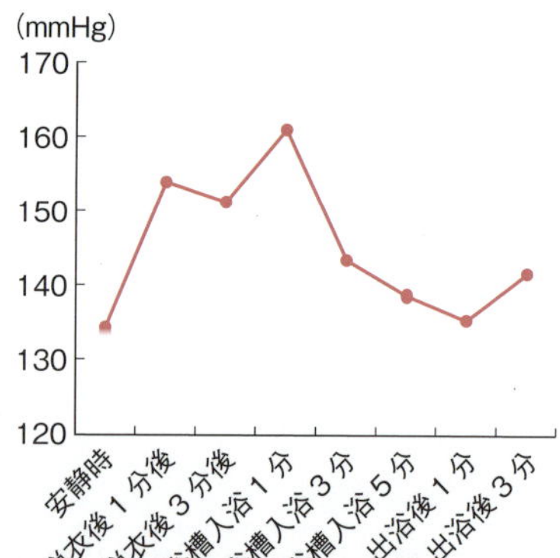

b 高齢者の入浴時の収縮期血圧の変化

※いずれも41℃5分間の入浴．

安全な入浴の方法

食後は胃や腸に体内の血液が集中するため，入浴は食後30分～1時間以上経過してから行います．また発汗を考慮し入浴前にコップ1杯程度の水を飲むことを勧めます．脱衣所や浴室においては寒冷刺激による血圧上昇を避けるために暖房器具の設置や，浴槽やシャワーの湯を利用し蒸気で浴室内を暖める，一番風呂を避けるなどの工夫が必要です[3)]．入浴時の湯温は39～41℃程度，湯船の水面は胸の高さとし，時間は短時間（目安は全体で10分程度）に済ませ，出浴の際にはゆっくりと立ち上がることが推奨されます．さらに急な体調不良を考慮し，できるだけ家族のいる時間帯を選んで入浴し，日頃より緊急時の対処法を身につけていただくことも大切です．

夫婦生活と注意点

前戯中，性的な刺激により収縮期・拡張期血圧，心拍数は増加を認めます．最も増加するのはオーガズムの10～15秒間の間ですが，一過性ですぐに正常値に回復するとされています．米国心臓病協会は性行為に対する神経内分泌反応や血圧，心拍数の変化に関しては男女共に大きな差はなく，パートナーと営む性行為は3～4METsに相当するとしています[4)]．しかしこれはすべての個人に当てはまることではありません．心拍数や血圧の変化にはもともと個人差があり，不整脈の出現においては性行為中の過度の興奮や緊張による精神的ストレスが自律神経に大きな影響を与えると考えられています．無理な行為は危険を伴いやすく注意が必要なため，パートナーと相談し，理解を得ることが大切です．バイアグラの服用については，硝酸薬など一酸化窒素供与剤と併用すると致命的な血圧低下を生じる可能性があるため医師に相談するよう説明します[5)]．

A

横澤尊代

食直後の入浴は避け，入浴前には十分な水分補給を行います．また脱衣所や浴室を暖めるなどの環境整備も重要です．入浴は39～41℃の湯に胸から上を出して浸かり長湯は避け，出浴の際にはゆっくりと立ち上がるよう指導します．夫婦生活は過度のストレスや疲労の蓄積，睡眠不足を避け，理解あるパートナーとリラックスして臨むよう説明します．

Q102 旅行，スポーツ，余暇活動の指導のポイントを教えてください

楽しむスポーツの実施

心臓リハビリテーションでのスポーツは，等尺性負荷が少なく，楽しい要素を入れ，勝ち負けの競技性を強調せず，スポーツ種目の遊戯性を楽しむことが重要です．運動強度，個別性と集団の違い，症状，専門スタッフの配置など各施設での工夫が必要です．また，屋内にとどまらず，各季節に合わせたハイキング，海浜活動，カヌー，サイクリング，軽登山，歩くスキーなどは可能です．健康づくりの運動指針には3 METs以上の運動活動内容が記載されています【表1】[1]．しかし，2,000 m以上の高地登山になると，大気圧の低下に伴い酸素分圧も低下し，動脈血酸素飽和度は88%になり，換気量，心拍数が上昇し，心肺系へのストレスが高くなります．最大酸素摂取量は富士山山頂で20%低下します[2]．

これらの運動前には，心肺運動負荷検査を実施し，自覚症状の出現，心拍数の過度の増加，心電図の虚血変化，不整脈の出現，血圧などの安全性の確認が必要です．運度強度は，各環境に合わせた指導が必要です．

日常生活に合わせた旅行の工夫

旅行は気分転換のよい機会といえます．しかし旅行先では，つい食べ過ぎや塩分過多となり，食事時間や内服時間なども不規則になりがちです．活動量は普段以上に多くなり，それに気づかずいつの間にか無理をして，心負荷が大きくなっていることがあります．その他にスケジュールにゆとりをもつこと，気候や気温の変化を加味した服装にすること，旅行日数より多めに内服薬を持参することが必要です．旅先で具合が悪くなった場合には，受診先の医療機関に自分の病気や内服薬について説明できるようにセルフモニタリングの記録やお薬手帳を携帯してもらうことも大切です．また，遠方や海外の場合は，事前に医師に相談することも大切です．普段からの生活目標が獲得できるかが必要です．

航空機内の環境は，低圧（約0.8気圧），低酸素（地上よりも20%低下），低湿度（5～15%）の状態です．また，緊急時の搬送が困難です．機内で重症化する可能性の高い患者は状態が改善もしくは安定していなければ搭乗できません【表2】[3]．

余暇の効果を得る睡眠，身体活動の充実を

余暇とは，労働（仕事，家事，介護・看護，育児）以外の時間のことであり，1日の

表1　3 METs 以上の運動（身体活動量の目標の計算に含むもの）　（文献1より）

METs	活動内容
3.0	自転車エルゴメーター：50 W，とても軽い活動，ウェイトトレーニング（軽・中等度），ボーリング，フリスビー，バレーボール
3.5	体操（家で．軽・中等度），ゴルフ（カートを使って．待ち時間を除く．脚注参照）
3.8	やや速歩（平地　やや速めに＝94 m/ 分）
4.0	速歩（平地，95 ～ 100 m/ 分程度），水中運動，水中で柔軟体操，卓球，太極拳，アクアビクス，水中体操
4.5	バドミントン，ゴルフ（クラブを自分で運ぶ．待ち時間を除く.）
4.8	バレエ，モダン，ツイスト，ジャズ，タップ
5.0	ソフトボールまたは野球，子どもの遊び（石蹴り，ドッジボール，遊戯具，ビー玉遊びなど），かなり速歩（平地　速く＝107 m/ 分）
5.5	自転車エルゴメータ：100 W，軽い活動
6.0	ウェイトトレーニング（高強度，パワーリフティング，ボディビル），美容体操，ジャズダンス，ジョギングと歩行の組み合わせ（ジョギングは 10 分以下），バスケットボール，スイミング：ゆっくりしたストローク
6.5	エアロビクス
7.0	ジョギング，サッカー，テニス，水泳：背泳，スケート，スキー
7.5	山を登る：約1～2 kg の荷物を背負って
8.0	サイクリング（約 20 km/ 時），ランニング：134 m/ 分，水泳：クロール，ゆっくり（約 45 m/ 分），軽度～中強度
10.0	ランニング：161 m/ 分，柔道，柔術，空手，キックボクシング，テコンドー，ラグビー，水泳：平泳ぎ
11.0	水泳：バタフライ，水泳：クロール，速い（約 70 m/ 分），活発な活動
15.0	ランニング：階段を上がる

それぞれの値は，当該活動中の値であり，休憩中などは含まない．

A

今井　優

心臓リハビリテーション維持期は，監視下での実施は難しく，非監視下での実施を考慮することが必要です．時間や場所を選ばず患者の都合に合わせて実施可能ですが，運動の強度や時間が患者の意思や判断で行われるため，安全性に対する配慮が不可欠になります．患者自身の運動療法に対する理解と意欲が必要とされます．

表2　航空機に搭乗できないケース（絶対的欠格条件）　（文献3をもとに作成）

	疾患	状態の改善安定化の目安
心・血管系	不安定狭心症	
	心筋梗塞発症	6日以内
	重症心不全	
	重症肺水腫	
	心臓術後	9日以内
	コロナリーステント挿入	2日以内
	深部静脈血栓症	4日以内
血液疾患	Hb8.5 g/dL 以下の急性貧血	
呼吸器疾患	気胸・血気胸	発症より6日以内
	開胸術	16日以内
	COPD	O_2 吸入でもチアノーゼがある場合
脳・神経系	一過性脳虚血発作（TIA）	2日以内
	脳卒中	4日以内
	てんかん発作（大発作）	24時間以内
	開頭手術	9日以内
胸部疾患	開腹手術	9日以内
	腹腔鏡手術	4日以内
	虫垂炎手術	4日以内
眼科	眼内手術	6日以内
	白内障手術	24時間以内
	角膜レーザー手術	24時間以内

余暇時間で最も長いのが睡眠です．不眠，入眠潜時など睡眠障害は循環器疾患のリスク要因であり，身体症状や精神状態の悪化，疲労回復の遅れ，心血管疾患の回復の遅れが起きやすくなります．身体活動の増加は，睡眠障害を改善させる可能性があり，不活動による身体の悪循環を避ける必要があります[4]．

Q103 職場復帰時の指導のポイントを教えてください

心疾患のリスクの分類を行い，リスクの状態に合った許容条件を評価します

心疾患患者が職場復帰する前には，心機能，冠予備能，不整脈など循環器系の評価や心血管疾患危険因子の評価が欠かせません．循環器系検査では，運動負荷時の酸素摂取量，心拍数，血圧，運動誘発性不整脈，虚血の有無や心エコー図検査などを行い，病態が悪化していないか，もしくはどの程度まで作業が可能かを評価します【表1】[1)].

リスクの分類は重症度で3段階に分けられています．軽度リスクは，無症候で心機能が保たれ運動耐容能も健常人と同等に良好の場合です．特別な制限がなく，軽い～中程度強度の作業は許容され，運動負荷試験により達成した運動強度以下の強い強度の作業も許容されています．中程度リスクは，軽～中程度の心機能障害が存在し，5 METs以上の作業により虚血や重篤な不整脈を認める場合です．軽作業は許容されますが，中程度～強い強度の作業は，運動耐容能または虚血徴候出現の60%以下の強度であれば許容されます．高度リスクは，通常の日常生活活動で，虚血や心不全の症状を認め，重症冠動脈病を認める場合です．強い強度の作業は禁忌であり，軽～中程度強度の作業は，循環器専門医の管理下で許容された作業のみが許容されます[2)].

実際の労働内容に即したシミュレーションを実施します[2)]

『心疾患患者の学校，職域，スポーツにおける運動許容条件に関するガイドライン（2008年改訂版）』では，職業および作業における活動強度が示されています．林業や建設業，製鋼所などでは高強度の作業が含まれ，職業にかかわらず歩行や立位に負荷が加わる作業が増すと強度が高くなります【表2】.

心疾患患者の場合，静的労作では動的労作と同様に心拍数および血圧の上昇がみられますが，動的労作と比較して，血圧の上昇程度が大きく，特に収縮期血圧ではなく拡張期血圧の上昇に注意が必要です．

しゃがみ動作や重量物の挙上，拭き仕事などアイソメトリックの作業は，心拍数の上昇に比較して血圧上昇が著しいため，息を吐きながらの動作を説明します．必要に応じて作業のシミュレーションを実施し，心拍血圧反応や心電図の変化も評価します．

職業内容や職業環境，病態に悪影響を及ぼす作業[2)]

公的交通機関の運転手（パイロット，電車，バス）については，冠動脈の罹患および

表1　心疾患患者に対するAACVPRのリスク分類

低リスク	中等度リスク	高リスク
下記すべての項目を満たす	下記の項目いずれかを満たす	下記の項目のいずれかを満たす
1. 運動中および運動後にも複雑な心室性不整脈の出現がない 2. 狭心症状および他のあきらかな症状（運動中および運動後に生じる異常な息切れ，めまい，ふらつき）がない 3. 運動負荷試験中および負荷後の正常な循環病態（負荷増加や終了に伴う適切な心拍と収縮期血圧の増加と減少） 4. 耐容能が7 METs以上	1. 強い強度の労作（7 METs以上）においてのみ狭心症状か他の明らかな症状（異常な息切れ，めまい，ふらつき）が出現する 2. 負荷試験中や回復期にみられる軽度から中程度の無症候性虚血（ST低下が基線から2 mm未満） 3. 耐容能が5 METs未満	1. 運動負荷試験中および終了後に複雑な心室性不整脈出現 2. 5 METs未満の強度の運動負荷もしくは終了後に狭心症状か他の明らかな症状（異常な息切れ，めまい，ふらつき）が出現する 3. 運動負荷試験中もしくは終了後にST低下が基線から2 mm以上の高度の無症候性心筋虚血の出現 4. 運動中の異常な循環動態出現（負荷中に生じる変時性不全もしくは負荷強度が上がっても収縮期血圧の上昇が認められないか減少すること）または回復期での出現（重度の負荷終了後低血圧）
運動負荷試験以外の所見		
1. 安静時の左室駆出率が50%以上 2. 合併症を伴わない心筋梗塞や再灌流療法 3. 安静時に複雑な心室性不整脈がない 4. うっ血性心不全がない 5. イベント後や処置後の虚血症状や徴候がない 6. 臨床的な抑うつ症状がない	1. 安静時の左室駆出率が40〜49%	1. 安静時の左室駆出率40%未満 2. 心停止もしくは突然死の家族歴 3. 安静時の複雑な不整脈 4. 合併症のある心筋梗塞または再灌流療法 5. うっ血性心不全の存在 6. イベント後または処置後に発生した虚血症状または徴候 7. 臨床的な抑うつ症状

疑いのある者の就業は，一般的に禁忌とされています．パイロットに関しては，航空身体検査基準に即して，冠動脈疾患の既往，徴候のある者は原則就業禁止とされています．バスやタクシーなどの運転に関しては，わが国では乗客を扱う自動車二種免許の免許取得時点の規制はされていません．ただし，ペースメーカ，ICD植え込み後に失神がある場合は原則禁止になり，運転免許証を保有していてもICDやCRT-Dを植え込んだ時点で自動車の運転は不可となっています．

職場の気温，湿度，屋内，屋外，高度，高温多湿，寒冷化，気圧変動下での作業など，生体反応についても説明が必要です．

勤務条件では，アイソメトリックな作業でのバルサルバの回避，夜勤勤務者の睡眠時間減少による血圧変動，交代制労働，長時間労働などの特異な勤務形態は，循環器系へのストレスが大きくなるため，復職時の慎重な対応が必要となります[3)]．

表2　主な職業および作業における活動強度とリスク別許容条件(条件付：条件付き許容)

職業・作業分類	作業内容	強度(METs)	許容条件		
			軽度リスク	中程度リスク	高度リスク
農作業	雑草を刈る，納屋掃除，家畜の世話，きつい労力	6.0	条件付	条件付 / 禁忌	禁忌
	動物の世話をする	4.0	許容	条件付	禁忌
林業	樹木を刈り取る	9.0	条件付	条件付 / 禁忌	禁忌
	草むしり	4.0	許容	条件付	禁忌
建設業	シャベルですくう：きつい（7.3 kg/ 分以上）	9.0	条件付	条件付 / 禁忌	禁忌
	シャベルですくう：楽（4.4 kg/ 分以下）	6.0	条件付	条件付 / 禁忌	禁忌
	一派的な大工仕事	3.5	許容	条件付	禁忌
製鋼所	粉砕機使用，一般的作業	8.0	条件付	条件付 / 禁忌	禁忌
	鋳造業	5.0	許容	条件付	禁忌
部品製造	パンチプレス（大型穴あけ機）を操作	5.0	許容	条件付	禁忌
	溶接作業，旋盤の操作	3.0	許容	条件付	条件付
歩行を伴う作業	階段上り，立位：約 7.3 ～ 18.1 kg のものを持ちながら	8.0	条件付	条件付 / 禁忌	禁忌
	階段下り，立位：約 11.3～22.2 kg のものを持ちながら	5.0	許容	条件付	禁忌
	5.6 km/ 時で 11.3 kg 以下のものを運ぶ：きびきび	4.5	許容	条件付	禁忌
	4.0 km/ 時でゆっくり 11.3 kg 以下の軽いものを運ぶ	3.0	許容	条件付	条件付
立位作業	立位でのトラックの荷物の積み下ろし	6.5	条件付	条件付 / 禁忌	禁忌
	部品の組み立て，引っ越しの荷造り，看護：軽いまたはややきつい労力	3.0	許容	条件付	条件付
管理業務	舞台，競技場の整備，ややきつい労力	4.0	許容	条件付	禁忌
	掃除機をかける，機器を用いた床磨き，ゴミを捨てる，ややきつい労力	3.0	許容	条件付	条件付

（文献 2 および 4 をもとに作成）

A

今井　優

定年退職間近の年齢層では，復職に対する意識が低くなるので，職場復帰と日常身体活動への対応が必要です．患者の病態，運動耐容能，合併症を考慮し，作業強度，勤務時間，職場環境のきつさについて雇用者側にも柔軟に調整してもらいます．復職後も職場のストレスや再発への不安があるため，回復期から維持期心臓リハビリテーションを継続し，ソーシャルワーカーや家族，職場，行政との連携を深めサポートしていくことが重要です．

Q104

禁煙を成功させるコツについて教えてください．加熱式タバコでは疾病リスクは下がるのですか？

たばこの害【表】

たばこの煙には，ニコチン，一酸化炭素，タールなど数多くの有害物資が多く含まれ，そのなかには約70種類の発がん性物質もあります．喫煙男性は，非喫煙者に比べて肺がんによる死亡率が約4.5倍高くなっているほか，それ以外の多くのがんについても，喫煙により危険性が増大することが報告されています．また血管内皮を傷つけ，LDLコレステロールを増やし，動脈硬化を促進させます[1)]．ニコチンは体内でカテコラミンの分泌を促すことで，交感神経系を刺激，心拍数の増加，末梢の血管の収縮，血圧の上昇を引き起こします[2)]．喫煙者は，非喫煙者に比べて虚血性心疾患（心筋梗塞や狭心症など）の死亡の危険性が1.7倍，脳卒中についても1.7倍高くなるという報告があります[3)]．すべての喫煙者に禁煙治療が必要であることを認識しましょう．

たばこの煙による健康への悪影響は周囲の人にも及びます．他人のたばこの煙（副流煙）を吸わされる受動喫煙についての健康影響は，成人では脳卒中，臭気・鼻への刺激感，肺がん，虚血心疾患，妊娠・出産に関連しては乳幼児突然死症候群（SIDS），小児では，喘息の既往があります．

禁煙を成功させるコツ

ニコチンは，たばこへの依存性を高める化学物質です．つまり，医療者は喫煙者がニコチン依存症という病気を抱えているということを理解する必要があります．

【禁煙への介入方法】[4)]

5Aアプローチに基づいて実施します．

表　喫煙により引き起こされると判定された健康影響（根拠が強いと考えられるもの）

（文献5を参考に作成）

がん	膀胱・子宮頸部・食道・腎臓・喉頭・白血病・肺・口腔・膵臓・胃
循環器疾患	腹部大動脈瘤・動脈硬化・脳血管疾患・冠状動脈疾患
呼吸器疾患	慢性閉塞性肺疾患・肺炎・子宮内での呼吸器への影響（肺機能）・小児/青年期の呼吸器への影響（肺機能・呼吸器症状・喘息の症状）・成人の呼吸器への影響（肺機能）・その他（呼吸器症状）
生殖器における疾患	胎児死亡・死産・生殖機能低下・低出生体重・妊娠の合併症
その他	白内障・健康状態の脆弱/有病・大腿頸部骨折・低骨密度・消化性潰瘍

①禁煙の意思の有無を確認します（Ask）
②禁煙の重要性について強く，はっきりと個別的に伝えます（Advice）
③禁煙への意思・関心度を評価します（Assess）
④禁煙開始日を設定するなど，患者が禁煙を計画することを支援します（Assist）．禁煙後の離脱症状（イライラ，集中できないなど），喫煙欲求のコントロール方法も助言します．
⑤フォローアップのための 外来受診日を決めます（Arrange）

【禁煙に関心のない（無関心期）の喫煙者の場合】[4)]

5R（Relevance：関連性，Risk：リスク，Rewards：報酬，Roadblocks：障害，Repetition：反復）の方法を用いた，個別カウンセリング，または集団指導を継続的に行います．

【心臓リハビリテーションにおける理学療法士の関わり】

前述した介入方法は，おもに外来主治医，禁煙外来のスタッフが中心になります．禁煙したいと思っている対象者，または喫煙者の運動療法に理学療法士として関わる際，以下のことをふまえ，禁煙に関する患者の思いを傾聴し，心臓リハビリテーションチームと情報共有することが大切です．

①「たばこの本数を少しずつ減らしましょう」では禁煙は成功しません．
②「1本ぐらいは大丈夫」はいけません．1本の喫煙が再喫煙状態に戻してしまいます．
③自力で禁煙することは非常に難しいことです．保険適用のある禁煙外来，禁煙補助薬などのリソースがあること，どこに相談に行ったらよいか自施設の禁煙への取り組みについて確認し，いつでも患者に紹介できるようにパンフレットなどの患者教育向けの禁煙に関する資料を準備しておきましょう．

加熱式電子タバコは普通のたばこと同様に危険です

加熱式電子タバコが発生する目にみえる蒸気は，水蒸気ではなく，プロプレングリコールなどの不凍液の蒸気が主体であり，人体に悪影響を及ぼします．受動喫煙で危害を与えることも同様です[6)]．

A

池亀俊美

喫煙がやめられないのはつまり「ニコチン依存症」であることを患者，医療者とも認識することが大切です．自力で禁煙することは大変難しいことです．適宜，専門家のスタッフに相談することを勧めましょう．
保険適用となる禁煙外来，禁煙補助薬などの情報提供を行います．
喫煙は周囲の人の健康も害すること（受動喫煙の危険性）を認識してもらう必要があります．加熱式電子タバコは普通のたばこと同様に健康被害を及ぼす危険があることを伝えましょう．

Q105 外来リハビリテーション導入のコツを教えてください．どう話したら通っていただけるようになりますか？

急性期医療に携わる医療者が心臓リハビリテーションの必要性を説明できることが大切です

大血管疾患，末梢動脈閉塞性疾患も含めて，心臓病は生涯つき合っていく病気です．再発予防，新規病変の予防も含め，心臓リハビリテーション（以下心リハ）に参加することはその第一歩といえます．一方，わが国では，経皮的冠動脈インターベンション（percutaneous coronary intervention：PCI）の実施率に比べ，心リハの参加率は決して高くありません[1]．これは，PCIの普及により早期治療が安全に実施され，早期退院・早期社会復帰が可能となり，患者側も医療者側も心リハの重要性の理解，認識が希薄であることがその背景にあります【表】．まず循環器疾患に関わる医師，看護師，理学療法士には，自身が実際に心リハに関わらなくても，その重要性，継続を患者・家族にわかりやすく紹介，説明できる知識・技術が必要です．特に入院初期に主治医が心リハへの参加を強く患者に勧めることが外来心リハ参加の重要な因子になるといわれています[2]．ここで，患者に強力な動機付けをもってもらいます．

表　心臓リハビリテーション不参加の理由

（文献3を参考に作成）

- 自宅が遠方で通院が大変
- 自分でできるので通院する必要はない
- 仕事や家事で多忙
- 運動が嫌い
- 通院困難（通院に家族などのサポートが必要）
- 心臓リハビリテーションプログラム開催時間が合わない（利便性が悪い）

心臓リハビリテーション，特に運動療法に対する動機付けが弱いことがその要因と考えられる

心臓リハビリテーション導入のためのコ・メディカルスタッフの役割～動機づけの確認ときっかけづくり

以上をふまえ，心リハに携わる理学療法士や看護師は，患者自身の病気の理解，今後の治療への思いを傾聴し，心リハを具体的にわかりやすく，繰り返し説明していきます．キーパーソンとなる家族のサポートを活用することも大切です．患者の理解を確認する際は，患者の言葉で語ってもらいましょう．きっかけとしては，高齢者にみやすいパンフレットやDVDなど視聴覚教育資材を使用したり，実際の心リハ，特に運動療法の様子（心リハ室）に見学に来ていただくことが大切です．入院中にその時間を作ってもらいましょう．まずは「ちょっとみていきませんか？」というふうに心身や時間の制約をつくらないように，気軽な気持ちで，安心して心リハ室に立ち寄ってもらうことです．ここで大切なことは，運動が嫌い，苦手な人もいること，自転車に乗れない人もいるということです．学生時代も含めて，運動習慣の有無，程度

を心リハチームで共有しておきましょう．またこの際，興味がない，関心がない場合でも，「後で興味が湧いたら」と声をかけ，「いつでもご連絡，ご相談ください」と，パンフレットに連絡先などを明記しておきましょう．

明確で実行可能な目標設定を患者とともに設定しましょう

強力な動機付けをもってもらうことが重要です．具体的な成果が出るよう目標を患者とともに設定します．実行可能で，少し背伸びをした目標とします．外来通院リハに来られない際は，在宅で行えるウォーキングなどを時間，強度も含めて設定します．

また，時期に応じて目標や課題を見直すことも必要です．患者の生活に何か変化がないか，定期検査の際，新たな運動処方作成時など，定期的に時期に応じて見直します．目標と実際に運動した際の結果などを記録する，すなわちセルフモニタリングしてもらうことで，さらに動機付けが高まるといわれています．

運動が苦手，嫌いな場合は，買い物，家事，移動など身体活動をうまく日常生活に取り入れてもらいます．医療者はその患者に合った具体的な複数の選択肢を提供できる必要があります．この場合は，1日あるいは1週間のなかで，患者の生活行動を振り返り，そのなかで，患者とともに「運動」として意識できる身体活動をみつけます[4)]．

頻繁なフィードバックと回復期にある患者のへの声かけ

体重の減少，血液データの改善など，目標を設定し具体的な成果として記録をつけることは患者自身のセルフモニタリングとなります．患者に実行できたこと，楽しいと思ってもらえたことを患者とともに振り返ります．プログラムの工夫も大切です．

心大血管リハは，保険診療上150日という制限があります．運動を継続するために，運動が生活のなかに取り込まれていることが大切です．そのためにも，定期外来受診や心肺運動負荷試験による運動耐容能評価時には，患者の運動，生活の様子について確認し，「調子はいかがですか？」「何か気になることはありませんか」という声かけをしましょう．アイコンタクトを忘れずに，患者に向き合うことが大切です．

A

池亀俊美

入院初期に主治医が心リハへの参加を強く患者に勧めることが大切です．患者が主治医からどのように自分の病気と今後の治療，生活について話を聞き，理解しているか，心リハチームで共有しましょう．「先生から病気のことをどのように聞かれていますか」から始めていきましょう．そのうえで，心リハの重要性をわかりやすく，繰り返し話します．心リハ室に立ち寄ってもらいましょう．「お時間があれば，ちょっと寄っていってみませんか？」と声かけをし，心身ともに安心して心リハに参加してもらえるよう，実際の心リハの様子をわかりやすく話してみましょう．

Q106

アドヒアランスとは何ですか？

患者自らが責任ある意思決定をすることが長期的な運動療法の実行につながります

患者が日常生活において，病気や生活の自己管理をしていくことは容易なことではありません．患者が運動療法に長期的に取り組んでいくためには，医療者の視点から判断するのではなく，患者自らが責任ある意思決定をしていくことが重要です．そのためには，医療の現場で従来いわれてきたコンプライアンスだけではなく，患者がより主体的に治療やケアに取り組んでいくアドヒアランスを考慮に入れる必要があります．WHO（世界保健機構）は，2001年にコンプライアンスではなくアドヒアランスという考え方を推進するという方向性を示しています．また，日本心臓リハビリテーション学会も，『心臓リハビリテーション標準プログラム』のなかで，患者の意欲（アドヒアランス）を評価することを必須項目に位置付けています[1)]．

コンプライアンスからアドヒアランスへ

患者が運動療法をどのように実行しているかを表す言葉が，コンプライアンスやアドヒアランスです【表】．医療の分野で，コンプライアンスとは，患者が医療者からの指示に受身的に従うことを指し，医療者側の視点で，患者が指示された運動療法に従っているかどうかを判断，あるいは管理する場合に使われます．したがって，患者が指示に従う行動を「コンプライアンス行動」，逆に医療者が指示したことを守らないことを「ノンコンプライアンス行動」と区別します．しかし，ノンコンプライアンスとした場合，それは患者の自己決定により運動療法を中断・拒否するケースも，単に知識不足だったり思い違いをしているケースも，すべて含まれることとなります．患者が運動療法に取り組んでいくためには，その主体性が重要になりますので，その点でコンプライアンスという考え方には限界があります．

医療者はアドヒアランスを意識しながら患者に関わっていくことが大切です

アドヒアランスとは，もともと粘り強さを表す言葉であり，患者が主体的に治療方針の決定に参加したうえで，運動療法に取り組むことを指しています．スポーツの分野においては，人々が困難にもかかわらずそれに賛同し実施する行為を意味しており，プログラムに参加する人々の継続的参加に対する積極的な行動を示す言葉として

表　コンプライアンスとアドヒアランスの違い

コンプライアンス	アドヒアランス
医療者からの指示に受身的に従うこと	患者が責任ある意思決定をして主体的に取り組むこと

用いられます[2)]．Dunbar らは，時間が経過するごとに患者のアドヒアランスは低くなり，それは医療費や治療成果，QOL に多大な影響を及ぼすと指摘しています[3)]．運動療法には，運動耐容能の改善，心不全の機能および症状の改善などの効果があると科学的に実証されています．しかし，これらの効果を得るためには，患者が運動療法に長期的に取り組むことが必要であり，医療者はそのような患者を支援していかなければなりません．運動療法の継続のために，医療者はアドヒアランスを意識しながら患者指導を行っていくことが重要になります．

A

山田　緑

アドヒアランスとは，患者が主体的に運動療法に取り組むことを指しています．医療者が指示した運動療法に患者が受身的に従うというコンプライアンスの考え方が改善されたもので，患者が主体的に運動療法に取り組むことで，運動療法による効果が永続することが期待できます．

Q107 包括的心臓リハビリテーションプログラムへのアドヒアランスを上げるコツは？

患者だけに着目するのではなく，医療者側の関わりについても振り返る必要があります

包括的心臓リハビリテーションプログラムによる効果を得るためには，まず患者がプログラムに参加して，それを継続することが大切です．つまり，医療者は患者のアドヒアランスを高める支援について検討することが必要になります．これまでは，患者自身の知識や理解度，生活習慣，心理状態など，患者側の要因のみに着目されがちでしたが，これからは医療者側の要因を検討することも重要です．運動療法へのアドヒアランスを促進する要素としては，患者が①自ら責任のある決定をすること，②運動の調整・管理ができること，③運動による効果を実感できること，④医療者からのサポートを受けられることが挙げられています[1)]．ここでは，患者のアドヒアランスを上げる医療者の関わりについて考えてみます．

患者と医療者が目線を合わせ，双方向のコミュニケーションを図ることが重要です

アドヒアランスは，患者と医療者の関係性が良好であるほど高まります[2,3)]．医療者は，患者の状態について一方的に評価をするのではなく，医療者としての自分自身を振り返る責任があります．たとえば，患者との信頼関係は築けているか，患者指導を行う際に，わかりやすく理解を促すような説明をしているか，患者が気軽にノーと言える雰囲気作りをしているかなど，医療者側の要因についても評価を行う必要があります．アドヒアランスでは，患者の積極的なプログラムへの参加を促す取り組みが大切ですので，医療者と患者が双方向のコミュニケーションを深めていくことがますます重要となります【図】．また，患者と医療者が目線を合わせてプログラムの目標について認識を共有することによって，包括的心臓リハビリテーションプログラムへのアドヒアランスを向上させることにつながります．

患者の日常生活を見据えた指導が効果的な自己管理につながります

山西の調査では，心筋梗塞患者の９割以上が医療機関を利用しながら運動療法を実践しており，そのうち約７割の者が病気の発症前に運動習慣をもち合わせていなかったことがわかっています[4)]．心臓リハビリテーションプログラムに導入された患者は，医療者側から設定された指標に基づいて，どれくらいの心負荷をかけて運動に

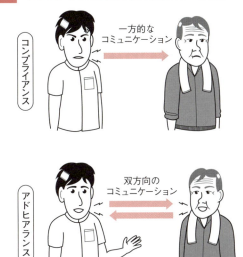

図　アドヒアランスを上げるコミュニケーション

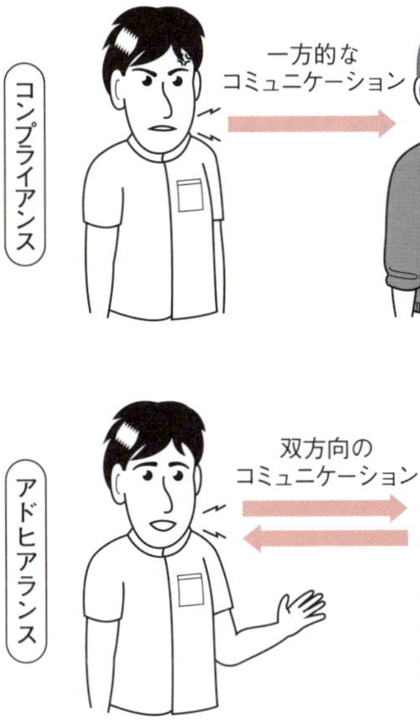

取り組めばよいのかという目安を模索しなければなりません．運動療法では，適度な強度の運動は効果的ですが，処方内容を逸脱してしまうとリスクを伴います．さらに，心疾患を有する患者においては，常に病態が一定であるわけではないため，運動療法を実践するうえで，状況に応じた細かな変化に対応する判断力が必要となります．そのため，医療者は，患者が主体となり，安全かつ効果的な運動療法を自己管理できるような患者教育を実施することが求められています．

A

山田　緑

患者のアドヒアランスを上げるためには，患者側の要因ばかりでなく，医療者側の要因についても検討することが重要です．患者との関係性やコミュニケーションのとり方について振り返り，生活者である患者の個別性をふまえ，その人に合った指導を行う必要があります．

Q108

運動療法を行っても心肺運動負荷試験の結果（peak$\dot{V}O_2$）が変わらない場合の指導は？

最高酸素摂取量（peak$\dot{V}O_2$）について

外来心臓リハビリテーション導入前と後もしくは経過中に心肺運動負荷試験（CPX）を実施し，運動耐容能の変化を評価している施設が多いと思います．運動耐容能とは，骨格筋がアデノシン三リン酸（ATP）をどれだけ利用できるかであり，ATP 産生に利用されるエネルギー基質と酸素の取り込み・運搬・吸収・代謝能力の総和です．peak$\dot{V}O_2$ は，運動負荷試験の終点に達した強度での酸素摂取量で，優れた運動耐容能の指標となります．また，健常人・心疾患症例のいずれにおいても，身体活動能力だけでなく生命予後の指標として重要であることが報告されています[1)]．そのため，心疾患の重症度評価や治療効果判定に用いられ，心臓リハビリテーション（以下，心リハ）においても効果のエンドポイント指標のひとつとなります．

VI — 指導

まずは，運動耐容能が改善しない要因を探ることが大切です

実際には，心リハ後に peak$\dot{V}O_2$ の改善が認められない症例も経験します．安定している慢性心不全の治療効果判定などのための 6 カ月以内の CPX 再検査で，低運動耐容能かつ peak$\dot{V}O_2$ が低下～変化しない（増加率 6％未満）症例は，中～高リスク群として層別化することが近年提案されています[2)]．心リハ前後においても同様かもしれませんが，まずは，数値の明らかな改善を認めなかった要因を分析することが大切であると考えます．

文献的には，心不全の心リハにおける non-responder の寄与因子として，高齢者，導入前 peak$\dot{V}O_2$ の高値，運動療法へのアドヒアランスが報告されています[3)]．しかし，臨床的には，高齢者だから一律に non-responder ということはなく，それぞれのケースごとに，疾病・訓練・患者要因などを分析します．虚血や心不全など病勢の悪化，運動器合併症や慢性閉塞性肺疾患の有無，ペースメーカ・心臓再同期療法設定，収縮不全以外でのβ遮断薬の追加，訓練時の負荷の上げ方，心リハ通院頻度・回数，心リハ時以外の身体活動度などを検証し，改善可能な要因であればその解決が優先されます．その後，再評価し，あらためて運動指導につなげます．

また，検査の再現性も考慮すべきで，CPX の機器や計測条件，最大負荷時のガス交換比，検査時の患者の体調・意欲も留意し，問題があればあらためて検査することも必要です．

要因がはっきりしない場合の運動指導のポイントは，ポジティブシンキング！

明確な問題点が判然としない場合の運動指導に際して大切なことは，これまで頑張ってきた運動療法の妥当性と，今後の継続により改善が期待できる可能性を，少しでも根拠をもって説明できることです．そして，運動療法を継続することです．

CPXには，peak$\dot{V}O_2$以外にも心肺機能・全身コンディションを示す重要な指標があり[4,5]，そこに目を向け，説明・指導につなげるのも工夫です．換気効率指標のVE/VCO_2 slopeも心不全の重症度や予後を反映し，心拍応答は心疾患での自律神経機能を示していると考えられます[5]．また，サイクルエルゴメータの仕事率からは，下肢筋力・機能を捉えることができます．抽象的ですが，いずれか改善を認める指標があればその説明に力点をおき，継続により運動耐容能の改善も期待されるであろう指導をすることは，患者のモチベーションの維持に有益です．禁忌がなければ，レジスタンス・トレーニングや高強度インターバルトレーニングを組み入れることも，変化をもたせ実際の運動耐容能の改善に有効となり得ます．ただし，前述のとおり低運動耐容能の慢性心不全の場合はリスクが高い症例である可能性にも留意しながら，経過をみていく必要性があると考えます．

A

礒　良崇

運動療法を行っても運動耐容能が変わらない場合，まずは要因分析が先決です．解決できることは解決し，再評価から指導につなげます．要因がはっきりしない場合，他の改善指標をもとに説明を工夫するなど，運動療法の継続を促すことが必要と考えます．

Q109 維持期に民間のスポーツ施設などへ患者の情報提供を行う際の留意点は？

必要な情報提供―運動処方

各地域での維持期心臓リハビリテーションの担い手として，公的・民間スポーツ施設が挙げられます．スポーツ施設にとって必要な情報は，まずどの程度の運動をさせてよいのかという点です．すなわち，運動療法の利点≫リスクとなる運動強度です．これは，心臓リハビリテーションではお馴染みの嫌気性代謝閾値（AT）以下レベルの有酸素運動が適しています．紹介時には，可能な限りCPXによる評価とAT判定を行い，負荷量や心拍数の設定を具体的な数字を目安として示すことが重要です．不整脈（発作性心房細動・心室期外収縮など）や残存虚血を認める場合，出現強度も必要な情報となります．CPXを実施していない場合，代用の運動処方法もありますが，近隣のCPX実施医療機関に依頼するのもよいでしょう．適切かつ具体的な運動処方は，リスク管理につながります．

また，スポーツ施設では，維持期心臓リハビリテーションを生涯スポーツとして楽しめるように，適切な筋力トレーニングや，低～中等度強度のレクリエーショナルスポーツも勧められます．2015年のAHA/ACCステートメント[1)]では，冠動脈疾患患者の競技スポーツ参加に関しても，条件はあるものの認める方向性が出されており，参考になります【表】．

表　AHA/ACCステートメントにおける冠動脈疾患患者の競技スポーツ参加に関する推奨事項
（文献1より引用，一部抜粋）

- 動脈硬化性冠動脈疾患を有する競技者は，運動負荷試験を実施し，運動耐容能，虚血・不整脈の誘発を評価する必要がある．検査は，β遮断薬を含む標準治療下で実施する．（推奨クラスⅠ，エビデンスレベルC）
- 動脈硬化性冠動脈疾患を有する競技者は，左室機能を評価する必要がある．（推奨クラスⅠ，エビデンスレベルC）
- EF＞50％で無症状であり，かつ運動負荷誘発性の虚血や危険な不整脈が誘発されなければ，動脈硬化性冠動脈疾患を有する競技者が，どの競技スポーツ活動に参加するのも妥当である．（推奨クラスⅡb，エビデンスレベルC）
- 上記基準が満たされない場合，低強度の動的スポーツと低－中等度の静的スポーツへの参加に制限することは妥当である．（推奨クラスⅡb，エビデンスレベルC）

必要な情報提供—運動処方以外

運動処方以外にも，①血圧の注意点，②インスリン使用者の低血糖症状，③ペースメーカ・植込み型除細動器使用の有無，箇所，同部位への衝撃の回避，④抗血小板・凝固薬服用者の転倒・外傷への配慮，⑤利尿薬服用者の脱水の注意，⑥運動器・脳血管疾患合併症などは必要な情報となります．こういった情報は，まず患者本人に説明・注意喚起し，できるだけ書面記載し持参させるのが望ましいと考えます．ただし，これらは極めて医療的な情報であり，スポーツ施設スタッフが把握するのは困難な場合もあります．そのため，顔のみえる関係を作り，医療者サイドからできる範囲で勉強会や資料配布を行うなど連携していくことが理想的となります．一次救命処置（BLS）も定期的な確認を促すとよいでしょう．また，緊急時の病院の電話番号や，あれば循環器ホットライン番号なども大事な情報提供となります．

必要な情報と運動の安全性とリスクの認識を全員で共有しましょう

心臓リハビリテーション中の心事故に関しては，発生率が極めて低いこと，また在宅プログラムにおいても施設プログラムより発生率が高くはなかったことが海外から報告されています[2)]．わが国でも，11年間で116,948（患者×時間）の運動療法の実施で，致死的な心血管事故は認めなかったことが報告されています[3)]．筆者らも，地域の公的スポーツ施設と連携しており，外来心臓リハビリテーション終了後，スポーツ施設に週1回以上通っている17名の6カ月後の調査で，心血管事故はなく，幸い外傷事故も認めませんでした．

医療機関外で運動させることのリスクへの懸念も指摘されますが，前述より比較的安全なことが認識されますし，現実的には重症度がそれほど高くない方が，スポーツ施設に行くことが多いと思います．しかし，運動中の心血管事故の発生確率はゼロにはなりませんので，医療者サイドは，運動の安全性とリスクに関して適切に説明できているかどうかを常に考え，患者の自己管理意識を促すとともに，医療機関とスポーツ施設の双方が情報共有・リスク管理をすることが重要です．

A

礒　良崇

スポーツ施設への情報提供として，適切かつ具体的な運動処方，運動に関連する注意すべき医療的問題点，緊急連絡先などが有用です．さらに，医療機関とスポーツ施設がコミュニケーションをとり，情報共有・リスク管理を行うことが，心疾患患者の生涯スポーツ支援のために理想的です．

Q110

ペースメーカ挿入後の生活指導のポイントは？

ペースメーカ挿入後は感染などに注意が必要です

ペースメーカ植込み術は，鎖骨下約 3 cm の皮下（大胸筋膜下，もしくは大胸筋下）にペースメーカの機器が入るポケットを作成します．次に，鎖骨下静脈などに本体と心臓を結ぶリードを心臓の適切な位置まで挿入し，リードを糸で留め，本体を皮下のポケットに収める手術です【図】.

新規のペースメーカ植込み術などは，以前より増加傾向にあります[1)]．デバイス挿入後の感染は報告により 0.13 ～ 19.9%[2)] と差が生じているものの，術後の合併症として創部の出血，ガーゼ汚染，炎症所見，皮下血腫の観察，しびれ感の有無の聴取などを行う必要があります．

ペースメーカ植込み術後は患側上肢固定が強いられます

植込み術後は，固定したリードが動かないように 2 ～ 3 日は植込んだ側の上肢を固定する必要があります．その後の肩の運動制限については，術直後に肩の他動的な動き（外転 170°，屈曲 90°）をみると，外転 90°を超えて挙上するとジェネレータが牽引されて挙上したとの報告[3)]があるため，施設間においても違いがありますが，多くの施設では 1 週間程度は肩外転を 90°以内に制限しています．その後も，リードの先端が組織に癒着するのに時間を要するため，1 カ月程度は植込み側で重いものを持たないよう注意が必要です．

日常生活では電磁波を発する機器に注意が必要です

日常生活においては，家庭内では IH 調理器は炊飯中だけではなく，保温中も電磁波が放出されるため手の届く位置に近づかないなどの注意が必要です．その他にも，低周波治療器や身体に通電することで測定する体脂肪計なども使用が禁止されています．携帯電話については，植込み部から 15 cm 以上離すことが推奨されているため，胸ポケットに入れることや満員電車で密着することは避けるべきです．

自動車については，運転自体は可能ですが，機器を保護する意味でも，シートベルトにクッションを巻くなどの対策をとりましょう．またエンジンがかかっている状況でボンネットを開けて内部を覗き込む動作は禁止されています．近年増加している電気自動車は使用そのものが禁止されており，急速充電器に近づくことも避けなければなりません．必要な場合は，他者へお願いするように推奨されています．また，同様

図　植込み術後の創部状況

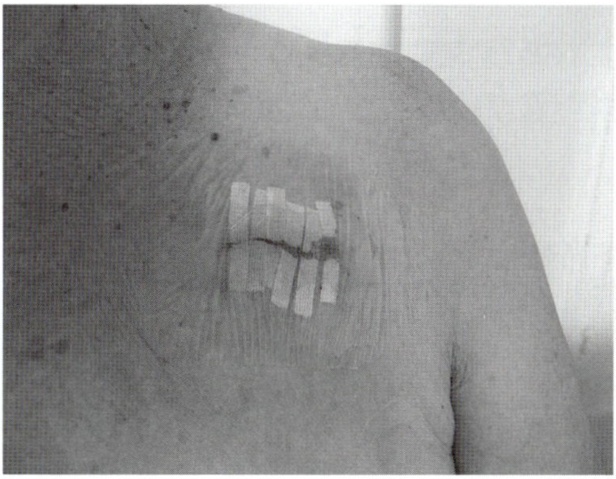

に増加しているスマートキーシステムにおいても，植込み部分を車載アンテナから 22 cm 離すなどの対策が必要です．

その他，旅行先での保安検査目的の金属探知機などは係員にペースメーカ手帳を提示して金属探知機を用いない方法での検査を受けていただきましょう．

日常生活場面で胸部症状，動悸，倦怠感，手足のむくみ，術創部の異常，脈拍異常などがあった場合は，まずはその場を離れ，すぐに主治医へ連絡を取る方法を指導しましょう．そのためにも，普段より外出の際にはペースメーカ手帳を携帯するように指導を行うことも必要です．

A

花田　智

ペースメーカ挿入後は，入院前より日常生活に若干の制約を生じます．よって，入院中よりペースメーカ手帳などを用いて，日々の観察・注意・禁忌事項について説明を行い，異常を感じたらすぐにその場を離れてみるなど安全に生活できるように指導するように努めましょう．

Q111 認知機能が低下している高齢者の生活指導のポイントは?

認知機能低下患者は，今後さらに増えていく予想です

近年，Havakuk らは，心疾患患者に対して“心脳症候群（cardio-cerebral syndrome)”という概念【図】を発表し，心疾患の認知機能低下について指摘しています[1]．わが国の認知症高齢者の数は 2012（平成 24）年で 462 万人と推計されており，正常と認知症との中間の状態の軽度認知障害（mild cognitive impairment：MCI）と推計される約 400 万人と合わせると，65 歳以上高齢者の約 4 人に 1 人が認知症の人ともいわれ，今後も増加が見込まれています[2]．認知機能の低下は，適切に症状を伝えることが難しくなってくるため心不全の初期徴候が見逃され，高い再入院率につながるとされています．

図　心脳症候群の病態　（文献 1 より作成）

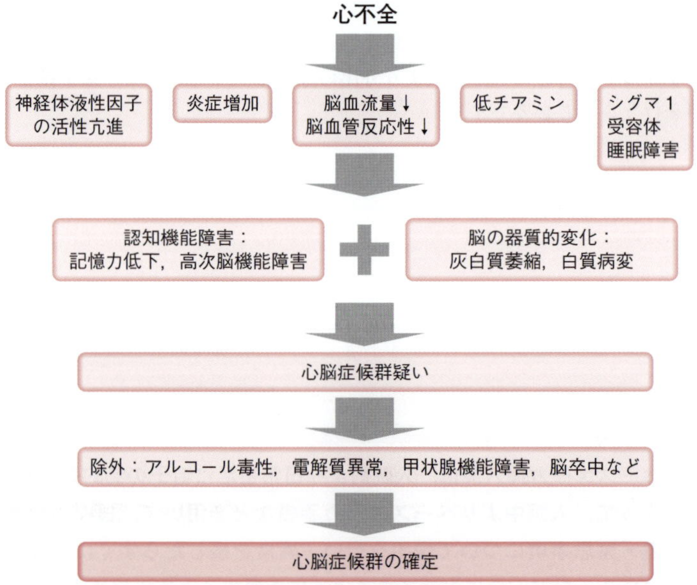

生活指導では，どこに問題点があるのかをみんなで捉えましょう

心不全患者のセルフモニタリングとは，“患者に適切なセルフマネジメントとQOL（quality of life）の改善をもたらすために，自らの身体症状の変化などを「自覚」や「測定」により把握し，把握した情報を「解釈」することであること”といわれています[3)]．さらに，心不全患者のセルフモニタリングの先行要因として，「知識」「技術」「関心」の3つの要素が存在しています[3)]．よって，患者の行動に対して，どこに認知機能の低下による問題点があるのかを医療スタッフ，患者本人，介護支援者側（以下関係者）全員で把握することが生活指導をするうえで大切になってきます．

慢性心不全患者が再入院にいたる要因として，内服・食事・水分制限・安静・症状の観察などが挙げられます．「症状の観察」を例に挙げると，心不全が増悪する場合，どのような症状が出現するのかを理解しているか（息切れ・倦怠感・体重増加・下腿浮腫など：知識），どのように観察していくのか（Borg指数，血圧・体重計による日々の測定，下腿浮腫の確認：技術），なぜ症状を確認する必要があるのか，自覚症状に目を向けて表出する（関心）など，どこに問題点が生じているのかを探る必要があります．これらで得られた情報（自覚・測定）を把握し，異常所見が生じた際に病院を受診するか否かなど，どのように対処するのかを「解釈」していきます．その他，日常生活における入浴動作においても，入浴時の注意点（温度・湯量調整，自覚症状，入浴時間，水分補給：知識），入浴動作（洗体動作，介助方法など：技術），入浴時の注意点に意識を向けているか（関心）などの項目が挙げられ，関係者全員で一緒に問題点を把握（解釈）し，対応できるように努める必要があります．

「解釈」の手助けとなるのが日々のレコーディング（記録）です

これらの解釈を行っていく際，パンフレットなどを用いて説明し，日々の記録をつけることで関係者全員の共通言語用ツールとして活用し，早期に異常所見を発見できる可能性が高くなります．しかし，記録の継続には時間を要すため，入院中から外来での使用を見据え，説明→実践→確認で実際の生活の場での確実性を高めていく必要があります．

A

花田　智

認知機能患者への生活指導は，知識・技術・関心のどこに問題が生じているか，そこに対してパンフレットなどを用いて指導方法・内容を関係者全員で把握することが，再発予防の意味も含めて大切です．そのためにも，入院時早期から説明→実践→確認の取り組みが求められます．

Q112 自覚症状が乏しい患者への運動指導のポイントは？

心疾患の原因となった冠危険因子を理解してもらうことが不可欠です

心臓外科手術，経皮的冠動脈形成術や心不全等の心疾患患者のなかには，入院中の治療が終われば，それですべての治療が終了したと思う患者は少なくありません．しかし，それは急性期の治療が終わっただけであり，患者が心疾患の原因となった元の生活に戻ってしまえば心疾患の再発となり，同じことの繰り返しになってしまいます．心疾患の再発予防とQOLの改善のためには，患者のライフスタイルに直接介入することが必要となります【図1】．冠危険因子とは，高血圧，糖尿病，脂質異常症，肥満，喫煙，運動不足とストレスなど，心疾患に罹患した原因となる因子のことです．これらの冠危険因子を良好にコントロールしなければ，病気の再発や病態の悪化による再入院など，患者のQOLを低下させてしまいます．

再発予防に向けた患者教育が必要です

患者が正しい医学的知識の習得とその実践ができるように支援することが患者教育の目的です．再発予防として，運動療法，薬物療法，食事療法とストレスコントロールを行います．再発予防のポイントは，疾患の正しい理解，定期的な外来診療受診，

図1 疾患のドミノ （文献1より）

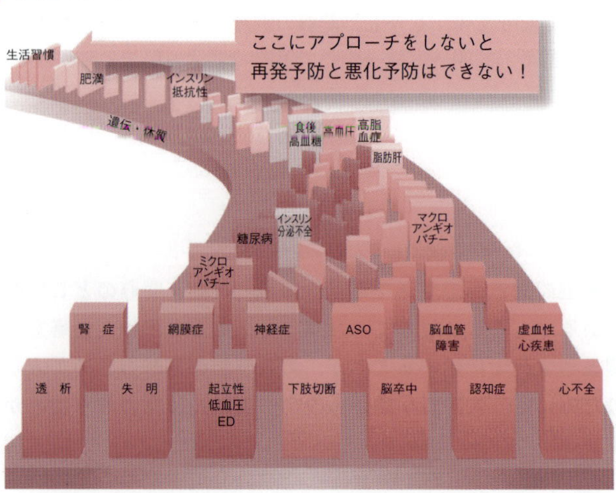

図 2　カルボーネン法による計算方式　（文献 2 より改変）

目標心拍数＝
（最大心拍数－安静時心拍数）× 0.4～0.7 ＋ 安静時心拍数

心拍予備能　カルボーネンの係数

最大心拍数は実測したものを使う
心拍応答の低下や心血管薬の
影響を考慮するため

正しい服薬，食生活の見直しと適切な運動が大切です．そして，再発予防のためには心臓リハビリテーションプログラムを通じて，患者自身が自己管理できるようになることが必要です．

運動療法の必要性を認識してもらい実施につなげていきます

運動療法は，運動処方，運動の種類，運動の強度，継続時間と頻度から構成されます．心臓リハビリテーションにおける運動療法は，運動処方に基づくものでなければいけません．運動処方とは，運動の種類，運動強度，運動継続時間と運動頻度が処方されているもので，運動療法を実施するうえで不可欠のものです．運動の種類としては，散歩やウォーキングなどの身体に酸素を取り入れながら全身をリズミカルに動かす運動である有酸素運動が最初に推奨されます．運動強度を設定する方法はいくつかありますが，心肺運動負荷試験による運動処方が最も詳細な運動処方を出すことができます．その他に患者の主観的運動強度をもとにする Borg 指数で「楽である～ややつらい」の範囲内で行う方法もあります．また，カルボーネン法による計算式で目標心拍数を設定する方法があります【図 2】．運動継続時間は，1 回に 15 ～ 30 分間で患者の体力に合わせて無理のない範囲から開始することが重要です．運動頻度は，週に 3 ～ 6 日で疲労が残らない範囲で行っていくようにします．患者が，運動療法を実施した効果を客観的に捉えられるものとして，外来受診時に行われる諸検査があります．血圧，体重や採血結果の値が改善し，冠危険因子のコントロールが良好になれば運動療法を継続していくうえで大きなモチベーションとなります．

A

畦地　萌

患者に心疾患に罹患した原因を知ってもらい，再発予防のために心臓リハビリテーションが必要であること認識してもらいます．そのためには患者教育が重要なポイントになります．運動療法を行うことで患者が得られる具体的な利益を提示し，患者が運動療法を継続していく意欲を向上させていきます．

Q113 外来通院できない患者に自宅で運動を継続してもらうためのコツを教えてください

入院中に適切な運動療法の実施方法を理解してもらう必要があります

近年，入院期間が短縮していくなか，その期間内だけで十分な患者教育と指導を行うことは非常に困難な状況にあります．しかし，患者が運動療法を自宅で行う場合は，まず安全に運動が行えなければなりません．そのためには適切な運動処方，運動の実施方法とセルフモニタリングが不可欠となります．

セルフモニタリングの実施がとても重要です

セルフモニタリングとは，患者が自宅で血圧，脈拍，体重の測定と記録を行い，患者自身が自分の身体状況を把握して，適切な判断ができることをいいます．血圧測定は1日2回，起床時と就寝前に行います．朝の血圧測定は，起床後1時間以内，排尿後，朝の食事と内服前に測定します．就寝前は夕食後，入浴後1時間以上経過した寝る前に測定します．特に朝の早朝血圧値は重要です．体重は毎日同じ条件で計測することが大切です．朝の血圧測定時に体重測定も行うと理想的です．計測した値は，記録するよう伝えます．血圧計は，手首ではなく上腕での測定であること，血圧測定時の姿勢は必ず座位であることを確認します．症状増悪時の対処方法も必要です．体調に異変があったり，自己判断に迷うことが生じたりした場合は，ただちに病院に連絡するように説明します．患者によっては，体調が悪いにもかかわらず運動を行ったり，医療機関の受診を次の外来日まで我慢することが少なくありません．体調に異変があるときは，早期受診をするように説明します．また，可能な限り定期的にセルフモニタリングの記録を確認，評価し，その結果を患者にフィードバックすることが大切です．

モチベーション維持のためセルフエフィカシーの向上やインターネットを利用することも有効です

セルフエフィカシーとは，行動学的方法のひとつで“自己効力感”といわれます．すなわち，個人が健康に対する行動を変容させる場合にその行動を継続していける見込み感，または自分自身に対する自信のことを指します．セルフエフィカシーに影響を与える因子と高めるテクニックを【表】に示します．また，運動を継続した結果の客観的なデータを得るために定期的に心肺運動負荷試験を受けてもらうことも必要です．新たな運動処方を得られると同時に各指標が改善していれば，これまで患者自身

表　セルフエフィカシーに影響を与える因子と高めるテクニック

統制体験	過去の成功体験→効果を実感できるように工夫する
代理的経験	他人の成功体験の観察→継続できている人の話をする
言語的説得	自信を持たせるような他人からの教示・確認→適切な課題を与え，その結果についてほめる
生理的および感情的状態	行為を行っていることに伴う身体の感覚→実際に体験する

〔日本循環器学会：心血管疾患におけるリハビリテーションに関するガイドライン（2012 年改訂版）．http://www.j-circ.or.jp/guideline/pdf/JCS2012_nohara_h.pdf（2018 年 4 月 1 日閲覧）〕

図　インターネットを利用した遠隔運動指導と管理システムの例

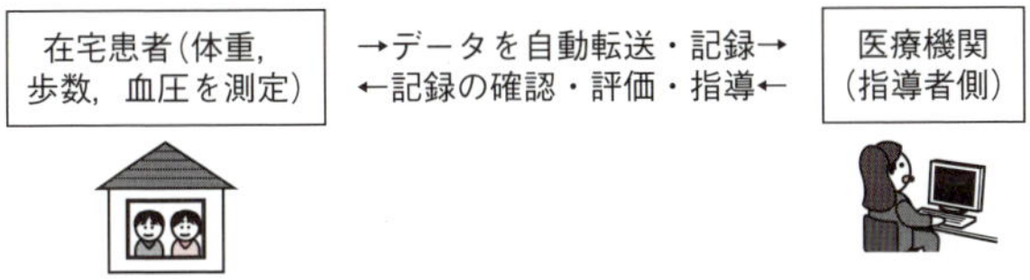

が行ってきた運動の方法が正しかったことを確認でき，患者自身も自信がつきます．今後も患者が運動を継続していくための大きなモチベーションになります．

近年，インターネットを利用した生活習慣の改善への試みも行われています．在宅にて体重や歩数などを測定するだけで自動転送，記録ができ，外部から閲覧可能なシステムを利用して，患者は体重計や歩数計を装着するだけで自動的にデータが記録され，指導者側からも遠隔操作で体重や歩数のモニタリング記録を確認し評価できるものです【図】．今後，このような在宅型の遠隔心臓リハビリテーションのシステムが構築されていく可能性があります．

A

畦地　萌

自宅での運動療法は，安全に運動が行えることが大前提です．そのためには患者自身が，自己管理ができるようになることが重要です．定期的にセルフモニタリングの結果を確認，評価し，患者にフィードバックすることで患者に新たな気づきや自信をもってもらえるようにします．

Q114 乳幼児の心臓外科手術後に保護者にすべき生活指導のポイントを教えてください

乳幼児の心不全症状

言語発達が未熟な乳幼児では，日頃の観察が異常所見をみつける大きな手段になります．心不全の症状は年齢によって異なり，乳児期においては多呼吸や努力性呼吸，哺乳障害，発汗，体重増加不良，顔色不良などの症状が代表的です．また，幼児期においては，易疲労性，運動発達の遅れ，食欲不振といった症状が認められます．自分の症状を的確に訴えることのできない乳幼児では「なんとなく元気がない」といったことも心不全のサインとなり得るため，注意深い観察が必要です．また，内服管理，呼吸器感染症の予防（シナジス®投与を含む），感染性心内膜炎予防のための口腔衛生管理も重要となります[1)]．

手術後の胸骨管理

成人では胸骨正中切開に伴う胸骨縦断端の癒合にはおおよそ3カ月かかりますが，小児の場合は成人の2/3程度といわれています．とはいえ，成人同様に骨癒合までの期間は胸骨正中切開部にストレスが加わる動作（例：転んで胸部を強打する，おもちゃで胸部をたたく）には注意が必要です．また，骨化が十分でない乳幼児では，胸骨正中切開後に胸郭変形をきたす場合もあります．胸郭変形に対する確立された予防法はなく，装具装着による矯正が行われています．特にダウン症候群を合併している小児でよく認められます．

先天性心疾患児の神経発達

先天性心疾患の治療の進歩に伴い重症患者の救命率が飛躍的に向上した一方で，その後の精神運動発達の遅れが高頻度でみられることが問題視されています．なかでも，複雑心奇形や遺伝子疾患合併例において発達障害のリスクならびに重症度が高くなるといわれています**【表】**[2)]．また，手術が終わっても，長期の入院生活により社会性を養う機会が不足して保育園などの集団生活に適応することが難しいといった課題が表面化することもあります．そのため，乳幼児期からの専門家（医師，心理士，リハビリテーションなど）の介入と長期的な支援体制が必要とされています．

表　発達障害のリスクが高い小児先天性心疾患患者

1. 新生児期 / 乳児期の開心術
2. 新生児期 / 乳児期に手術を必要としないチアノーゼ性心疾患
3. 下記項目を満たす先天性心疾患
   早産児（< 37 週），乳幼児期に認められた発達障害
   遺伝子異常や発達遅滞に関連する症候群疑い
   ECMO，VAD の使用歴，心臓移植，心肺蘇生後
   長期入院（手術後 2 週間以上），周術期けいれん発作
   神経画像の著しい異常，小頭症
4. 医療者によって決められたその他の条件

A

熊丸めぐみ

心不全管理や感染予防，胸骨管理を中心に指導します．乳幼児では急激に病態が変わりやすいため，何かあれば遠慮せずに電話相談や外来受診をするように勧めます．また，発達が遅れる可能性もあり，支援体制や療育・就学に関する情報提供，リハビリテーション導入の検討も必要です．

Q115 学童期や青年期に対する指導のポイントを教えてください

学童期以降の心不全

学童期以降における心不全の原因は，成長における心拍出量の増加と心機能のバランスの崩れ，心内病変の変化，心筋組織の変化に伴う心収縮力の変化によるものと考えられています[1]．年齢を重ねるにつれて慢性心不全や難治性不整脈，チアノーゼの再出現，血栓塞栓症など新たな病変が出現しやすいため，長期の観察が重要となります．心不全症状は，活気がない，浮腫，体重増加，不整脈など成人同様の症状が認められます．心不全管理のための適切な運動指導と内服管理・食事管理などの自己管理能力を上げる教育が重要です．

運動療法

運動に伴う急性循環虚脱と不整脈の出現による突然死の可能性もゼロではないため，個人の病態や重症度，遺残病変，年齢や理解度などを加味して個々に合った運動を選択します．患児の重症度【表】と運動耐容能から医師により判断された学校生活管理指導票[2]に準じて，具体的な運動量や活動量を指導することが重要になります．先天性心疾患術後症例の運動療法の効果としては，運動耐容能の増加，一回拍出量の増加，筋力増強，心理社会的要素の改善などが認められていますが，個人によって病態が異なるため運動療法についての統一された見解がないのが現状です[2,3]．

表　重症度の判定のためのおもな検査

胸部X線写真	心拡大，心陰影，肺血管陰影など
心電図	不整脈の重症度（特に難治性不整脈），心肥大所見，ST 変化など
心エコー図	心機能，遺残短絡や逆流・狭窄病変，推定心内圧，肺高血圧の程度など
理学所見など	NYHA 分類，心雑音，運動耐容能，チアノーゼ，肝腫大，BNP 値，経皮的酸素飽和度，自覚症状，胸痛・失神の既往など

自己管理と患者支援

自分が健常な子とは違うことを認識しはじめ，身体的，社会的制約からさまざまな葛藤が生まれやすく，精神的ストレスを感じやすい時期になります[1)]．また，幼児期からいわゆる「過保護」に育てられる傾向にあるため，青年期の身体的・精神的・社会的自立という発達課題が達成できない症例も少なくありません．そのため，成人移行期には自分の病気や症状，内服に関する正しい知識を身につけ親から自立して自己管理ができるように，家族とともに患者をサポートしていくことが重要となります．また，進学や就職，社会参加，結婚，妊娠・出産などの諸問題に対する支援も必要となります．

A

熊丸めぐみ

手術後の遺残症や続発症などについては個人差が大きく，長期の観察が必要です．そのため，症状がなくとも定期受診や内服を怠らないように指導します．また，学校生活管理指導票に準じた活動量を指導すること，親から自立して自己管理ができるように教育することが重要となります．

Q116

和温療法とは何ですか?

和温療法とは?

温熱が血管を拡張させ心臓に対する前・後負荷を軽減させることに注目し，1989年，温熱療法である和温療法が開発されました．和温療法には室温を均等に60℃に管理できる遠赤外線乾式サウナ装置（和温療法器）内に15分間入浴し，出浴後に毛布に包まり30分間の安静保温を追加します．和温療法により体温は，サウナ浴直後に0.8～1.2℃，保温終了後に0.5～0.7℃上昇します．和温療法の詳細な施行方法については，Q117を参照ください．

心不全に対する和温療法の効果

1回の和温療法により，肺動脈楔入圧・右心房圧・全身血管抵抗・肺動脈血管抵抗は減少し，心臓に対する前・後負荷が軽減し，心係数は増加します．慢性効果として，心・血管内皮機能や心不全症状の改善，心拡大や心室不整脈や神経体液性因子や酸化ストレスの減少，自律神経の是正が認められます[1)]．また，和温療法器を用いた前向き多施設共同研究により，心不全患者に対する2週間の和温療法の安全性と有用性を報告しています[2,3)]．さらに，後ろ向き研究ですが5年間の経過を検討し，和温療法は心不全死あるいは再入院を有意に抑制し，心不全患者の予後を有意に改善することを報告しています【図1】[4)]．

筆者らは，心不全患者において4週間の和温療法により一酸化窒素（NO）の代謝産物でNO産生の指標である血清NO_2とNO_3濃度が増加することを報告し，また，

図1　心不全に対する和温療法の予後改善効果（文献4より）

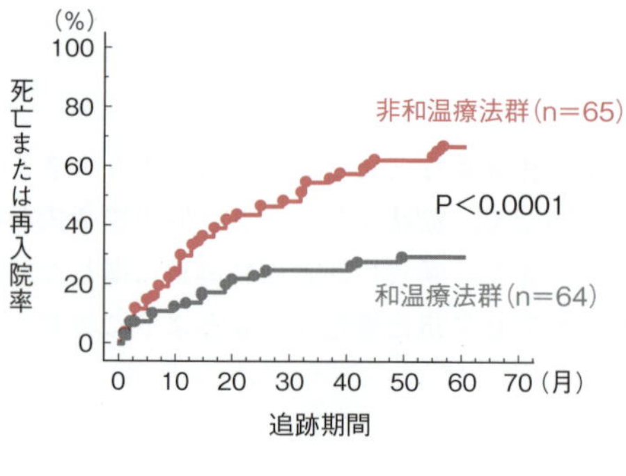

図 2　閉塞性動脈硬化症に対する和温療法の効果　（文献 5 より）

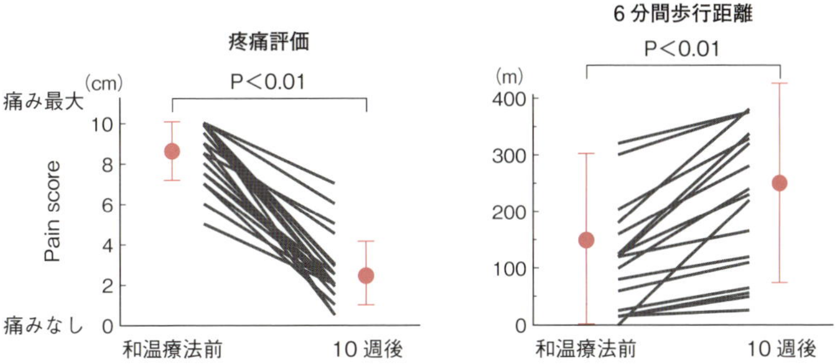

動物実験により和温療法が血管内皮における一酸化窒素合成酵素（eNOS）の発現を亢進させることを明らかにしました．したがって，和温療法による慢性効果発現の重要な機序のひとつが NO による血管内皮機能の改善であると考えています．

閉塞性動脈硬化症に対する和温療法の効果

閉塞性動脈硬化症（ASO）を合併した心不全患者において，心不全のみならず ASO も改善した症例を経験し，さらに，和温療法は eNOS の発現を促進し NO を増やすことより，NO の血管新生作用に注目し，ASO に対する和温療法の効果を検討しました．その結果，10 週間の和温療法により，下肢疼痛は著明に低下し，6 分間歩行距離，足関節・上腕血圧比，レーザードプラ血流計による下肢血流量は有意に上昇しました【図 2】．また，下肢血管造影を施行し得た 20 肢のうち 12 肢で閉塞部位周囲での明らかな血管密度の増加を認め，皮膚潰瘍を有した 6 例全例において，皮膚潰瘍が縮小・治癒しました[5]．和温療法は，運動のできない高齢な ASO 患者にも有効性を認め，ASO の新しい治療法のひとつとして期待されます．

さらに，下肢虚血モデルマウスを用い，和温療法の血管新生作用に eNOS や NO が重要な鍵を握っていること，また，NO の産生にヒートショックプロテインが関与していることも明らかにしています．

A

宮田昌明

和温療法は 60℃の乾式遠赤外線サウナに 15 分間入浴し深部体温を約 1.0℃上昇させた後，毛布による 30 分間の安静保温を追加する治療法です．温熱により心拍出量増加，血管拡張，一酸化窒素の産生増加などをもたらし，心不全や閉塞性動脈硬化症の治療に用いられています．

Q117 心臓リハビリテーションで和温療法をどう利用すればよいでしょうか？

心不全における運動療法と和温療法の類似点と相違点

運動療法は，心不全や閉塞性動脈硬化症（ASO）などの血管病において広く行われており，その有用性は確立されたものです．和温療法と運動療法の特徴を比較したものを【表】に示します．心拍出量を増加させ，血管内皮のずり応力の増加から内皮型一酸化窒素合成酵素（eNOS）の増加を介した一酸化窒素の産生増加で血管機能を改善させる点においては，運動療法と和温療法ともに同じ作用機序を有しており，心不全患者のQOLや予後を改善します[1,2]．

ただし，運動療法は心臓に対して増負荷であるために，重症心不全や心室不整脈の頻発例には禁忌です．一方，和温療法は心臓に対して減負荷であり，重症心不全にも効果的で心室不整脈も減少させます．和温療法は重症の心不全患者にも施行でき，この点は運動療法と異なり和温療法の大きな利点です．筆者らは，重症の心不全患者を薬物治療と和温療法で立ち上げ，その後，運動可能となれば運動療法も積極的に取り入れ，さらなる心不全の改善を経験しています．また，高齢や下肢の痛みなどの理由で運動ができない患者にも和温療法は施行することができます[3,4]．

和温療法の施行方法

和温療法は，和温療法器を用い，以下の手順で行います【図】[5]．

①浴衣を着用せず，和温療法前の体重を測定，②和温療法前の血圧と心拍数を測定，③和温療法前の舌下体温を測定，④和温療法器による15分間のサウナ浴を施行，⑤和温療法器から出て，ベッド上で毛布に包まり安静保温を開始し安静保温を30分間施行，⑥保温開始時には舌下体温を測定し，和温療法前に比べ約1.0℃の体温上昇を

表　心不全における和温療法と運動療法の比較

	和温療法	運動療法
心臓に対する負荷	減負荷	増負荷
NYHA 分類 IV 度の心不全	施行可能	施行不可
運動耐容能の改善	なし	あり
QOL の改善	あり	あり
心不全の予後改善	あり	あり

図　和温療法の実際

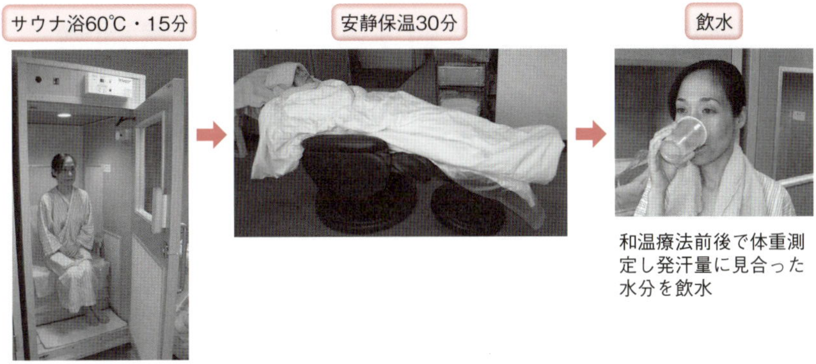

和温療法前後で体重測定し発汗量に見合った水分を飲水

確認，⑦保温終了後にも舌下体温を測定し，和温療法前に比べ0.5～0.7℃の体温上昇が持続していることを確認，⑧和温療法後の血圧と心拍数を測定，⑨浴衣を着用せず，和温療法後の体重を測定，⑩発汗（和温療法前後の体重差）に見合った水分を摂取．

なお，③⑥⑦の舌下体温測定は，初回ならびに和温療法の体温上昇を確認したいときに行い，毎回舌下体温を測る必要はありません．

和温療法は入院により1日1回，週5回を心不全では2～4週間，ASOでは2カ月程度施行できれば治療効果が得られます．退院後は，外来において週1～2回継続することにより和温療法の効果を維持できます．

和温療法の適応と禁忌

循環器領域における和温療法の適応としては，拡張型心筋症や虚血性心筋症など収縮不全を伴う軽症から重症の心不全とASOに有効性が示されています[1,2]．

一方，発熱や活動性感染症がある場合には和温療法は禁忌です．適応外症例としては，重症の大動脈弁狭窄症と閉塞型肥大型心筋症が挙げられます．その理由は，和温療法は心拍出量の増加と体血管抵抗を低下させ，左室–大動脈間圧較差や心室内圧較差を増大させる恐れがあるからです．さらに，和温療法は血管新生作用を有していますので，増殖性糖尿病性網膜症や担がん患者も和温療法の適応を控えたほうがよいと考えています．

A

宮田昌明

重症心不全患者では，運動療法ができない場合に和温療法で立ち上げ，運動可能となれば運動療法も行います．また，高齢や下肢の痛みなどの理由で運動できない患者にも和温療法は施行できます．退院後は，外来において週1～2回継続することにより和温療法の効果を維持できます．

Q118 慢性心不全患者に対する神経筋電気刺激療法のエビデンスについて教えてください

神経筋電気刺激療法（neuromuscular electrical stimulation：NMES）は慢性心不全（chronic heart failure：CHF）患者の運動耐容能を改善します

NMESは，回復期や維持期におけるCHF患者の運動耐容能（最大酸素摂取量，6分間歩行距離）を改善することがランダム化比較試験（RCT）のメタ解析にて示されています[1)]．NMESがCHF患者の運動耐容能を改善する背景には，NMESによる骨格筋量の増加や，骨格筋の有酸素性代謝能力の改善，血管内皮機能の改善などがあると考えられています[2)]．こうした効果は，従来の運動療法によって得られる効果と同様であり，NMESはCHF患者における運動療法の代替法となることが期待されています．しかしながら，これまで報告されているRCTのサンプルサイズは14～46例と少なく，介入期間も5～8週間と短いことから，死亡率や再入院率などに対する効果の検証にまでは至っておらず，今後の検討課題となっています．

NMESの総施行時間と運動耐容能の改善度には用量-反応関係があります

CHF患者に対するNMESの至適なプロトコル（周波数，強度，実施時間など）についてはいまだコンセンサスが得られていません．【表】にはメタ解析の対象となったRCTで採用されているNMESのプロトコルを，それぞれのRCTにおける運動耐容能の改善度とともにまとめています．NMESの周波数や，オン／オフ時間，刺激強度，刺激時間，介入期間は報告ごとに異なり，どのような設定が最も効果的かはわかっていません．ただし，前述のメタ解析ではNMESの総実施時間と最大酸素摂取量の改善度には強い相関関係（$r=0.80$, $p<0.01$）を認めることが報告されています[1)]．また，別のメタ解析ではNMESの総実施時間が30時間以上の研究のほうが，30時間未満の研究に比べて最大酸素摂取量や6分間歩行距離の改善度が有意に高いことも報告されています[3)]．したがって，NMESによってCHF患者の運動耐容能を改善するには，運動療法と同様に一定以上の実施期間が必要であると解釈することができます．

自発的な運動が可能な症例にはNMESよりも従来の運動療法が推奨されます

NMESはCHF患者の運動耐容能を改善するものの，その程度は従来の運動療法には及ばないことが報告されています．NMESと自転車エルゴメータやトレッドミ

表　**NMES のプロトコルと運動耐容能の改善度**　（文献 1 より改変）

著者	年号	NMES プロトコル						運動耐容能改善度 (%)	
		周波数 (Hz)	オン/オフ時間	強度	時間 (分/日)	頻度	期間	ΔpeakVO2	Δ6MWD
Vaquero AF, et al.	1998	30 Hz	6 秒/30 秒	耐えられる最大	30 分	3 日/週	8 週間	9.4	−
Nuhr MJ, et al.	2004	15 Hz	2 秒/4 秒	最大随意収縮の 25 ～ 30%	120 分 ×2 回	7 日/週	10 週間	20.8	31.7
Dobsak P, et al.	2006	10 Hz	20 秒/20 秒	60 mAまで	60 分	7 日/週	8 週間	4.6	9.3
Karavidas A, et al.	2006	25 Hz	5 秒/5 秒	視覚的に筋収縮を認める程度	30 分	5 日/週	6 週間	6.1	7.3
Deley G, et al.	2008	10 Hz	12 秒/8 秒	耐えられる最大	60 分	5 日/週	5 週間	8.2	11.9

peakVO_2：最大酸素摂取量，6MWD：6 分間歩行距離

ルを用いた有酸素トレーニングを比較した RCT のメタ解析では，6 分間歩行距離の改善度には差を認めなかったものの，最大酸素摂取量の改善度は有酸素トレーニングのほうが大きかったことが示されています[1)]．また，NYHA 分類Ⅱ度の CHF 患者よりもⅢ～Ⅳ度の重症 CHF 患者のほうが NMES による運動耐容能の改善が得られやすいことも報告されています[4)]．したがって，現在のところ，自発的な運動が可能な CHF 患者は従来の運動療法の実施が推奨され，NMES は従来の運動療法が実施できない重症 CHF 患者における代替法として位置づけられています．しかしながら，急速な高齢化の進展に伴い，重症度のみでなくフレイルやサルコペニアなどにより従来の運動療法を十分に実施できない患者が増えており，今後 NMES の有用性は高まるものと思われます．

岩津弘太郎

A

NMES は，CHF 患者の骨格筋機能や血管内皮機能を改善し，さらに運動耐容能を改善することが報告されています．ただし，現在のところ NMES のよい適応となるのは自発的な運動が困難な CHF 患者であり，患者の重症度や体力レベルに合わせて適切に適応を判断することが重要です．

Q119

独居高齢者の生活指導のポイントは?

心疾患を有する独居高齢者は増加しています

65歳以上の高齢者人口は現在3,300万人を超えており，2025年には国民の3人に1人が高齢者という未曽有の超高齢社会を迎えます．同時に65歳以上の一人暮らしの高齢者も毎年増加しており，2015年には既に600万人を超え，今後も右肩上がりでその数を増やすことが予想されています【図】[1]．また，心不全をはじめとした心疾患は年齢とともに有病率が増加することから[2]，心疾患を有する独居高齢者は確実に増加していきます．

本人が望む生活スタイルを共有し，生活活動度に応じた活動調整を行います

独居高齢者の日常生活での問題点のひとつに，「買い物」，「散歩・外出」，「通院」があります[3]．特に心疾患を有する場合，買い物や通院などによる外出や社会活動，家事，入浴，排泄行動といった日常生活動作の積み重ねが，時に過活動となり，心不全の増悪をきたします．一方，低活動によるデコンディショニングは運動耐容能の低下を助長するとともに，労作時の易疲労感や呼吸困難などの症状を悪化させる要因となります．

自宅退院を前提とした独居高齢者の生活指導においては，本人が望む生活スタイルや価値観などをきちんと把握したうえで，退院後の実生活をイメージし，運動耐容能に見合った日常生活動作を患者と一緒に考え，過活動になりすぎず，また低活動になりすぎない，適切な活動調整を行っていく必要があります．また，心疾患に対するセルフケア（自己管理）能力とその限界を見定めて，セルフケアの支援を行っていくことも大切です．

地域の多職種チームとのつながりを大切にします

独居高齢者では，家族がもつ介護力が不足しているため，家族に代わって多職種が中心となり，介護保険サービスをはじめとした社会資源を上手に活用しながら，地域全体で支えていく必要があります．そのためには，まず介護保険認定の有無を確認し，申請していない場合は，市区町村，または日常生活圏域にある地域包括センターで要介護認定の申請を行います．要支援の場合は地域包括支援センターの担当者，要介護の場合は担当のケアマネジャーと連携をとります．大切なことは，退院前の連携で終わらせないことです．外来通院中に気になったことや医療者と話した内容，指導

図　一人暮らし高齢者の動向　（文献 1 より）

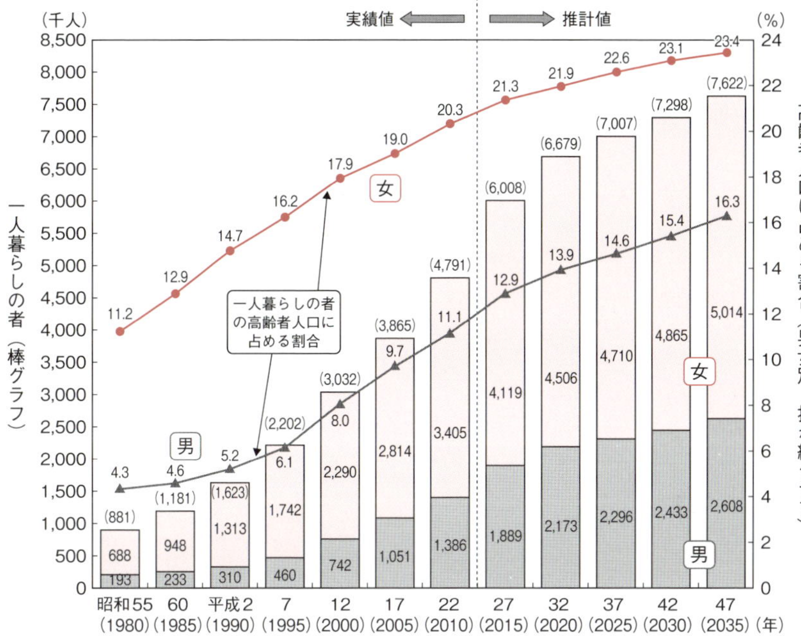

資料：平成 22 年までは総務省「国勢調査」，平成 27 年以降は国立社会保障・人口問題研究所「日本の世帯数の将来推計（平成 25（2013）年 1 月推計）」，「日本の将来推計人口（平成 24（2012）年 1 月推計）」

（注 1）「一人暮らし」とは，上記の調査・推計における「単独世帯」のことを指す．

（注 2）棒グラフ上の（　）内は 65 歳以上の一人暮らし高齢者の男女計

（注 3）四捨五入のため合計は必ずしも一致しない．

内容などを担当者に伝えることで，日常生活のなかでのサポート体制が充実します．入院，外来，地域に戻ってからの生活が一連の流れとなり，地域全体で独居高齢者を支えていくことにつながります．

A

田中宏和

本人が望む生活スタイルや価値観などをきちんと把握し，個々の生活活動度に応じた活動調整を行います．また，多職種の介入で心疾患に対するセルフケア支援を行うとともに，介護保険サービスなどの社会資源を上手に活用できるよう，地域の担当者と連携をとっていくことが大切です．

Ⅶ. 終末期

Q120 末期重症心不全患者のリハビリテーションの目的や意義について教えてください

動くことが増悪リスクとなる重症心不全患者に何ができるでしょうか

末期重症心不全患者は，動くことで状態が悪化する不安や，医療者からの活動制限などで過度な安静になっている一方で，最後まで「歩きたい」と望む方も多くいます[1]．トイレまでの歩行や入浴などの生活動作すら過負荷となり得るなか，本人が希望する日常生活動作や活動をサポートすることは，リハビリテーションの大きな役割のひとつです．

症状増悪のリスクを理由に活動を制限するのではなく，専門職としてリスク管理のもと，根拠をもって可能な限り希望の実現に向けて関わる必要があります．呼気を意識した呼吸法や歩行中の休憩などの動作方法や，ベッドの高さ調整や手すりの設置などの環境調整を，多職種連携のもと実施していくことで，QOL の改善につながります．

本人や家族の要望と医療者が考える必要なことのすり合わせが大切です

心不全の終末期には，たとえばトイレまでの歩行を希望する患者と，心不全増悪の危険からポータブルトイレの使用が必要と考える医療者といったように，本人や家族の要望と医療職が考える必要なことに，しばしば相違がみられます．リハビリテーション専門職は，本人や家族の要望を的確に把握したうえで，実際に何ができるかを考えます．そして，要望に沿うことのリスクを本人や家族，多職種チームで共有したうえで，日常生活動作や活動内容のすり合わせを行います．

また，終末期を理由にそれまでのリハビリテーションでの取り組みを急に変えることは必ずしもよいとはいえません．身体機能の向上が望めない状態であっても，これまで取り組んできた運動療法や歩行練習が，本人や家族の希望となっていることもあります．本人の思いに寄り添うことも，終末期リハビリテーションの重要な役割です．

心不全の終末期症状のひとつに呼吸困難感があります

心不全終末期では多くの方が呼吸困難感を自覚します[2]．呼吸不全など，原因が明確な場合はその治療を第一に考えますが，呼吸不全を伴わない，安静時にもみられる呼吸困難感に対しては，非薬物療法としての症状緩和リハビリテーションが有効なこともあります．【表】に当院で実施している呼吸困難感への介入内容を示します．精

表　呼吸困難感に対する症状緩和リハビリテーション

項目	備考
呼吸介助	徒手的に胸郭から呼気を誘導する
口すぼめ呼吸	力まずに穏やかに，呼気を意識してもらう
リラクゼーション肢位（ポジショニング）	クッションやタオル，ギャッジアップを利用して，本人が楽に感じる姿勢の調整
風を当てる	うちわや扇風機，外気などを顔や四肢に当てる
音楽	クラシックや 1/f ゆらぎの曲など，本人が心地よく感じる音楽を流す
アロマなどの匂い	本人が好むリラックスできる匂い
三叉神経への刺激	前頭部を中心としたマイルドなマッサージ
足底への圧刺激	本人が心地よいと感じる強さで刺激

神面も大きく影響するため，患者との信頼関係も重要です．

末期がん患者では，呼吸困難感に対するさまざまな症状緩和ツールが考案されていますが[3,4]，心不全終末期患者に対しては，薬物・非薬物療法ともにエビデンスに乏しいのが現状です．心不全患者が増えていくなか，心不全終末期における症状緩和ツールとしてのリハビリテーションの内容や効果について，今後検証していく必要があります．

A

田中宏和

本人や家族が希望する日常生活動作や活動を制限するのではなく，リスク管理のもと，希望の実現に向けて専門職としてサポートします．動作方法や環境調整を多職種連携のもとで実施する必要があります．心不全終末期の呼吸困難感に対する症状緩和への取り組みは今後の課題となっています．

Q8・表 **わが国の心大血管疾患リハビリテーション診療報酬制度の変遷** （文献 2 より）

1988 年（昭和 63 年）	心臓リハに対して初めて診療報酬がつく（「心疾患理学療法料」，急性心筋梗塞のみ，3 カ月間，335 点）
1992 年（平成 4 年）	「心疾患リハ料」に名称変更・増点（335 点→ 480 点）
1996 年（平成 8 年）	増点（480 点→ 530 点），期間延長（3 カ月→ 6 カ月），適用疾患拡大（急性心筋梗塞，狭心症，開心術後）
1998 年（平成 10 年）	増点（530 点→ 550 点）
2004 年（平成 16 年）	心疾患リハ施設認定緩和（「特定集中治療室管理または救命救急入院の届け出を受理されていること」という事項が外された）
2006 年（平成 18 年）	疾患別リハ料の新設に伴い，「心大血管疾患リハ料（Ⅰ）（Ⅱ）」に変更〔（Ⅰ）では 20 分 250 点，（Ⅱ）では 20 分 100 点〕．標準的な実施時間では 1 回 1 時間として（Ⅰ）で増点，（Ⅱ）で減点〔（Ⅰ）550 点→ 750 点，（Ⅱ）550 点→ 300 点〕．期間短縮（6 カ月→ 150 日）
2007 年（平成 19 年）	算定日数上限の除外対象患者の設定，リハ医学管理料新設，疾患別リハ料の見直し，逓減制の導入
2008 年（平成 20 年）	疾患別リハ料の見直し〔（Ⅰ）では 20 分 250 点→ 200 点，（Ⅱ）では 20 分 100 点据え置き，すなわち，1 時間で（Ⅰ）750 点→ 600 点，（Ⅱ）300 点据え置き〕，リハ医学管理料廃止，逓減制を廃止，算定日数上限を廃止，適用疾患拡大〔急性心筋梗塞，狭心症，開心術後に加えて，大血管疾患（大動脈解離，解離性大動脈瘤，大血管術後，慢性心不全，末梢動脈閉塞性疾患など）〕
2010 年（平成 22 年）	循環器・心臓血管外科医師の「常時勤務」（24 時間，365 日勤務）条件緩和，心大血管リハ専任理学療法士が他のリハの兼任および専従を禁止している点を緩和，撤廃機能訓練室の面積要件を「部屋」から「場所（スペース）」として確保への変更，心肺運動負荷試験施行時の連続呼気ガス分析加算（100 点）
2012 年（平成 24 年）	「早期リハ加算」が減点（45 点 / 単位→ 30 点 / 単位）．治療開始から 14 日間においては「初期加算 45 点」が新設．すなわち，改訂前は「早期リハ加算」45 点であったが，今回治療開始から 14 日間においては「早期リハ加算」30 点と「初期加算」45 点の計 75 点が適用され，前回より増点．心大血管疾患リハ用の「リハ実施計画書」「リハ総合実施計画書」が新たに掲載
2014 年（平成 26 年）	心大血管疾患リハ料（Ⅰ）（Ⅱ）が 5 点増点．心大血管疾患リハの施設基準に「心大血管疾患リハに係る経験を有する作業療法士」の追加認定．基準面積で面積の計測法が「内法」（壁の中心ではなく，内壁内の面積を計算）に変更
2016 年（平成 28 年）	心大血管疾患リハ料（Ⅱ）が 105 点→ 125 点に増点．心大血管疾患リハ料（Ⅱ）の施設基準に①「循環器科または心臓血管外科の標榜」の要件が撤廃，②常勤医の要件が撤廃され非常勤医も認められた．疾患別リハ料の初期加算，早期リハ加算の算定起算日を，「（リハ）治療開始日」から「発症，手術若しくは急性増悪から 7 日目または治療開始日のいずれか早いもの」に変更された．トレッドミルによる負荷心肺機能検査，サイクルエルゴメータによる心肺機能検査料が 800 点→ 1,200 点に増点．連続呼気ガス分析加算料が 100 点→ 200 点に増点
2018 年（平成 30 年）	トレッドミルによる負荷心肺機能検査，サイクルエルゴメータによる心肺機能検査料が 1,200 点→ 1,400 点に増点．連続呼気ガス分析加算料が 200 点→ 520 点に増点

Q24・表 **急性期リハビリテーション介入時に注意すべき薬剤**

	区分	製品名
強心昇圧薬	塩酸ドパミン（DOA）	イノバン，カタボン　など
	塩酸ドブタミン（DOB）	ドブポン，ドブトレックス　など
	エピネフリン	ボスミン　など
	ノルエピネフリン	ノルアドレナリン（NAD）　など
血管拡張薬	（亜）硝酸薬	ミリスロール，ニトロール，シグマート　など
	Ca 拮抗薬	アムロジン，ペルジピン　など
利尿薬	ループ系	ラシックス　など
	カリウム保持系	アルダクトン，セララ　など
	サイアザイド系	フルイトラン　など
	バソプレシン拮抗	サムスカ　など
	その他	ハンプ（hANP）など
鎮痛薬	非ステロイド系抗炎症薬（NSAIDs）	ロキソニン，ボルタレン　など
	非ピリン系解熱鎮痛薬	カロナール　など
	麻薬性オピオイド受容体刺激薬	塩酸モルヒネ　など
	非麻薬性オピオイド受容体刺激薬	ソセゴン，ペンタジン，レペタン，トラマール　など
	配合剤	トラムセット（アセトアミノフェン+トラマドール）など
鎮静薬	ベンゾジアゼピン系	ドルミカム，セルシン，デパス，レンドルミン　など
	プロポフォール	ディプリバン　など
	デクスメデトミジン	プレセデックス　など
	ハロペリドール	セレネース　など
抗不整脈薬	Ⅰ群（Na チャネル遮断薬）	シベノール，タンボコール　など
	Ⅱ群（β遮断薬）	メインテート，アーチスト　など
	Ⅲ群（K チャネル遮断薬）	アンカロン　など
	Ⅳ群（Ca チャネル遮断薬）	ワソラン，ヘルベッサー　など

Q97・表　こころとからだの質問票

[PHQ-9 日本語版心血管疾患におけるリハビリテーションに関するガイドライン 2012 年改訂版（JCS2012）版]

この 2 週間，次のような問題にどのくらい頻繁（ひんぱん）に悩まされていますか？ 右の欄の最もよくあてはまる選択肢 （0．全くない，1．週に数日，2．週の半分以上，3．ほとんど毎日） の中から一つ運び，その数字に○をつけてください．					
		全くない	数日	半分以上	ほとんど毎日
1	物事に対してほとんど興味がない，または楽しめない	0	1	2	3
2	気分が落ち込む，憂うつになる，または絶望的な気持ちになる	0	1	2	3
3	寝付きが悪い，途中で目がさめる，または逆に眠り過ぎる	0	1	2	3
4	疲れた感じがする，または気力がない	0	1	2	3
5	あまり食欲がない，または食べ過ぎる	0	1	2	3
6	自分はダメな人間だ，人生の敗北者だと気に病む，または，自分自身あるいは家族に申し訳がないと感じる	0	1	2	3
7	新聞を読む，またはテレビを見ることなどに集中することが難しい	0	1	2	3
8	他人が気づくぐらいに動きや話し方が遅くなる，あるいは反対に，そわそわしたり，落ちつかず，ふだんよりも動き回ることがある	0	1	2	3
9	死んだ方がましだ，あるいは自分を何らかの方法で傷つけようと思ったことがある	0	1	2	3
10．上の①から⑨の開題によって，仕事をしたり，家事をしたり，他の人と仲良くやっていくことがどのくらい困難になっていますか？ 〈0．全く困難でない　1．やや困難　2．困難　3．極端に困難〉					

注：“こころとからだの質問票”PHQ-9 日本語版心血管疾患におけるリハビリテーションに関するガイドライン 2012 年改訂版（JCS2012）版の無断複写，転載，改変を禁じます．PHQ-9 日本語版心血管疾患におけるリハビリテーションに関するガイドライン 2012 年改訂版（JCS2012）版は，臨床使用できます．研究使用等については届出が必要です．

監修（2012）新潟青陵大学大学院臨床心理学研究科　村松公美子，聖学院大学　人間福祉学部　長谷川恵美子

（K. Muramatsu, H. Miyaoka, K. Kamijima, Y. Muramatsu, et al Psychological Reports, 2007, 101, 952-960.）

（村松公美子，上島国利．プライマリ・ケア診療とうつ病スクリーニング評価ツール：Patient Health Questionnare-9 日本語版「こころとからだの質問票」．診断と治療．2009，97，1465 1473，2009.）

文　献

Q1

1) 加藤和三：心不全治療薬の歴史/開発の現状と臨床試験の問題点．臨床薬理，**31**：633-638，2000．
2) 篠山重威：心不全研究の歴史的変遷―Harveyから再生医学まで，400年の沿革．医学のあゆみ，**232**：299-305，2010．
3) 日本循環器学会・他：急性・慢性心不全診療ガイドライン（2017年改訂版）．http://www.j-circ.or.jp/guideline/pdf/JCS2017_tsutsui_h.pdf（2018年4月20日閲覧）
4) 新家俊郎：冠動脈ステントの進化．冠疾患誌，**22**：34-38，2016．
5) 日本循環器学会・他：不整脈の非薬物治療ガイドライン（2018年改訂版）．http://www.j-circ.or.jp/guideline/pdf/JCS2011_okumura_h.pdf（2018年4月20日閲覧）
6) 日本循環器学会・他：カテーテルアブレーションの適応と手技に関するガイドライン．http://www.j-circ.or.jp/guideline/pdf/JCS2012_okumura_h.pdf（2018年4月20日閲覧）
7) 古瀬　彰：わが国における心臓大血管外科発展の歴史と顕彰．日本心臓血管外科学会，**38**(1)：86-89，2009．
8) 井上　正：心臓大血管外科の歴史と展望．日臨外会誌，**50**：447-453，1989．

Q2

1) Einthoven W : Weiteres über das Elektrokardiogramm. *Arch Ges Physiol*, **122** : 517, 1908.
2) Master AM, Oppenheimer ET : A simple exercise tolerance test for circulatory efficiency with standard tables for normal individuals. *Am J Med Sci*, **177** : 223, 1929.
3) Wasserman K, Mcilroy MB : Detecting the threshold of anaerobic metabolism in cardiac patients during exercise. *Am J Cardiol*, **14** : 844-852, 1964.
4) Weber KT, Janicki JS : Cardiopulmonary exercise testing for evaluation of chronic cardiac failure. *Am J Cardiol*, **55**(2) : 22A-31A, 1985.
5) Matsumura N, et al : Determination of anaerobic threshold for assessment of functional state in patients with chronic heart failure. *Circulation*, **68**(2) : 360-367, 1983.
6) Koike A, et al : Detecting abnormalities in left ventricular function during exercise by respiratory measurement. *Circulation*, **80**(6) : 1737-1746, 1989.
7) Itoh H, et al : Evaluation of severity of heart failure using ventilatory gas analysis. *Circulation*, **81**(1 Suppl) : II 31-37, 1990.
8) Itoh H, et al : Heart rate and blood pressure response to ramp exercise and exercise capacity in relation to age, gender, and mode of exercise in a healthy population. *J Cardiol*, **61**(1) : 71-78, 2013.

Q3

1) Levine SA, Lown B : “Armchair” treatment of acute coronary thrombosis. J Am Med Assoc, **148**(16) : 1365-1369, 1952.
2) 濱本　紘：我が国における心臓リハビリテーションの変遷とその啓発．心臓リハビリテーション，**1**(1)：17-22，1996．

Q4

1) Leon AS, et al : AHA Scientific Statement. Cardiac rehabilitation and secondary prevention of coronary heart disease. *Circulation*, **111** : 369-376, 2005.
2) 後藤葉一：心リハについて知っておくべき基本的知識（後藤葉一編著：国循心臓リハビリテーション実践マニュアル）．メディカ出版，2017，pp2-8．
3) 後藤葉一：心血管治療としての心臓リハビリテーション：過去・現在・未来．心臓リハビリテーション（JJCR），**17**：8-16，2012．
4) 後藤葉一：慢性心不全の疾病管理プログラムとしての外来心臓リハビリテーションをどう構築し運営するか？*Heart View*，**18**：92-99，2014．
5) Ades PA, et al : Cardiac rehabilitation exercise and self-care for chronic heart failure. *J Am Coll Cardiol*, **1** : 540-547, 2013.

Q5

1) 日本循環器学会・他：心血管疾患におけるリハビリテーションに関するガイドライン（2012 年改訂版）. http://www.j-circ.or.jp/guideline/pdf/JCS2012_nohara_h.pdf（2018 年 1 月 18 日閲覧）
2) 日本循環器学会・他：心疾患患者の学校，職域，スポーツにおける運動許容条件に関するガイドライン（2008 年改訂版）. http://www.j-circ.or.jp/guideline/pdf/JCS2008_nagashima_h.pdf（2018 年 1 月 18 日閲覧）
3) American College of Sports Medicine : ACSM's Guidelines for Exercise Testing and Prescription. 10th ed, Lippincott Williams & Wilkins, 2017.
4) Yancy CW, et al : 2013 ACCF/AHA guideline for the management of heart failure : a report of the American College of Cardiology Foundation/American Heart Association Task Force on Practice Guidelines. *J Am Coll Cardiol*, **62**(16) : e147–e239, 2013.
5) Ponikowski P, et al : 2016 ESC Guidelines for the diagnosis and treatment of acute and chronic heart failure : The Task Force for the diagnosis and treatment of acute and chronic heart failure of the European Society of Cardiology (ESC). Developed with the special contribution of the Heart Failure Association (HFA) of the ESC. *Eur J Heart Fail*, **18**(8) : 891–975, 2016.
6) 日本循環器学会・他：急性・慢性心不全診療ガイドライン（2017 年改訂版）. http://www.asas.or.jp/jhfs/pdf/topics20180323.pdf（2018 年 4 月 23 日閲覧）

Q6

1) 日本心臓リハビリテーション学会ステートメント　ー日本心臓リハビリテーション学会の使命ー　心臓リハビリテーションの定義. http://www.jacr.jp/web/about/statement/（2018 年 3 月 29 日閲覧）
2) 野原隆司・他：循環器病の診断と治療に関するガイドライン（2011 年度合同研究班報告）：心血管疾患におけるリハビリテーションに関するガイドライン（2012 年改訂版）. http://www.j-circ.or.jp/guideline/pdf/JCS2012_nohara_h.pdf　p.119（2018 年 3 月 29 日閲覧）

文献

Q7

1) 日本心臓リハビリテーション学会ホームページ（心臓リハビリテーション指導士　認定医・上級指導士）. http://www.jacr.jp/web/jacrreha/（2018 年 1 月 18 日閲覧）
2) 日本心臓リハビリテーション学会ホームページ（心臓リハビリ標準プログラム）. http://www.jacr.jp/web/jacrreha/physician_system/program/（2018 年 1 月 18 日閲覧）
3) 厚生労働省：平成 30 年度診療報酬改定について. http://www.mhlw.go.jp/stf/seisakunitsuite/bunya/0000188411.html（2018 年 5 月 21 日閲覧）

Q8

1) 平成 30 年度診療報酬改定について. 厚生労働省ホームページ. http://www.mhlw.go.jp/stf/seisakunitsuite/bunya/0000188411.html（2017 年 11 月 16 日閲覧）
2) 上月正博：診療報酬改定状況〔伊東春樹監修：心臓リハビリテーションポケットマニュアル〕. 医歯薬出版, 2016, pp21–22.

Q9

1) 医療情報科学研究所編集：病気がみえる vol.2 循環器　第 4 版. メディックメディア, 2017.
2) 大島一太：これならわかる！心電図の読み方—モニターから 12 誘導まで（ナースのための基礎 BOOK）. ナツメ社, 2017.
3) 日本循環器学会・他：心血管疾患におけるリハビリテーションに関するガイドライン（2012 年改訂版）. 日本心臓リハビリテーション学会ホームページ. http://www.j-circ.or.jp/guideline/pdf/JCS2012_nohara_h.pdf（2018 年 4 月 19 日閲覧）
4) 安達　仁：CPX・運動療法ハンドブック　第 3 版 心臓リハビリテーションのリアルワールド. 中外医学社, 2015.
5) 長山雅俊：心臓リハビリテーション　実践マニュアル—評価・処方・患者指導　第 2 版（循環器臨床サピア）. 中山書店, 2015.

Q10

1) Hall J, Guyton A : Textbook of Medical Physiology 11 th ed. Saunders, 2005.

2) Klabunde RE : Cardiovascular Physiology Concepts 2nd ed. Lippincott Williams & Wilkins, 2012.
3) Mann DL, et al : Braunwald's Heart Disease, 10th ed: A Textbook of Cardiovascular Medicine. Saunders, 2015.

Q11

1) Hall J, Guyton A : Textbook of Medical Physiology 11th ed. Saunders, 2005.
2) Klabunde RE : Cardiovascular Physiology Concepts 2nd ed. Lippincott Williams & Wilkins, 2012.
3) Mann DL, et al : Braunwald's Heart Disease, 10th ed: A Textbook of Cardiovascular Medicine. Saunders, 2015.

Q12

1) Fukuda Y, et al : A novel Doppler echocardiographic index integrating left and right ventricular function is superior to conventional indices for predicting adverse outcome of acute myocardial infarction. *J Med Invest*, **60**(1-2) : 97-105, 2013.
2) Lang RM, et al : Recommendations for cardiac chamber quantification by echocardiography in adults: an update from the American Society of Echocardiography and the European Association of Cardiovascular Imaging. *J Am Soc Echocardiogr*, **28**(1) : 1-39, 2015.
3) 福田大和・他：組織ドプラ法による新しい心エコー指標と心臓リハビリテーションにおける至適運動時心拍数との関係．高知県医師会医誌，**18**(1)：120-127，2013.
4) 柿崎良太・他：右心機能の重要性を考える．*Heart View*，**19**(3)：36-43，2015.
5) Jacobsen RM, et al : Can a Home-based Cardiac Physical Activity Program Improve the Physical Function Quality of Life in Children with Fontan Circulation? *Congenit Heart Dis*, **11**(2) : 175-182, 2016.

Q13

1) Lang RM, et al : Recommendations for cardiac chamber quantification by echocardiography in adults: an update from the American Society of Echocardiography and the European Association of Cardiovascular Imaging. *Eur Heart J Cardiovasc Imaging*, **16**(3) : 233–270, 2015.
2) Oki T, et al : Left Ventricular Dysfunction Is a Mismatch between Blood Flow and Wall Motion. *J Cardior Jpn Ed*, **2**(2) : 88-111, 2008.
3) Fukuda Y, et al : Preventive effect of renin-angiotensin system inhibitor on left atrial remodelling in patients with chronic atrial fibrillation: long-term echocardiographic study. *Eur J Echocardiogr*, **12**(4) : 278-282, 2011.
4) Lazzeroni D, et al : Prognostic value of new left atrial volume index severity partition cutoffs after cardiac rehabilitation program in patients undergoing cardiac surgery. *Cardiovasc Ultrasound*, **14**(1) : 35, 2016.
5) Giallauria F, et al : Favourable effects of exercise-based Cardiac Rehabilitation after acute myocardial infarction on left atrial remodeling. *Int J Cardiol*, **136**(3) : 300-306, 2009.

Q14

1) 日本循環器学会・他：血管機能の非侵襲的評価法に関するガイドライン．日本循環器学会ホームページ．http://www.j-circ.or.jp/guideline/pdf/JCS2013_yamashina_h.pdf（2018年1月18日閲覧）
2) Yamashina A, et al : Validity, reproducibility, and clinical significance of noninvasive brachial-ankle pulse wave velocity measurement. *Hypertens Res*, **25**(3) : 359-364, 2002.
3) 安 隆則・他：末梢動脈疾患のリハビリテーション．臨床医とコメディカルのための最新リハビリテーション（平澤泰介・他編），先端医療技術研究所，2016，pp171-175.

Q15

1) Cai H, Harrison DG : Endothelial dysfunction in cardiovascular diseases : the role of oxidant stress. *Circ Res*, **87**(10) : 840-844, 2000.
2) Higashi Y, et al : Endothelial function and oxidative stress in cardiovascular diseases. *Circ J*, **73**(3) : 411-418, 2009.
3) Yasu T, et al : Dihydropyridine calcium channel blockers inhibit non-esterified-fatty-acid-induced

endothelial and rheological dysfunction. *Clin Sci (Lond)*, **125**(5) : 247-255, 2013.
4) 日本循環器学会・他：血管機能の非侵襲的評価法に関するガイドライン．日本循環器学会ホームページ．http://www.j-circ.or.jp/guideline/pdf/JCS2013_yamashina_h.pdf（2018年1月19日閲覧）
5) Hambrecht R, et al : Regular physical activity improves endothelial function in patients with coronary artery disease by increasing phosphorylation of endothelial nitric oxide synthase. *Circulation*, **107** : 3152-3158, 2003.

Q16

1) Hees PS, et al : Left ventricular remodeling with age in normal men versus women: novel insights using three-dimensional magnetic resonance imaging. *Am J Cardiol*, **90**(11) : 1231-1236, 2002.
2) Schulman SP, et al : Age-related decline in left ventricular filling at rest and exercise. *Am J Physiol*, **263**(6 Pt 2) : H1932-H1938, 1992.
3) Tsang TS, et al : Left ventricular diastolic dysfunction as a predictor of the first diagnosed nonvalvular atrial fibrillation in 840 elderly men and women. *J Am Coll Cardiol*, **40**(9) : 1636-1644, 2002.
4) Fleg JL, Strait J : Age-associated changes in cardiovascular structure and function: a fertile milieu for future disease. *Heart Fail Rev*, **17**(4-5) : 545-554, 2012.

Q17

1) 小原克彦：加齢に伴う血圧波形．Arterial Stiffness—動脈壁の硬化と老化，**2**：7-13，2002.
2) Lakatta EG, et al : Arterial aging and subclinical arterial disease are fundamentally intertwined at macroscopic and molecular levels. *Med Clin North Am*, **93**(3) : 583-604, 2009.
3) Vaitkevicius PV, et al : Effects of age and aerobic capacity on arterial stiffness in healthy adults. *Circulation*, **88**(4 Pt 1) : 1456-1462, 1993.
4) Smulyan H, Safar ME : The diastolic blood pressure in systolic hypertension. *Ann Intern Med*, **132**(3) : 233-237, 2000.

Q18

1) 日本循環器学会・他：心血管疾患におけるリハビリテーションに関するガイドライン（2012改訂版）．日本心臓リハビリテーション学会ホームページ．http://www.jacr.jp/web/pdf/RH_JCS2012_nohara_h_2015.01.14.pdf（2017年11月17日閲覧）
2) 内　昌之，高橋哲也：「なぜ」から導く循環器疾患のリハビリテーション—急性期から在宅まで．金原出版，2015，pp52-53.
3) 日本臨床検査医学会ガイドライン作成委員会編：臨床検査のガイドライン JSLM2012 検査値アプローチ/症候/疾患．宇宙堂八木書店，2012，p239.
4) 日本心不全学会予防委員会：血中BNPやNT-proBNP値を用いた心不全診療の留意点について．日本心不全学会ホームページ．http://www.asas.or.jp/jhfs/topics/bnp201300403.html（2017年11月17日閲覧）

Q19

1) 日本循環器学会・他：心血管疾患におけるリハビリテーションに関するガイドライン（2012改訂版）．日本心臓リハビリテーション学会ホームページ．http://www.jacr.jp/web/pdf/RH_JCS2012_nohara_h_2015.01.14.pdf（2017年11月17日閲覧）
2) 内　昌之，高橋哲也：「なぜ」から導く循環器疾患のリハビリテーション—急性期から在宅まで．金原出版，2015，pp42-67.
3) 土師一夫：冠動脈造影．メジカルビュー社，2007，pp76-83.
4) 清水昭彦，笠貫　宏：心電図で診る・治す．文光堂，2006，pp68-78.

Q20

1) 小柳左門：負荷心エコー図法の原理と種類〔小柳左門，本間　博編：負荷心エコー図法〕．中山書店，1997，pp15-32.
2) Picano E : Stress Echocardiography. Springer-Verlag, 2003, pp199-211.

Q21

1) Cohn JN, et al : Plasma norepinephrine as a guide to prognosis in patients with chronic congestive heart failure. *N Engl J Med*, **311**(13) : 819-823, 1984.
2) Rauchhaus M, et al : Plasma cytokine parameters and mortality in patients with chronic heart failure. *Circulation*, **102**(25) : 3060-3067, 2000.
3) Mancini DM, et al : Contribution of skeletal muscle atrophy to exercise intolerance and altered muscle metabolism in heart failure. *Circulation*, **85**(4) : 1364-1373, 1992.
4) Older P, et al : Preoperative evaluation of cardiac failure and ischemia in elderly patients by cardiopulmonary exercise testing. *Chest*, **104**(3) : 701-704,1993.
5) Mancini DM, et al : Value of peak exercise oxygen consumption for optimal timing of cardiac transplantation in ambulatory patients with heart failure. *Circulation*, **83**(3) : 778-786, 1991.

Q22

1) 日本循環器学会・他：心血管疾患におけるリハビリテーションに関するガイドライン（2012 年改訂版）. 日本心臓リハビリテーション学会ホームページ. http://www.j-circ.or.jp/guideline/pdf/JCS2012_nohara_h.pdf（2017 年 12 月 18 日閲覧）
2) 日本循環器学会 / 日本心不全学会：急性・慢性心不全診療ガイドライン（2017 年改訂版）. 日本循環器学会ホームページ. http://www.j-circ.or.jp/guideline/pdf/JCS2017_tsutsui_h.pdf (2018 年 4 月 18 日閲覧)
3) Nohria A, et al : Medical management of advanced heart failure. *JAMA*, **287**(5) : 628-640, 2002.

Q23

1) Forrester JS, et al : Medical therapy of acute myocardial infarction by application of hemodynamic subsets (second of two parts). *N Engl J Med*, **295**(25) : 1404-1413, 1976.
2) エドワーズライフサイエンス：血行動態モニタリング―その生理学的基礎と臨床応用―. エドワーズライフサイエンス, 2011, p28.
3) 熊丸めぐみ・他：心臓外科手術後の離床基準について―全国調査から見た検討―. 心臓リハ, **13**(2)：336-339, 2008.

Q24

1) Forrester JS, et al : Medical therapy of acute myocardial infarction by application of hemodynamic subsets (second of two parts). *N Engl J Med*, **295**(25) : 1404-1413, 1976.
2) Nohria A, et al : Medical management of advanced heart failure. *JAMA*, **287**(5) : 628-640, 2002.

Q25

1) 日本循環器学会・他：心血管疾患におけるリハビリテーションに関するガイドライン（2012 改訂版）. 日本心臓リハビリテーション学会ホームページ. http://www.j-circ.or.jp/guideline/pdf/JCS2012_nohara_h.pdf（2017 年 11 月 20 日閲覧）
2) McKee PA, et al : The natural history of congestive heart failure: the Framingham study. *N Engl J Med*, **285**(26) : 1441-1446, 1971.

Q27

1) 日本循環器学会・他：心血管疾患におけるリハビリテーションに関するガイドライン（2012 年改訂版）. 日本心臓リハビリテーション学会ホームページ. http://www.j-circ.or.jp/guideline/pdf/JCS2012_nohara_h.pdf（2017 年 11 月 20 日閲覧）
2) 高橋哲也：心臓血管外科手術後リハビリテーション進行目安の検討. 心臓リハ, **17**(1)：103-109, 2012.
3) de Jonghe B, et al : Intensive care unit-acquired weakness: risk factors and prevention. *Crit Care Med*, **37**(10 suppl)：S309-315, 2009.

Q28

1) JCS Joint Working Group : Guidelines for rehabilitation in patients with cardiovascular disease (JCS 2012). *Circ J*, **78**(8) : 2022-2093, 2014.
2) Brown CJ, et al : Prevalence and outcomes of low mobility in hospitalized older patients. *J Am*

Geriatr Soc, **52**(8) : 1263-1270, 2004.
3) Takahashi T, et al : In-patient step count predicts re-hospitalization after cardiac surgery. *J Cardiol*, **66**(4) : 286-291, 2015.

Q29

1) Feng L, et al : Frailty predicts new and persistent depressive symptoms among community-dwelling older adults: findings from Singapore longitudinal aging study. *J Am Med Dir Assoc*, **15**(1): 76. e7-76. e12, 2014.
2) Kawachi I, et al : A prospective study of social networks in relation to total mortality and cardiovascular disease in men in the USA. *J Epidemiol Community Health*, **50**(3) : 245-251, 1996.
3) Csapo R, Alegre LM : Effects of resistance training with moderate vs heavy loads on muscle mass and strength in the elderly: A meta-analysis. *Scand J Med Sci Sports*, **26**(9) : 995-1006, 2016.

Q30

1) Fox SM 3 rd, et al : Physical activity and cardiovascular health. II. The exercise prescription: intensity and duration. *Mod Concepts Cardiovasc Dis*, **41**(5) : 21-24, 1972.
2) 日本循環器学会・他：心血管疾患におけるリハビリテーションに関するガイドライン（2012 年改訂版）. 日本心臓リハビリテーション学会ホームページ. http://www.j-circ.or.jp/guideline/pdf/JCS2012_nohara_h.pdf（2017 年 11 月 20 日閲覧）
3) Persinger R, et al : Consistency of the talk test for exercise prescription. *Med Sci Sports Exerc*, **36**(9) : 1632-1636, 2004.

文献

Q31

1) Echahidi N, et al : Mechanisms, prevention, and treatment of atrial fibrillation after cardiac surgery. *J Am Coll Cardiol*, **51**(8) : 793-801, 2008.
2) Girerd N, et al : Middle-aged men with increased waist circumference and elevated C-reactive protein level are at higher risk for postoperative atrial fibrillation following coronary artery bypass grafting surgery. *Eur Heart J*, **30**(10) : 1270-1278, 2009.
3) Mathew JP, et al : A multicenter risk index for atrial fibrillation after cardiac surgery. *JAMA*, **291**(14) : 1720-1729, 2004.
4) Villareal RP, et al : Postoperative atrial fibrillation and mortality after coronary artery bypass surgery. *J Am Coll Cardiol*, **43**(5) : 742-748, 2004.

Q32

1) Mariscalco G, et al : Bedside tool for predicting the risk of postoperative atrial fibrillation after cardiac surgery: the POAF score. *J Am Heart Assoc*, **3**(2) : e000752, 2014.
2) Gillinov AM, et al : Rate Control versus Rhythm Control for Atrial Fibrillation after Cardiac Surgery. *N Engl J Med*, **374**(20) : 1911-1921, 2016.
3) Ronco C, et al : Cardio-renal syndromes: report from the consensus conference of the acute dialysis quality initiative. *Eur Heart J*, **31**(6) : 703-711, 2010.
4) Wynne R, Botti M : Postoperative pulmonary dysfunction in adults after cardiac surgery with cardiopulmonary bypass: clinical significance and implications for practice. *Am J Crit Care*, **13**(5) : 384-393, 2004.

Q33

1) 玉田正美・他：なぜ開心術後に嚥下障害は起こりやすいのか？―嚥下障害の要因分析とその改善度の検討―. 心臓リハ, **18**(1)：79-82, 2013.
2) Barker J, et al : Incidence and impact of dysphagia in patients receiving prolonged endotracheal intubation after cardiac surgery. *Can J Surg*, **52**(2) : 119-124, 2009.
3) Koster S, et al : Risk factors of delirium after cardiac surgery: a systematic review. *Eur J Cardiovasc Nurs*, **10**(4) : 197-204, 2011.
4) Krenk L, et al : New insights into the pathophysiology of postoperative cognitive dysfunction. *Acta Anaesthesiol Scand*, **54**(8) : 951-956, 2010.

5) van Harten AE, et al : A review of postoperative cognitive dysfunction and neuroinflammation associated with cardiac surgery and anaesthesia. *Anaesthesia*, **67**(3) : 280-293, 2012.

Q34

1) 諸冨伸夫・他：心臓手術患者の胸帯使用による呼吸機能への影響について．心臓リハ，**11**(suppl)：S70, 2006.
2) Brocki B, et al : Precaution related to midline sternotomy in cardiac surgery: a review of mechanical stress factors leading to sternal complications. *Eur J Cardiovasc Nurs*, **9**(2) : 77-84, 2010.
3) 日本体力医学会体力科学編集委員会監訳：運動処方の指針―運動負荷試験と運動プログラム　原著第８版．南江堂，2011，pp214-231.
4) Gorlitzer M, et al : A newly designed thorax support vest prevents sternum instability after median sternotomy. *Eur J Cardiothorac Surg*, **36**(2) : 335-339, 2009.
5) Gorlitzer M, et al : A prospective randomized multicenter trial shows improvement of sternum related complications in cardiac surgery with the Posthorax support vest. *Interact Cardiovasc Thorac Surg*, **10**(5) : 714-718, 2010.

Q35

1) Afilalo J, et al : Gait speed as an incremental predictor of mortality and major morbidity in elderly patients undergoing cardiac surgery. *J Am Coll Cardiol*, **56**(20) : 1668-1676, 2010.

Q36

1) Parry SM, et al : Electrical muscle stimulation in the intensive care setting: a systematic review. *Crit Care Med*, **41**(10) : 2406-2418, 2013.
2) Sommers J, et al : Physiotherapy in the intensive care unit: an evidence-based, expert driven, practical statement and rehabilitation recommendations. *Clin Rehabil*, **29**(11) : 1051-1063, 2015.
3) Iwatsu K, et al : Neuromuscular electrical stimulation may attenuate muscle proteolysis after cardiovascular surgery: A preliminary study. *J Thorac Cardiovasc Surg*, **153**(2) : 373-379, 2017.
4) Kho ME, et al : Neuromuscular electrical stimulation in mechanically ventilated patients: a randomized, sham-controlled pilot trial with blinded outcome assessment. *J Crit Care*, **30**(1) : 32-39, 2015.
5) Iwatsu K, et al : Feasibility of neuromuscular electrical stimulation immediately after cardiovascular surgery. *Arch Phys Med Rehabil*, **96**(1) : 63-68, 2015.

Q37

1) 日本循環器学会：心血管疾患におけるリハビリテーションに関するガイドライン（2012 年改訂版）．http://www.j-circ.or.jp/guideline/pdf/JCS2012_nohara_h.pdf（2018 年 2 月 10 日閲覧）
2) 宮澤寛子・他：心臓外科手術後の離床に対する応用行動分析学的アプローチ―階段パス導入についての紹介―，日本心臓リハビリテーション学会誌，**13**(1)：100-1014，2008.
3) 熊丸めぐみ・他：入院期心臓リハビリテーションが遅延する急性心筋梗塞患者の臨床的特徴について，日本心臓リハビリテーション学会誌，**8**(1)：137-140，2003.
4) 熊丸めぐみ・他：心臓血管外科手術後のリハビリテーション遅延例の検討，日本心臓リハビリテーション学会誌，**7**(1)：109-112，2002.
5) Bandura, A.：激動社会の中の自己効力．金子書房，1997.

Q38

1) 西田みゆき：虚血性心疾患患者の退院前後の生活における気がかりとセルフケア．聖路加看護学会誌，**7**(1)：17-23，2003.
2) 角口亜希子：特集心臓リハビリテーション～リスク管理の実際～心臓リハビリテーションとは．循環器ナーシング，**11**：4-14，2015.
3) 川口麻美：特集心臓リハビリテーション～リスク管理の実際～患者教育．循環器ナーシング，**11**：58-67，2015.
4) 日本循環器学会・他：ST 上昇型急性心筋梗塞の診療に関するガイドライン（2013 年改訂版）．http://www.j-circ.or.jp/guideline/pdf/JCS2013_kimura_h.pdf（2018 年 2 月 10 日閲覧）

Q39

1) Piepoli MF, et al : Exercise training meta-analysis of trials in patients with chronic heart failure (ExTraMATCH). *BMJ*, **328**(7433) : 189, 2004.
2) Suaya JA, et al : Cardiac rehabilitation and survival in older coronary patients. *J Am Coll Cardiol*, **54**(1) : 25-33, 2009.
3) Savage PD, et al : Failure to improve cardiopulmonary fitness in cardiac rehabilitation. *J Cardiopulm Rehabil Prev*, **29**(5) : 284-291, 2009.
4) Keteyian SJ, et al : Differential effects of exercise training in men and women with chronic heart failure. *Am Heart J*, **145**(5) : 912-918, 2003.
5) Kamakura T, et al : Efficacy of out-patient cardiac rehabilitation in low prognostic risk patients after acute myocardial infarction in primary intervention era. *Circ J*, **75**(2) : 315-321, 2011.

Q40

1) 日本循環器学会・他：心血管疾患におけるリハビリテーションに関するガイドライン（2012 改訂版）. 日本心臓リハビリテーション学会ホームページ. http://www.j-circ.or.jp/guideline/pdf/JCS2012_nohara_h.pdf（2017 年 11 月 30 日閲覧）
2) Hambrecht R, et al : Physical training in patients with stable chronic heart failure: effects on cardiorespiratory fitness and ultrastructural abnormalities of leg muscles. *J Am Coll Cardiol*, **25**(6) : 1239-1249, 1995.
3) Gielen S, et al : Anti-inflammatory effects of exercise training in the skeletal muscle of patients with chronic heart failure. *J Am Coll Cardiol*, **42**(5) : 861-868, 2003.
4) Hambrecht R, et al : Regular physical exercise corrects endothelial dysfunction and improves exercise capacity in patients with chronic heart failure. *Circulation*, **98**(24) : 2709-2715, 1998.
5) Passino C, et al : Aerobic training decreases B-type natriuretic peptide expression and adrenergic activation in patients with heart failure. *J Am Coll Cardiol*, **47**(9) : 1835-1839, 2006.

Q41

1) Giannuzzi P, et al : Global secondary prevention strategies to limit event recurrence after myocardial infarction: results of the GOSPEL study, a multicenter, randomized controlled trial from the Italian Cardiac Rehabilitation Network. *Arch Intern Med*, **168**(20) : 2194-2204, 2008.
2) West RR, et al : Rehabilitation after myocardial infarction trial (RAMIT) : multi-centre randomised controlled trial of comprehensive cardiac rehabilitation in patients following acute myocardial infarction. *Heart*, **98**(8) : 637-644, 2012.
3) Piepoli MF, et al : Exercise training meta-analysis of trials in patients with chronic heart failure (ExTraMATCH). *BMJ*, **328**(7433) : 189, 2004.
4) Hegde SM, et al : Physical Activity and Prognosis in the TOPCAT Trial (Treatment of Preserved Cardiac Function Heart Failure With an Aldosterone Antagonist). *Circulation*, **136**(11) : 982-992, 2017.
5) Keteyian SJ, et al : Relation between volume of exercise and clinical outcomes in patients with heart failure. *J Am Coll Cardiol*, **60**(19) : 1899-1905, 2012.

Q42

1) 安達　仁：眼で見る実践心臓リハビリテーション　改訂３版. 中外医学社, 2013, p108.
2) Saito M, et al : Safety of exercise-based cardiac rehabilitation and exercise testing for cardiac patients in Japan: a nationwide survey–. *Circ J*, **78**(7) : 1646-1653, 2014.
3) Takagi S, et al : Predictors of left ventricular remodeling in patient with acute myocardial infarction Participating in cardiac rehabilitation. *Circ J*, **68**(3) : 214-219, 2004.
4) Keterian SJ, et al : Safety of symptom-limited cardiopulmonary exercise testing in patient with chronic heart failure due to severe left ventricular systolic dysfunction. *Am Heart J*, **158**(4 Suppl) : S72-S77, 2009.

Q43

1) Adachi H, et al : Nitric oxide exhalation correlates with ventilatory response to exercise in patients with heart disease. *Eur J Heart Fail*, **5**(5) : 639-643, 2003.

2) 伊東春樹・他：最近の学問的話題から　十年後はどうなっているか．心臓リハ，**4**(1)：29-33，1999.
3) Speretta GF, et al : Resistance training prevents the cardiovascular changes caused by high-fat diet. *Life Sci*, **146** : 154-162, 2016.

Q44

1) Ivy JL : Role of exercise training in the prevention and treatment of insulin resistance and non-insulin-dependent diabetes mellitus. *Sports Med*, **24**(5) : 321-336, 1997.
2) Medeiros RF, et al : SOD Aerobic training prevents oxidative profile and improves nitric oxide and vascular reactivity in rats with cardiometabolic alteration. *J Appl Physiol*, **121**(1) : 289-298, 2016.

Q45

1) Seals DR, et al : Aging and vascular endothelial function in humans. *Clin Sci*, **120** : 357-375, 2011.
2) Cahill PA, Redmond EM : Vascular endothelium-Gatekeeper of vessel health. *Atherosclerosis*, **248** : 97-109, 2016.
3) Ribeiro F, et al : Is exercise training an effective therapy targeting endothelial dysfunction and vascular inflammation? *Int J Cardiol*, **141** : 214-221, 2010.
4) Szostak J, Laurant P : The forgotten face of regular physical exercise: a 'natural' anti-atherogenic activity. *Clin Sci*, **121** : 91-106, 2011.
5) Linke A, et al : Exercise and the coronary circulation-alterations and adaptations in coronary artery disease. *Prog Cardiovasc Dis*, **48** : 270-284, 2006.

Q46

1) Williams PT : Relationship of distance run per week to coronary heart disease risk factors in 8283 male runners. The National Runners' Health Study. *Arch Intern Med*, **157** : 191-198, 1997.
2) Williams PT : High-density lipoprotein cholesterol and other risk factors for coronary heart disease in female runners. *N Engl J Med*, **334** : 1298-1303, 1996.
3) Koba S, et al : Physical activity in the Japan population: association with blood lipid levels and effects in reducing cardiovascular and all-cause mortality. *J Atheroscler Thromb*, **18** : 833-845, 2011.
4) Lewis GF, Rader DJ : New insights into the regulation of HDL metabolism and reverse cholesterol transport. *Circ Res*, **96** : 1221-1232, 2005.
5) Blazek A, et al : Exercise-mediated changes in high-density lipoprotein: Impact on form and function. *Am Heart J*, **166** : 392-400, 2013.

Q47

1) Barth J, et al : Depression as a risk factor for mortality in patients with coronary heart disease: a meta-analysis. *Psychosom Med*, **66**(6) : 802-813, 2004.
2) 菅重　博・他：心血管系疾患患者に対する心身医学的アプローチ〔山口　徹，堀　正二編・著：循環器疾患最新の治療 2006-2007〕．南江堂，2006，pp459-461.
3) Barefoot JC, et al : Depression and long-term mortality risk in patients with coronary artery disease. *Am J Cardiol*, **78**(6) : 613-617, 1996.
4) Rimer J, et al : Exercise for depression. *Cochrane Database Syst Rev*,（7）: CD004366, 2012.
5) Kondo M, et al : The 5-HT3 receptor is essential for exercise-induced hippocampal neurogenesis and antidepressant effects. *Mol Psychiatry*, **20**(11) : 1428-1437, 2015.
6) Trejo J, et al : Circulating insulin-like growth factor I mediates exercise-induced increases in the number of new neurons in the adult hippocampus. *J Neurosci*, **21**(5) : 1628-1634, 2001.
7) Carro E, et al : Circulating insulin-like growth facor 1 mediates the protective effects of physical exercise against brain insults of different etiology and anatomy. *J Neurosci*, **21**(15) : 5678-5684, 2001.
8) Fabel K, et al : VEGF is necessary for exercise-induced adult hippocampal neurogenesis. *Eur J Neurosci*, **18**(10) : 2803-2812, 2003.
9) Kondo M, et al : A novel 5HT3 receptor-IGF1 mechanism distinct from SSRI-induced antidepressant

effects. *Mol Psychiatry*, doi : 10.1038/mp.2017.87, 2017.

Q48

1) Erickson KI, et al : Exercise training increases size of hippocampus and improves memory. *Proc Natl Acad Sci U S A*, **108**(7) : 3017-3022, 2011.
2) Lautenschlager NT, et al : Effect of physical activity on cognitive function in older adults at risk for Alzheimer disease: a randomized trial. *JAMA*, **300**(9) : 1027-1037, 2008.
3) Liu-Ambrose T, et al : Resistance training and executive functions: a 12-month randomized controlled trial. *Arch Intern Med*, **170**(2) : 170-178, 2010.
4) 島田裕之：運動による脳の制御─認知症予防のための運動．杏林書院，2015，pp16-17.
5) 征矢茉莉子，征矢英昭：運動の認知・神経機能への影響．理療ジャーナル，**51**(7)：626-631，2017.
6) Gallaway PJ, et al : Physical Activity: A Viable Way to Reduce the Risks of Mild Cognitive Impairment, Alzheimer's Disease, and Vascular Dementia in Older Adults. *Brain Sci*, **7**(2) : pii:E22, doi:10.3390/brainsci7020022, 2017.

Q49

1) Foster C, et al : Effect of warm-up on left ventricular response to sudden strenuous exercise. *J Appl Physiol Respir Environ Exerc Physiol*, **53**(2) : 380-383, 1982.

Q50

1) Goto K, et al : Prior endurance exercise attenuates growth hormone response to subsequent resistance exercise. *Eur J Appl Physiol*, **94**(3) : 333-338, 2005.
2) Goto K, et al : Effects of resistance exercise on lipolysis during subsequent submaximal exercise. *Med Sci Sports Exerc*, **39**(2) : 308-315, 2007.
3) 日本体力医学会体力科学編集委員会監訳：運動処方の指針─運動負荷試験と運動プログラム　原書第８版．南江堂，2011.

Q51

1) Itoh H, et al : Heart rate and blood pressure response to ramp exercise and exercise capacity in relation to age, gender, and mode of exercise in a healthy population. *J Cardiol*, **61**(1) : 71-78, 2013.
2) 岩下篤司・他：ペダリングとトレッドミル歩行およびスクワット動作における下肢筋の筋活動量．理学療法学，**28**(2)：183-187，2013.
3) 島添裕史・他：アシスト付きエルゴメーターと神経筋電気刺激法が身体機能改善に有効であった重症心不全の１症例．*JJCR*，**20**(2)：398-401，2015.
4) 北垣和史・他：心臓移植術後心臓リハビリテーションにおける下肢筋力改善の意義：運動耐容能との関連．*JJCR*, **22**(1)：65-70，2016.
5) 岩﨑孝俊・他：運動器疾患を合併した高齢心疾患患者に対する心臓リハビリテーションの新しい試み．*JJCR*, **22**(2・3)：142-148，2016.

Q52

1) 松下夏紀・他：胸骨離開閉鎖術の治療経験．東北整災会誌，**54**(1)：53-56，2010.
2) Franco S, et al : Use of steel bands in sternotomy closure: implications in high-risk cardiac surgical population. *Interact Cardiovasc Thorac Surg*, **8**(2) : 200-205, 2009.
3) 米澤隆介・他：胸骨正中切開による冠動脈バイパス術後患者に対して日常生活指導を行う際の留意点．JJCR，**12**(1)：97-101，2007.
4) 日本循環器学会・他：心血管疾患におけるリハビリテーションに関するガイドライン（2012 年改訂版）．日本循環器学会ホームページ．http://www.j-circ.or.jp/guideline/pdf/JCS2012_nohara_h.pdf（2017 年 11 月 20 日閲覧）

Q53

1) Bjarnason-Wehrens B, et al : Recommendations for resistance exercise in cardiac rehabilitation.

Recommendations of the German Federation for Cardiovascular Prevention and Rehabilitation. *Eur J Cardiovasc Prev Rehabil*, **11**(4) : 352-361, 2004.
2) Williams MA, et al : Resistance exercise in individuals with and without cardiovascular disease: 2007 update: a scientific statement from the American Heart Association Council on Clinical Cardiology and Council on Nutrition, Physical Activity, and Metabolism. *Circulation*, **116**(5) : 572-584, 2007.
3) Piepoli MF, et al : Secondary prevention through cardiac rehabilitation: from knowledge to implementation. A position paper from the Cardiac Rehabilitation Section of the European Association of Cardiovascular Prevention and Rehabilitation. *Eur J Cardiovasc Prev Rehabil*, **17**(1) : 1-17, 2010.
4) 日本循環器学会・他：心血管疾患におけるリハビリテーションに関するガイドライン（2012 年改訂版）. 日本循環器学会ホームページ. http://www.j-circ.or.jp/guideline/pdf/JCS2012_nohara_h.pdf（2017 年 10 月 31 日閲覧）
5) Piepoli MF, et al : Exercise training in heart failure: from theory to practice. A consensus document of the Heart Failure Association and the European Association for Cardiovascular Prevention and Rehabilitation. *Eur J Heart Fail*, **13**(4) : 347-357, 2011.

Q54

1) Bjarnason-Wehrens B, et al : Recommendations for resistance exercise in cardiac rehabilitation. Recommendations of the German Federation for Cardiovascular Prevention and Rehabilitation. *Eur J Cardiovasc Prev Rehabil*, **11**(4) : 352-361, 2004.
2) Williams MA, et al : Resistance exercise in individuals with and without cardiovascular disease: 2007 update: a scientific statement from the American Heart Association Council on Clinical Cardiology and Council on Nutrition, Physical Activity, and Metabolism. *Circulation*, **116**(5) : 572-584, 2007.
3) Piepoli MF, et al : Secondary prevention through cardiac rehabilitation: from knowledge to implementation. A position paper from the Cardiac Rehabilitation Section of the European Association of Cardiovascular Prevention and Rehabilitation. *Eur J Cardiovasc Prev Rehabil*, **17**(1) : 1-17, 2010.
4) 日本循環器学会・他：心血管疾患におけるリハビリテーションに関するガイドライン（2012 年改訂版）. 日本循環器学会ホームページ. http://www.j-circ.or.jp/guideline/pdf/JCS2012_nohara_h.pdf（2017 年 10 月 31 日閲覧）
5) Piepoli MF, et al : Exercise training in heart failure: from theory to practice. A consensus document of the Heart Failure Association and the European Association for Cardiovascular Prevention and Rehabilitation. *Eur J Heart Fail*, **13**(4) : 347-357, 2011.
6) Williams MA et al : Resistance exercise in individuals with and without cardiovascular disease: 2007 update: a scientific statement from the American Heart Association Council on Clinical Cardiology and Council on Nutrition, Physical Activity, and Metabolism. *Circulation*, **116**(5) : 572-584, 2007.

Q55

1) Wisløff U, et al : Superior cardiovascular effect of aerobic interval training versus moderate continuous training in heart failure patients: a randomized study. *Circulation*, **115**(24) : 3086-3094, 2007.
2) Ellingsen Ø, et al : High-Intensity Interval Training in Patients With Heart Failure With Reduced Ejection Fraction. *Circulation*, **135**(9) : 839-849, 2017.
3) Conraads VM, et al : Aerobic interval training and continuous training equally improve aerobic exercise capacity in patients with coronary artery disease: the SAINTEX-CAD study. *Int J Cardiol*, **179** : 203-210, 2015.
4) Wisløff U, et al : Letter by Wisløff et al Regarding Article, "High-Intensity Interval Training in Patients With Heart Failure With Reduced Ejection Fraction". *Circulation*, **136**(6) : 607-608, 2017.
5) Doletsky A, et al : Interval training early after heart failure decompensation is safe and improves exercise tolerance and quality of life in selected patients. *Eur J Prev Cardiol*, **25**(1) : 9-18, 2018.
6) Weston KS, et al : High-intensity interval training in patients with lifestyle-induced cardiometabolic disease: a systematic review and meta-analysis. *Br J Sports Med*, **48**(16) : 1227-1234, 2014.

Q56

1) Belcastro AN, Bonen A : Lactic acid removal rates during controlled and uncontrolled recovery exercise. *J Appl Physiol*, **39**(6) : 932-936, 1975.
2) Baldari C, et al : Blood lactate removal during recovery at various intensities below the individual anaerobic threshold in triathletes. *J Sports Med Phys Fitness*, **45**(4) : 460-466, 2005.
3) Devlin J, et al : Blood lactate clearance after maximal exercise depends on active recovery intensity. *J Sports Med Phys Fitness*, **54**(3) : 271-278, 2014.
4) Menzies P, et al : Blood lactate clearance during active recovery after an intense running bout depends on the intensity of the active recovery. *J Sports Sci*, **28**(9) : 975-982, 2010.

Q57

1) 村松　準監訳：循環の生理　第 2 版．医学書院，1989，p253.
2) Fletcher GF, et al : Exercise standards for testing and training: a scientific statement from the American Heart Association. *Circulation*, **128**(8) : 873-934, 2013.

Q58

1) 松本直樹 , 小林真一：薬物動態学の臨床的意義―薬物血中濃度に影響する因子―. 日消誌，**101**(7)：739-745，2004.
2) 日本糖尿病学会編・著：糖尿病診療ガイドライン 2016．日本糖尿病学会ホームページ．http://www.fa.kyorin.co.jp/jds/uploads/GL2016-04.pdf（2017 年 12 月 18 日閲覧）

Q59

1) Karvonen MJ, et al : The effects of training on heart rate ; a longitudinal study. *Ann Med Exp Biol Fenn*, **35**(3) : 307-315, 1957.
2) Omiya K, et al : Impaired heart rate response during incremental exercise in patients with acute myocardial infarction and after coronary artery bypass grafting : evaluation of coefficients with Karvonen's formula. *Jpn Circ J*, **64**(11) : 851-855, 2000.
3) Borg G : Perceived exertion as an indicator of somatic stress. *Scand J Rehabil Med*, **2**(2) : 92-98, 1970.
4) Tanaka H, el al : Double product response is accelerated above the blood lactate threshold. *Med Sci Sports Exerc*, **29**(4) : 503-508, 1997.

Q60

1) 伊東春樹監修：心臓リハビリテーション―現場で役立つ Tips．中山書店，2008，pp80-85.
2) 安達　仁編・著：眼でみる実践心臓リハビリテーション．中外医学社，2007，pp77-78.
3) 安達　仁編・著：CPX・運動療法ハンドブック―心臓リハビリテーションのリアルワールド　改訂第 3 版．中外医学社，2015，pp41-159.

Q61

1) Hirsh BJ, et al : Effect of β-blocker cessation on chronotropic incompetence and exercise tolerance in patients with advanced heart failure. *Circ Heart Fail*, **5**(5) : 560-565, 2012.
2) 日本循環器学会・他：心血管疾患におけるリハビリテーションに関するガイドライン（2012 改訂版）．日本循環器学会ホームページ．http://www.jacr.jp/web/pdf/RH_JCS2012_nohara_h_2015.01.14.pdf(2017 年 12 月 5 日閲覧）
3) Van Baak MA : Beta-adrenoceptor blockade and exercise. An update. *Sports Med*, **5**(4) : 209-225, 1988.
4) Jorde UP, et al : Chronotropic incompetence, beta-blockers, and functional capacity in advanced congestive heart failure: time to pace? *Eur J Heart Fail*, **10**(1) : 96-101, 2008.
5) Jamil HA, et al : Chronotropic Incompetence Does Not Limit Exercise Capacity in Chronic Heart Failure. *J Am Coll Cardiol*, **67**(16) : 1885-1896, 2016.
6) Diaz-Buschmann I, et al : Programming exercise intensity in patients on beta-blocker treatment: the importance of choosing an appropriate method. *Eur J Prev Cardiol*, **21**(12) : 1474-1480, 2014.

7) Ulimoen SR, et al : Calcium channel blockers improve exercise capacity and reduce N-terminal Pro-B-type natriuretic peptide levels compared with beta-blockers in patients with permanent atrial fibrillation. *Eur Heart J*, **35**(8) : 517-524, 2014.

Q62

1) 村松博文・他：人工ペースメーカ植え込み患者の運動耐容能および運動に対する呼吸循環反応．日内会誌，**78**(12)：1729-1735，1989.
2) 日本循環器学会・他：急性・慢性心不全治療ガイドライン（2017 年改訂版）．日本循環器学会ホームページ．http://www.j-circ.or.jp/guideline/pdf/JCS2017_tsutsui_h.pdf（2018 年 4 月 18 日閲覧）
3) Lemke B, et al : Aerobic capacity in rate modulated pacing. *Pacing Clin Electrophysiol*, **15**(11 Pt 2) : 1914-1918, 1992.
4) Lamas GA, et al : Quality of life and clinical outcomes in elderly patients treated with ventricular pacing as compared with dual-chamber pacing. Pacemaker Selection in the Elderly Investigators. *N Engl J Med*, **338**(16) : 1097-1104, 1998.

Q63

1) 日本循環器学会・他：心血管疾患におけるリハビリテーションに関するガイドライン（2012 年改訂版）．日本循環器学会ホームページ．http://www.j-circ.or.jp/guideline/pdf/JCS2012_nohara_h.pdf（2017 年 12 月 19 日閲覧）
2) 高橋哲也：監視，非監視の運動療法〔上月正博編・著：心臓リハビリテーション〕．医歯薬出版，2013，pp202-209.
3) 安達　仁編・著：眼でみる実践心臓リハビリテーション．中外医学社，2007，pp97-110.

Q64

1) 日本糖尿病学会編・著：糖尿病診療ガイドライン 2016．南江堂，2016，p230.
2) 日本腎臓学会編：CKD 診療ガイドライン 2013．東京医学社，2013，p17.
3) 鈴木久雄：運動負荷時の腎血行動態．日腎会誌，**37**(10)：534-542，1995.
4) 麻生好正：自律神経障害．糖尿病，**57**(8)：598-601，2014.
5) 赤池循環器消化器内科：よくわかる糖尿病講座　ステップ C　三大合併症（1）．http://www.akaikenaika.com/kouza/step-c01.htm（2017 年 12 月 5 日閲覧）

Q65

1) Sanders CA, et al : Effect of exercise on the peripheral utilization on glucose in man. *N Engl J Med*, **271** : 220-225, 1964.
2) Wallberg-Henriksson H, Holloszy JO : Activation of glucose transport in diabetic muscle : responses to contraction and insulin. *Am J Physiol*, **249**(3 Pt 1) : C233-237, 1985.
3) 日本糖尿病学会編・著：糖尿病診療ガイドライン 2016．南江堂，2016，pp23-35.
4) Berger M, et al : Metabolic and hormonal effects of muscular exercise in juvenile Type diabetes. *Diabetologia*, **13**(4) : 355-365, 1977.

Q66

1) 日本糖尿病学会編・著：糖尿病専門医研修ガイドブック　改訂第 4 版．診断と治療社，2016，pp269-274.
2) 蔵野　信：-糖尿病に関する検査の進歩と課題- 血中ケトン体．診断と治療増刊号，**104**：239-243，2016.

Q67

1) Mark AL: The Bezold-Jarisch reflex revisited: clinical implications of inhibitory reflexes originating in the heart. *J Am Coll Cardiol*, **1**(1) : 90-102, 1983.
2) 日本循環器学会：肥大型心筋症の診療に関するガイドライン（2012 年改訂版）．http://www.j-circ.or.jp/guideline/pdf/JCS2012_doi_h.pdf（2018 年 4 月 20 日閲覧）
3) Saberi S, et al : Effect of Moderate-Intensity Exercise Training on Peak Oxygen Consumption in Patients With Hypertrophic Cardiomyopathy: A Randomized Clinical Trial. *JAMA*, **317**(13) : 1349-1357, 2017.

4) 日本循環器学会：弁膜疾患の非薬物治療に関するガイドライン（2012年改訂版）．http://www.j-circ.or.jp/guideline/pdf/JCS2012_ookita_h.pdf（2018年4月20日閲覧）
5) Ross J, et al : Aortic stenosis. *Circulation*, **38** : 61-67(1 Suppl), 1968.

Q68

1) 日本循環器学会・他：心血管疾患におけるリハビリテーションに関するガイドライン（2012年改訂版）．日本循環器学会ホームページ．http://www.j-circ.or.jp/guideline/pdf/JCS2012_nohara_h.pdf（2017年12月7日閲覧）
2) Gibbons RJ, et al : ACC/AHA Guidelines for Exercise Testing. A report of the American College of Cardiology/American Heart Association Task Force on Practice Guidelines (Committee on Exercise Testing). *J Am Coll Cardiol*, **30**(1) : 260-311,1997.
3) Fletcher GF, et al : Exercise standards for testing and training: a statement for healthcare professionals from the American Heart Association. *Circulation*, **104**(14) : 1694-1740, 2001.
4) Flether GF, et al : Exercise standards for testing and training; a statement for healthcare professionals from the American Heart Association. *Curculation*, **104** : 1694-1740,2001.

Q69

1) Kioka Y, et al : Review of coronary artery disease in patients with infrarenal abdominal aortic aneurysm. *Circ J*, **66**(12) : 1110-1112, 2002.
2) Brewster DC, et al : Guidelines for the treatment of abdominal aortic aneurysms. Report of a subcommittee of the Joint Council of the American Association for Vascular Surgery and Society for Vascular Surgery. *J Vasc Surg*, **37**(5) : 1106-1117, 2003.
3) 日本循環器学会・他：大動脈瘤・大動脈解離診療ガイドライン（2011年改訂版）．http://www.j-circ.or.jp/guideline/pdf/JCS2011_takamoto_h.pdf（2017年12月7日閲覧）
4) 日本循環器学会・他：心血管疾患におけるリハビリテーションに関するガイドライン（2012年改訂版）．日本循環器学会ホームページ．http://www.j-circ.or.jp/guideline/pdf/JCS2012_nohara_h.pdf（2017年12月7日閲覧）

Q70

1) 日本心臓リハビリテーション学会編：心臓リハビリテーション必携　指導士資格認定試験準拠．日本心臓リハビリテーション学会，2011．
2) Wasserman K, et al : Principles Exercise of Testing and Interpretation : Including Pathophysiology and Clinical Applications Fifth Edition. Lippincott Williams & Willkins, 2011.

Q71

1) 心血管疾患におけるリハビリテーションに関するガイドライン（2012年改訂版）―循環器病の診断と治療に関するガイドライン（2011年度合同研究班報告）．
2) 心疾患患者の学校，職域，スポーツにおける運動許容条件に関するガイドライン―循環器病の診断と治療に関するガイドライン（2001-2001年度合同研究班報告）．

Q72

1) 上月正博編・著：腎臓リハビリテーション．医歯薬出版，2012，pp232-234，p294．
2) 日本腎臓学会編：エビデンスに基づくCKD診療ガイドライン2013．東京医学社，2013，p17，pp20-21．
3) 日本腎臓学会・他：医師・コメディカルのための慢性腎臓病　生活・食事指導マニュアル．東京医学社，2015，pp57-61．https://cdn.jsn.or.jp/guideline/pdf/H26_Life_Diet_guidance_manual.pdf（2017年12月7日閲覧）

Q73

1) 上月正博：見えない障害，肝臓のリハビリテーション　肝臓機能障害患者における障害とリハビリテーションの考え方．*J Clin Rehabil*，**20**(4)：312-321，2011．
2) 加藤眞三：見えない障害，肝臓のリハビリテーション　慢性肝炎・肝硬変患者のリハビリテーション．*J Clin Rehabil*，**20**(4)：322-327，2011．

3）上野隆登：見えない障害，肝臓のリハビリテーション　非アルコール性脂肪性肝疾患（NAFLD）患者のリハビリテーション．*J Clin Rehabil*，**20**(4)：328-333，2011．
4）Hanai T, et al：Rapid skeletal muscle wasting predicts worse survival in patients with liver cirrhosis. *Hepatol Res*, **46**(8)：743-751，2016．
5）日本肝臓学会編：慢性肝炎・肝硬変の診療ガイド 2016．文光堂，2016，p68．
6）日本消化器病学会編：NAFLD/NASH 診療ガイドライン 2014．南江堂，2014．
7）森脇久隆監修：肝疾患運動療法ハンドブック．メディカルレビュー社，2013．

Q75

1）Cohn JN：Current therapy of the failing heart. *Circulation*, **78**(5 Pt 1)：1099-1107, 1988．
2）日本循環器学会・他：循環器病の診断と治療に関するガイドライン（2010 年度合同研究班報告）不整脈の非薬物治療ガイドライン（2011 年改訂版）．http://www.j-circ.or.jp/guideline/pdf/JCS2011_okumura_h.pdf（2018 年 4 月 1 日閲覧）
3）Isaksen K, et al：Exercise training and cardiac rehabilitation in patients with implantable cardioverter defibrillators: a review of current literature focusing on safety, effects of exercise training, and the psychological impact of programme participation. *Eur J Prev Cardiol*, **19**(4)：804-812, 2012．
4）白石裕一，白山武司：デバイス（ICD・CRT-D）装着患者に対する心臓リハビリテーション・運動療法をどう実践するか？ *Heart View*，**18**(5)：528-535，2014．
5）棟近麻衣，白石裕一：デバイス装着患者の運動療法〔松尾善美，上嶋健治編：実践 EBM　心臓リハビリテーション―エビデンス診療ギャップとその対応〕．文光堂，2016，pp131-144．

Q76

1）新井智之：高齢者のリスクとその対応．理療臨研教，**24**(1)：12-17，2017．
2）上月正博編・著：よくわかる内部障害の運動療法．医歯薬出版，2016．
3）Riebe D, et al：ACSM's Guidelines for Exercise Testing and Prescription 10th ed. Lippincott Williams & Wilkins, 2018.

Q77

1）日本肥満学会編：肥満症診療ガイドライン 2016．ライフサイエンス出版，2016．
2）上月正博編・著：よくわかる内部障害の運動療法．医歯薬出版，2016．
3）Riebe D, et al：ACSM's Guidelines for Exercise Testing and Prescription 10th ed. Lippincott Williams & Wilkins, 2018.
4）鈴木文歌，上月正博：高度肥満症のリハビリテーション．治療，**99**(5)：650-657，2017．
5）山之内国男：肥満・肥満症〔佐藤祐造編：生活習慣病対策および健康維持・増進のための運動療法と運動処方〕．文光堂，2005，pp155-159．

Q78

1）日本循環器学会・他：心血管疾患におけるリハビリテーションに関するガイドライン（2012 改訂版）．日本循環器学会ホームページ．http://www.j-circ.or.jp/guideline/pdf/JCS2012_nohara_h.pdf（2017 年 12 月 7 日閲覧）
2）日本集中治療医学会早期リハビリテーション検討委員会：集中治療における早期リハビリテーション～根拠に基づくエキスパートコンセンサス～．日集中医誌，**24**(2)：255-303，2017．
3）Forestieri P, et al：A Cycle Ergometer Exercise Program Improves Exercise Capacity and Inspiratory Muscle Function in Hospitalized Patients Awaiting Heart Transplantation: a Pilot Study. *Braz J Cardiovasc Surg*, **31**(5)：389-395, 2016.
4）日本心臓リハビリテーション学会，心臓リハビリテーション標準プログラム策定部会：心不全の心臓リハビリテーション標準プログラム（2017 年版）．日本心臓リハビリテーション学会ホームページ．http://www.jacr.jp/web/wp-content/uploads/2015/04/shinfuzen2017_2.pdf（2017 年 12 月 7 日閲覧）

Q79

1）Yancy CW, et al：2013 ACCF/AHA guideline for the management of heart failure: a report of the American College of Cardiology Foundation/American Heart Association Task Force on practice guidelines. *Circulation*, **128**(16)：e240-327, 2013.

2) Bakris GL, et al : Metabolic effects of carvedilol vs metoprolol in patients with type 2 diabetes mellitus and hypertension: a randomized controlled trial. *JAMA*, **292**(18) : 2227-2236, 2004.
3) Short PM, et al : Effect of beta blockers in treatment of chronic obstructive pulmonary disease: a retrospective cohort study. *BMJ*, **342** : d2549, 2011.

Q80

1) 高瀬凡平：貧血〔長山雅俊編集：心臓リハビリテーション　実践マニュアル―評価・処方・患者指導　第2版（循環器臨床サピア）〕．中山書店，2010，pp115-116．
2) 日本循環器学会・他：急性・慢性心不全診療ガイドライン（2017年改訂版）．http://www.asas.or.jp/jhfs/pdf/topics20180323.pdf（2018年4月20日閲覧）

Q81

1) 大宮一人：心臓リハビリテーションを中止すべき基準とは［伊藤春樹監修：心臓リハビリテーション］．中山書店，2008，pp54-56．
2) 日本循環器学会・他：急性・慢性心不全診療ガイドライン（2017年改訂版）．http://www.asas.or.jp/jhfs/pdf/topics20180323.pdf（2018年4月20日閲覧）
3) 横山広行：心不全パンデミックに向けた，かかりつけ実地医家の役割と診療のコツ［横山広行　かかりつけ医のための心不全の診かた］．中外医学社，2017，pp1-12．
4) 後藤葉一：慢性心不全の疾病管理プログラムとしての外来心臓リハビリテーションをどう構築し運営するか？ *Heart View*，18：520-527，2014．

文献

Q82

1) 日本循環器学会：心血管疾患におけるリハビリテーションに関するガイドライン（2012年改訂版）．http://www.j-circ.or.jp/guideline/pdf/JCS2012_nohara_h.pdf（2018年4月20日閲覧）
2) 折口秀樹：腹部大動脈瘤術後のリハビリテーション．*Journal of clinical rehabiritation*，**20**：730-735，2011．
3) アメリカスポーツ医学会編，日本体力医学会体力科学編集委員会監訳：運動処方の指針―運動負荷試験と運動プログラム　原著第6版．南光堂，2001．

Q83

1) 前田真治：リハビリテーション医療における安全管理・推進のためのガイドライン．*Jpn J Rehabil Med*, **44**：384-390, 2007.
2) 日本循環器学会．心血管疾患におけるリハビリテーションに関するガイドライン（2012年改訂版）．http://www.j-circ.or.jp/guideline/pdf/JCS2012_nohara_h.pdf（2018年4月20日閲覧）

Q84

1) Franklin BA, et al : Safety of medically supervised outpatient cardiac rehabilitation exercise therapy. *Chest*, **114**(3) : 902-906, 1998.
2) Saito M, et al : Safety of exercise-based cardiac rehabilitation and exercise testing for cardiac patients in Japan : a nationwide survey. *Circ J*, **78**(7) : 1646-1653, 2014.
3) 日本循環器学会・他：心血管疾患におけるリハビリテーションに関するガイドライン（2012年改訂版）日本循環器学会ホームページ．http://www.j-circ.or.jp/guideline/pdf/JCS2012_nohara_h.pdf（2017年12月7日閲覧）
4) 尾原義和・他：経カテーテル的大動脈弁置換術後遅発性に房室ブロックをきたした1例．心臓，**47**(10)：1232-1238，2015．
5) 日本体力医学会体力科学編集委員会：運動処方の指針―運動負荷試験と運動プログラム　原書8版．南江堂，2011，pp33-34．
6) 富永あや子・他：チームで取り組む心電図モニタの安全管理―さいたま市民MACT活動の効果―．日プライマリケア連会誌，**38**(4)：383-385，2015．

Q85

1) ley SJ : Standards for resuscitation after cardiac surgery. *Crit Care Nurse*, **35**(2) : 30-37, 2015.

2) Ngaage DL, Cowen ME : Survival of cardiorespiratory arrest after coronary artery bypass grafting or aortic valve surgery. *Ann Thorac Surg*, **88**(1) : 64-68, 2009.
3) 能芝範子・他：ICU での心臓手術後心停止に対する蘇生方法の後方視的検討．日集中医誌，**20**(4)：647-648，2013.
4) Hashimoto Y, et al : Forenic aspects of complications resulting from cardiopulmonary resuscitation. *Legal Medicine*, **9**(2) : 94-99, 2007.
5) Krischer JP, et al : Complications of cardiac resuscitation. *Chest*, **92**(2) : 287-291, 1987.
6) 日本蘇生協議会監修：JRC 蘇生ガイドライン 2015．医学書院，2016.
7) 米国心臓協会：AHA 心肺蘇生と救急心血管系治療のためのガイドライン 2015．シナジー，2016.
8) Truhlář A, et al : European Resuscitation Council Guidelines for Resuscitation 2015: Section 4. Cardiac arrest in special circumstances. *Resuscitation*, **95** : 148-201, 2015.
9) Dunning J, et al : Guideline for resuscitation in cardiac arrest after cardiac surgery. *Eur J Cardiothorac Surg*, **36**(1) : 3-28, 2009.

Q86

1) 日本循環器学会・他：心血管疾患におけるリハビリテーションに関するガイドライン（2012 年改訂版）．日本循環器学会ホームページ．http://www.j-circ.or.jp/guideline/pdf/JCS2012_nohara_h.pdf（2017 年 12 月 8 日閲覧）
2) Price KJ, et al : A review of guidelines for cardiac rehabilitation exercise programmes: Is there an international consensus? *Eur J Prev Cardiol*, **23**(16) : 1715–1733, 2016.
3) Mezzani A, et al : Aerobic exercise intensity assessment and prescription in cardiac rehabilitation: a joint position statement of the European Association for Cardiovascular Prevention and Rehabilitation, the American Association of Cardiovascular and Pulmonary Rehabilitation and the Canadian Association of Cardiac Rehabilitation. *Eur J Prev Cardiol*, **20**(3) : 442–467, 2013.
4) Liou K, et al : High Intensity Interval versus Moderate Intensity Continuous Training in Patients with Coronary Artery Disease: A Meta-analysis of Physiological and Clinical Parameters. *Heart Lung Circ*, **25**(2) : 166-174, 2016.
5) 中島敏明：心疾患患者に最適な運動様式：運動強度・運動時間・運動様式．心臓，**44**(3)：279-285，2012.

Q87

1) 松尾善美，上嶋健治編：実践 EBM 心臓リハビリテーション―エビデンス診療ギャップのその対応．文光堂，2016，pp119-130.
2) Fletcher GE, et al : Exercise standards for testing and training: a scientific statement from the American Heart Association. *Circulation*, **128**(8) : 873-934, 2013.
3) 増田　卓，松永篤彦編：循環器理学療法の理論と技術．メジカルビュー社，2009，pp218-225.

Q88

1) 国立健康・栄養研究所：改訂版「身体活動のメッツ（METs）表」．http://www.nibiohn.go.jp/eiken/programs/2011 mets.pdf（2017 年 12 月 8 日閲覧）
2) 日本循環器学会・他：循環器病の診断と治療に関するガイドライン（2007 年度合同研究班報告）心疾患患者の学校，職域，スポーツにおける運動許容条件に関するガイドライン（2008 年改訂版）．http://www.j-circ.or.jp/guideline/pdf/JCS2008_nagashima_h.pdf（2018 年 4 月 1 日閲覧）
3) Koike A, et al : Detecting abnormalities in left ventricular function during exercise by respiratory measurement. *Circulation*, **80**(6) : 1737-1746, 1989.
4) Ferguson B, et al : ACSM's Guidelines for Exercise Testing and Prescription 9 th ed. Lippincott Williams & Wilkins, 2013, pp127-128.

Q89

1) Fletcher GF, et al : Exercise standards for testing and training: a scientific statement from the American Heart Association. *Circulation*, **128**(8) : 873-934, 2013.
2) 日本循環器学会・他：心血管疾患におけるリハビリテーションに関するガイドライン（2012 年改訂版）．日本循環器学会ホームページ．http://www.j-circ.or.jp/guideline/pdf/JCS2012_nohara_h.pdf（2017 年 12 月 8 日閲覧）

3) Riebe D, et al : ACSM's Guidelines for Exercise Testing and Prescription 10th ed. Lippincott Williams & Wilkins, 2017, p229.
4) Manotheepan R, et al : Effects of individualized exercise training in patients with catecholaminergic polymorphic ventricular tachycardia type 1. *Am J Cardiol*, **113**(11) : 1829-1833, 2014.

Q90

1) Fletcher GF, et al : Exercise standards for testing and training: a scientific statement from the American Heart Association. *Circulation*, **128**(8) : 873-934, 2013.
2) Henzlova MJ, et al : Effect of hormone replacement therapy on the electrocardiographic response to exercise. *J Nucl Cardiol*, **9**(4) : 385-387, 2002.
3) Saito M, et al : Differentiation of myocardial ischemia and left ventricular aneurysm in the genesis of exercise-induced ST-T changes in previous anterior myocardial infarction. *Jpn Circ J*, **51**(5) : 503-510, 1987.

Q91

1) Piccini JP, et al : Polypharmacy and the Efficacy and Safety of Rivaroxaban Versus Warfarin in the Prevention of Stroke in Patients With Nonvalvular Atrial Fibrillation. *Circulation*, **133**(4) : 352-360, 2016.
2) Juurlink DN, et al : Rates of hyperkalemia after publication of the Randomized Aldactone Evaluation Study. *N Engl J Med*, **351**(6) : 543-551, 2004.
3) 鮑　炳元・他：退院時の内服薬剤数は心不全患者の再入院／死亡イベントと関連する．心臓リハ，**18**(2)：247-252，2013.

文献

Q92

1) 日本循環器学会・他：心血管疾患におけるリハビリテーションに関するガイドライン（2012年改訂版）．日本循環器学会ホームページ．http://www.j-circ.or.jp/guideline/pdf/JCS2012_nohara_h.pdf（2017年12月8日閲覧）

Q93

1) 日本循環器学会・他：心血管疾患におけるリハビリテーションに関するガイドライン（2012年改訂版）．日本循環器学会ホームページ．http://www.j-circ.or.jp/guideline/pdf/JCS2012_nohara_h.pdf（2017年12月8日閲覧）
2) 日本体力医学会体力科学編集委員会監訳：運動処方の指針─運動負荷試験と運動プログラム　原著第6版．南江堂，2001.
3) 折口秀樹：大動脈瘤・大動脈解離のリハビリテーション　腹部大動脈瘤術後のリハビリテーション．*J Clin Rehabil*，**20**(8)：730-735，2011.
4) 後藤葉一：心不全治療法としての心臓リハビリテーション．心臓リハ，**13**(2)：273-277，2008.

Q94

1) Ross R, et al : Importance of Assessing Cardiorespiratory Fitness in Clinical Practice: A Case for Fitness as a Clinical Vital Sign: A Scientific Statement From the American Heart Association. *Circulation*, **134**(24) : e653-e699, 2016.
2) Balady GJ, et al : Clinician's Guide to cardiopulmonary exercise testing in adults, a scientific statement from the American Heart Association. *Circulation*, **122**(2) : 191-225, 2010.
3) 久保保清・他：循環器病の診断と治療に関するガイドライン（2001-2002年度合同研究班報告）心疾患患者の学校，職域，スポーツにおける運動許容条件に関するガイドライン．*Circ J*，**67**(Suppl4)：1261-1308，2003.

Q95

1) 日本体力医学会体力科学編集委員会監訳：運動処方の指針─運動負荷試験と運動プログラム　原著第7版．南江堂，2006，pp179-211.

Q96

1）Denollet J：DS14: Standard assessment of negative affectivity, social inhibition, and Type D personality. *Psychosomatic Medicine*, **67**：89-97, 2005.
2）Brouwers C：Depressive symptoms in outpatients with heart failure:Importance of inflammatory biomarkers,disease severity and personaliy. *Psycholigy and Health*, **29**(5)：564-582, 2014.
3）Nipp RD, et al：Coping and Prognostic Awareness in Patients With Advanced Cancer. *J Clin Oncol*, **35**：2551-2557, 2017.

Q97

1）Sears SF, Et al：A patient's guide to living confidently with chronic heart failure. *Circulation*, **127**：e525-528, 2013.
2）日本循環器学会・他編：心血管疾患におけるリハビリテーションに関するガイドライン（2012 年改訂版）
3）Zachariah D, et al：Drug therapy for heart failure in older patients-what do they want? *J of Geriatric Cardiology*, **12**：165-173, 2015.
4）Patel V, et al：Effectiveness of an intervention led by lay health counsellors for depressive and anxiety disorders in primary care in Goa, India（MANAS）：a cluster randomised controlled trial. *Lancet*, **18**：376(9758)：2086-2095, 2010.
5）長谷川恵美子・他：包括的心臓リハビリテーションにおけるストレス対策情報提供パンフレットの有用性．心臓リハビリテーション，**20**(1)：211-216，2015.

Q98

1）Cruz-Jentoft AJ, et al：Sarcopenia: European consensus on definition and diagnosis: Report of the European Working Group on Sarcopenia in Older People. *Age Ageing*, **39**(4)：412-423, 2010.
2）金澤良枝・他：糖尿病性腎症患者の味覚障害と減塩指導へのアプローチ．*New Diet Ther*，**11**(3)：94-96, 1995.
3）山下芳典・他：分岐鎖アミノ酸（BCAA）併用呼吸リハビリテーションの効果―BCAA と筋タンパク質合成―．外科と代謝・栄養，**49**(2)：113-119，2015.

Q99

1）日本動脈硬化学会：動脈硬化性疾患予防ガイドライン 2017 年版．日本動脈硬化学会，2017，p26.
2）文部科学省科学技術・学術審議会資源調査分科会報告：日本食品標準成分表 2015 年版（七訂）．全国官報販売協同組合，2015.
3）Malik VS, Hu FB：Fructose and Cardiometabolic Health: What the Evidence From Sugar-Sweetened Beverages Tells Us. *J Am Coll Cardiol*, **66**(14)：1615-1624, 2015.

Q100

1）宮澤　靖：心不全栄養指導～西の声を聞く～．循環器ナーシング，**6**(9)：85-95，2016.
2）日本循環器学会・他：急性・慢性心不全診療ガイドライン（2017 年改訂版）．http://www.j-circ.or.jp/guideline/pdf/JCS2017_tsutsui_h.pdf（2018 年 4 月 20 日閲覧）
3）厚生労働省：平成 27 年「国民健康・栄養調査」の結果．厚生労働省ホームページ．http://www.mhlw.go.jp/stf/houdou/0000142359.html（2017 年 12 月閲覧）
4）香川芳子：毎日の食事のカロリーガイド改訂版．女子栄養大学出版部，2014，pp20-25，30-36，50-61，68.
5）文部科学省ホームページ：日本食品標準成分表 2015 年版（七訂）．http://www.mext.go.jp/component/a_menu/science/detail/__icsFiles/afieldfile/2017/06/22/1365343_1-0217 r10.pdf（2018 年 5 月 20 日閲覧）
6）長浜幸子：疾患別コンビニ食・外食のオススメポイントと落とし穴 高血圧症患者の場合．*Nutr Care*，**3**(3)：260-261，2010.

Q101

1）高橋龍太郎：ヒートショック対策．診療と治療，**98**(12)：2035-20388，2010.
2）浅川康吉・他：高齢者における浴槽入浴中の心・血管反応．理学療法科学，**21**(4)：433-436，2006.

3) 高橋龍太郎：入浴関連死の現状と予防．医事新報，4674：54-55，2013．
4) Levine GN, et al : Sexual activity and cardiovascular disease: a scientific statement from the American Heart Association. *Circulation*, **125**(8) : 1058-1072, 2012.
5) 長山雅俊：心臓が危ない．祥伝社，2009，pp168-194．

Q102

1) 運動所要量・運動指針の策定検討会：健康づくりのための運動指針 2006―生活習慣病予防のために―エクササイズガイド 2006．厚生労働省ホームページ．http://www.nibiohn.go.jp/files/guidelines2006.pdf（2018 年 1 月 19 日閲覧）
2) 日本心臓リハビリテーション学会編：運動耐容能に影響を与える環境条件．指導士認定試験準拠　心臓リハビリテーション必携，日本心臓リハビリテーション学会，2011，pp253-255．
3) 日本旅行医学会（編）：旅行医学質問箱．メジカルビュー社，2009，pp6-11．
4) 高橋正也：余暇の過ごし方と労働安全衛生．労安全衛研，**7**(1)：23-30，2014．

Q103

1) American Association of Cardiovascular and Pulmonary Rehabilitation: Guidelines for Cardiac Rehabilitation and Secondary Prevention Programs. 5 th edition, Human Kinetics, 2013.
2) 日本循環器学会・他：心疾患患者の学校，職域，スポーツにおける運動許容条件に関するガイドライン（2008 年改訂版）．日本循環器学会ホームページ（2018 年 1 月 19 日）．http://www.j-circ.or.jp/guideline/pdf/JCS2008_nagashima_h.pdf（2018 年 1 月 19 日閲覧）
3) 高瀬広詩・他：壮年循環器疾患患者の復職に関わる要因．心臓リハ，**21**(4)：180-186，2016．
4) 日本心臓リハビリテーション学会（編）：指導士認定試験準拠　心臓リハビリテーション必携．日本心臓リハビリテーション学会，2011，p336．

文献

Q104

1) 厚生労働省：Q　喫煙者本人への健康影響（がんへの影響）について．厚生労働省ホームページ．http://www.mhlw.go.jp/topics/tobacco/qa/detail1.html（2017 年 12 月 11 日閲覧）
2) 厚生労働省：喫煙の健康影響に関する検討会報告書（平成 28 年 8 月）
3) 循環器病の診断と治療に関するガイドライン（2009 年度合同研究班報告），禁煙ガイドライン（2010 年改訂版）．http://www.j-circ.or.jp/guideline/（2018 年 2 月 26 日閲覧）
4) 日本循環器学会，禁煙推進委員会ホームページ，喫煙の健康影響・禁煙の効果より．http://www.j-circ.or.jp/kinen/iryokankei/eikyo.htm（2018 年 2 月 26 日閲覧）
5) 吉見逸郎：喫煙の健康影響（概要）．厚生労働省　生活習慣病予防のための健康情報サイト e- ヘルスネット [情報提供]．https://www.e-healthnet.mhlw.go.jp/information/tobacco/t-02-002.html（2017 年 12 月 11 日閲覧）
6) 日本禁煙学会：【加熱式電子タバコ】緊急警告！．http://www.jstc.or.jp/modules/information/index.php?content_id=119（2017 年 12 月 11 日閲覧）

Q105

1) 中西道郎・他：我が国における急性心筋梗塞後心リハビリテーション実施率の動向：全国実態調査．心リハ，**16**(2)：188-192，2011．
2) Ades PA, et al : Predictors of cardiac rehabilitation participation in older coronary patients. *Arch Intern Med*, **152**(5) : 1033-1035, 1992.
3) 楠木沙織・他：退院後に心リハビリテーションに不参加となる急性心筋梗塞症患者における主観的妨げ要因の検討．日冠疾会誌，**14**(3)：206-210，2008．
4) 宮脇郁子，齊藤奈緒：運動療法を長続きさせるには？循環器ナーシング，**7**(3)：70-79，2017．

Q106

1) 日本心臓リハビリテーション学会：心臓リハビリテーション標準プログラム（2013 年版）―心筋梗塞急性期・回復期―．日本心臓リハビリテーション学会ホームページ．http://www.jacr.jp/web/pdf/program2013.pdf（2017 年 12 月 19 日閲覧）
2) 長積　仁・他：スポーツ・プログラム参加者のアドヒアランスに関する研究―計画的行動理論（Theory of planned behavior）の適用―．徳島大総合科人間科研，**4**：9-22，1996．

3) Dunbar-Jacob J, et al : Adherence in chronic disease. *Annu Rev Nurs Res*, **18** : 48-90, 2000.

Q107

1) 山田 緑：慢性疾患患者のアドヒアランス．日循環器看会誌，**3**(1)：43-44，2007.
2) Daly J, et al : Barriers to participation in and adherence to cardiac rehabilitation programs: a critical literature review. *Prog Cardiovasc Nurs*, **17**(1) : 8-17, 2002.
3) Krueger KP, et al : Medication adherence and persistence: a comprehensive review. *Adv Ther*, **22**(4) : 313-356, 2005.
4) 山西 緑：運動療法に取り組む心筋梗塞患者における不確かさの認知とアドヒアランス行動の関連について．日看科会誌，**22**(2)：1-10，2002.

Q108

1) Myers J, et al : Exercise capacity and mortality among men referred for exercise testing. *N Engl J Med*, **346**(11) : 793-801, 2002.
2) Corra U, et al : Role of cardiopulmonary exercise testing in clinical stratification in heart failure. A position paper from the Committee on Exercise Physiology and Training of the Heart Failure Association of the European Society of Cardiology. *Eur J Heart Fail*, **20**(1) : 3-15, 2018.
3) Bakker EA, et al : Absence of fitness improvement is associated with outcomes in heart failure patients. *Med Sci Sports Exerc*, **50**(2) : 196-203, 2018.
4) 礒 良崇，北井仁美：心肺運動負荷試験による心疾患のコンディション評価．バイオメカニクス研究，**20**(2)：93-99，2016.
5) 安達 仁編・著：CPX・運動療法ハンドブック 改訂３版．中外医学社，2015，pp77-112.

Q109

1) Thompson PD, et al : Eligibility and Disqualification Recommendations for Competitive Athletes with Cardiovascular Abnormalities: Task Force 8: Coronary Artery Disease: A Scientific Statement from the American Heart Association and American College of Cardiology. *Circulation*, **132**(22) : e310-e314, 2015.
2) 川原 貴：運動に伴うリスク（日本体力医学会体力科学編集委員会監訳：運動処方の指針―運動負荷試験と運動プログラム― 原書第８版）．南江堂，2011，pp10-17.
3) 今井 優・他：心疾患患者のスポーツを用いた集団リハビリテーション―監視型から非監視型運動療法―．臨床スポーツ医学，**22**(8)：987-992，2005.

Q110

1) 日本循環器学会循環器疾患診療実態調査 IT/Database 委員会：循環器疾患診療実態調査報告書（2016 年度実施・公表）．2016，p22．http://www.j-circ.or.jp/jittai_chosa/jittai_chosa2015 web.pdf（2017 年 12 月 11 日閲覧）
2) Gandhi T, et al : Cardiovascular implantable electronic device associated infections. *Infect Dis Clin North Am*, **26**(1) : 57-76, 2012.
3) 白石裕一・他：デバイス治療（ICD，CRT，CRTD）後の心臓リハビリテーション．心臓，**44**(3)：268-273，2012.

Q111

1) Havakuk O, et al : Heart Failure-Induced Brain Injury. *J Am Coll Cardiol*, **69**(12) : 1609-1616, 2017.
2) 厚生労働省：認知症施策推進総合戦略（新オレンジプラン）～認知症高齢者等にやさしい地域づくりに向けて～．厚生労働省ホームページ．http://www.mhlw.go.jp/file/04-Houdouhappyou-12304500-Roukenkyoku-Ninchishougyakutaiboushitaisakusuishinshitsu/02_1.pdf（2017 年 12 月 11 日閲覧）
3) 服部容子・他：心不全患者のセルフモニタリングの概念分析．日看科会誌，**30**(2)：74-82，2010.

Q112

1) 伊藤 裕：メタボリックドミノとは―生活習慣病の新しいとらえ方―．日臨，**61**(10)：1837-1843，

2013.
2) 前田知子：運動処方って何？―運動負荷試験―．循環器ナーシング，**4**(11)：45-52，2014.
3) 畦地　萌：フィジカルアセスメントで急変予測：心臓リハビリテーション中の患者．循環器ナーシング，**5**(4)：38-45，2015.

Q113

1) 日本循環器学会：心血管疾患におけるリハビリテーションに関するガイドライン（2012年改訂版）．http://www.j-circ.or.jp/guideline/pdf/JCS2012_nohara_h.pdf（2018年4月1日閲覧）
2) Mizukura I, et al : New Application of IEEE 11073 to Home Health Care. *Open Med Inform J*, **3** : 44-53, 2009.

Q114

1) 中西敏雄：新版 病態生理からみた先天性心疾患の周術期看護．メディカ出版，2015.
2) Marino BS, et al : Neurodevelopmental outcomes in children with congenital heart disease: evaluation and management: a scientific statement from the American Heart Association. *Circulation*, **126**(9) : 1143-1172, 2012.

Q115

1) 中西敏雄：新版 病態生理から見た先天性心疾患の周術期看護．メディカ出版，2015.
2) 日本循環器学会・他：心疾患患者の学校，職域，スポーツにおける運動許容条件に関するガイドライン（2008年改訂版）．日本リハビリテーション学会ホームページ．http://www.j-circ.or.jp/guideline/pdf/JCS2008_nagashima_h.pdf（2017年12月26日閲覧）
3) 日本循環器学会・他：心血管疾患におけるリハビリテーションに関するガイドライン（2012年度改訂版）．日本リハビリテーション学会ホームページ．http://www.jacr.jp/web/pdf/RH_JCS2012_nohara_h_2015.01.14.pdf（2017年12月26日閲覧）

Q116

1) 宮田昌明：温熱刺激の臨床への応用―和温療法の効果とその作用機序―．日東洋医物理療会誌，**41**(2)：1-7，2016.
2) Miyata M, et al : Beneficial effects of Waon therapy on patients with chronic heart failure: results of a prospective multicenter study. *J Cardiol*, **52**(2) : 79-85, 2008.
3) Tei C, et al : Waon Therapy for Managing Chronic Heart Failure- Results From a Multicenter Prospective Randomized WAON-CHF Study. *Circ J*, **80**(4) : 827-834, 2016.
4) Kihara T, et al : Waon therapy improves the prognosis of patients with chronic heart failure. *J Cardiol*, **53**(2) : 214-218, 2009.
5) Tei C, et al : Waon therapy improves peripheral arterial disease. *J Am Coll Cardiol*, **50**(22) : 2169-2171, 2007.

Q117

1) Tei C : Waon therapy: Soothing warmth therapy. *J Cardiol*, **49**(6) : 301-304, 2007.
2) Miyata M, Tei C : Waon therapy for cardiovascular disease: innovative therapy for the 21st century. *Circ J*, **74**(4) : 617-621, 2010.
3) 宮田昌明：和温療法〔上月正博編・著：心臓リハビリテーション〕．医歯薬出版，2013，pp281-282.
4) 宮田昌明，窪薗琢郎：心不全　和温療法〔池田久雄編：実践！こうすればできる心臓リハビリテーション〕．メディカルレビュー社，2015，pp146-151.
5) 宮田昌明，鄭　忠和：和温療法〔和泉　徹監修：エビデンスに基づく循環器病予防医学―慢性心不全を防ぐ予防戦略とは？〕．南山堂，2012，pp327-332.

Q118

1) Smart NA, et al : Functional electrical stimulation for chronic heart failure: a meta-analysis. *Int J Cardiol*, **167**(1) : 80-86,2013.
2) Karavidas A, et al : Functional electrical stimulation of lower limbs in patients with chronic heart

failure. *Heart Fail Rev*, **15**(6) : 563-579, 2010.
3) Gomes Neto M, et al : Effects of Neuromuscular Electrical Stimulation on Physiologic and Functional Measurements in Patients With Heart Failure: A SYSTEMATIC REVIEW WITH META-ANALYSIS. *J Cardiopulm Rehabil Prev*, **36**(3) : 157-166, 2016.
4) Karavidas A, et al : Functional electrical stimulation is more effective in severe symptomatic heart failure patients and improves their adherence to rehabilitation programs. *J Card Fail*, **16**(3) : 244-249, 2010.

Q119

1) 内閣府：平成 28 年度版高齢社会白書（全体版） 高齢化の状況．内閣府ホームページ．http://www8.cao.go.jp/kourei/whitepaper/w-2016/html/zenbun/s1_2_1.html（2017 年 12 月 11 日閲覧）
2) Bleumink GS, et al : Quantifying the heart failure epidemic: prevalence, incidence rate, lifetime risk and prognosis of heart failure The Rotterdam Study. *Eur Heart J*, **25**(18) : 1614-1619, 2004.
3) みずほ情報総研：平成 23 年度 老人保健事業推進費等補助金 老人保健健康増進等事業 一人暮らし高齢者・高齢者世帯の生活課題とその支援方策に関する調査研究事業 報告書．2012，p6．https://www.mizuho-ir.co.jp/publication/report/2012/pdf/mhlw_08.pdf（2017 年 12 月 11 日閲覧）

Q120

1) 伊藤まゆみ監修：慢性期看護・ターミナルケア・緩和ケア―対象とのコミュニケーションからケアに至るプロセス．PILAR PRESS，2010，pp160-161．
2) Kelley AS, Morrison RS : Palliative Care for the Seriously Ill. *N Engl J Med*, **373**(8) : 747-755, 2015.
3) 高尾鮎美，荒尾晴惠：呼吸困難に対する非薬物療法の up to date．緩和ケア，**24**(5)：346-350，2014．
4) 角甲 純，酒井智子：終末期がん患者の呼吸困難に対して緩和ケア病棟の看護師が行っている非薬物療法の認識調査．*Palliat Care Res*，**9**(2)：101-107，2014．

索引

和 文

し

す

せ

そ

た

ち

て

と

な

に

わかる！できる！
心臓リハビリテーションQ&A　　ISBN978-4-263-26565-9

2018年7月10日　第1版第1刷発行
2021年1月10日　第1版第3刷発行

監　修　伊東春樹
　　　　百村伸一
編　集　高橋哲也
発行者　白石泰夫

発行所　医歯薬出版株式会社

〒113-8612　東京都文京区本駒込1-7-10
TEL.(03)5395-7628(編集)・7616(販売)
FAX.(03)5395-7609(編集)・8563(販売)
https://www.ishiyaku.co.jp/
郵便振替番号 00190-5-13816

乱丁，落丁の際はお取り替えいたします　　印刷・あづま堂印刷／製本・榎本製本